医疗护理员
服务管理规范

MANAGEMENT NORMS OF
NURSING ASSISTANT SERVICE

主　审：张发滨

主　编：张　容

副主编：周宏珍　董丽娟　陈惠超　陈梦云

　　　　刘　净　郭未艾　谭琳玲

海峡出版发行集团 | 福建科学技术出版社
THE STRAITS PUBLISHING & DISTRIBUTING GROUP | FUJIAN SCIENCE & TECHNOLOGY PUBLISHING HOUSE

图书在版编目（CIP）数据

医疗护理员服务管理规范 / 张容主编. —福州：
福建科学技术出版社，2021.9
ISBN 978-7-5335-6540-4

Ⅰ.①医… Ⅱ.①张… Ⅲ.①护理－管理规范 Ⅳ.
①R47-65

中国版本图书馆CIP数据核字（2021）第168030号

书　　名	**医疗护理员服务管理规范**
主　　编	张容
出版发行	福建科学技术出版社
社　　址	福州市东水路76号（邮编350001）
网　　址	www.fjstp.com
经　　销	福建新华发行（集团）有限责任公司
印　　刷	福建省金盾彩色印刷有限公司
开　　本	720毫米×1020毫米　1/16
印　　张	20
字　　数	291千字
版　　次	2021年9月第1版
印　　次	2021年9月第1次印刷
书　　号	ISBN 978-7-5335-6540-4
定　　价	57.00元

书中如有印装质量问题，可直接向本社调换

编委会名单

主　审：张发滨

主　编：张　容

副主编：周宏珍　董丽娟　陈惠超　陈梦云　刘　净　郭未艾

　　　　谭琳玲　李俐辉

编　委：（以姓氏笔画为序）

方耿娜　叶盛灵　冯燕英　庄　平　刘　秀　刘　净

阮丽芬　李沁芳　李　杰　李思联　李俐辉　李　智

杨建海　杨　娟　吴　筠　何晓静　邹远闻　沈炫竺

张发滨　张则智　张　容　陈星伟　陈梦云　陈曼华

陈惠超　陈　璐　周宏珍　周晓舟　洪妙璇　姚瑞洁

郭未艾　黄　敏　崔　虹　梁文艳　彭登兵　董丽娟

韩巧琳　曾秀云　谢红燕　赖　晶　谭琳玲　熊彩霞

序

习近平总书记在党的十九大报告中提出要实施"健康中国"战略，完善国民健康政策，为人民群众提供全方位全周期健康服务。

随着我国人均预期寿命的增长，社会老龄化问题也日益凸显。根据国家卫生健康委发布的统计公报，2019年我国居民人均预期寿命达到77.3岁，第七次全国人口普查结果显示，60岁及以上人口占18.7%，65岁及以上人口占13.5%，失能老年人超过4000万，因此社会对医疗护理员的需求急剧增加，医疗护理员服务行业也迎来巨大发展空间。

随着医疗护理员服务行业飞速发展的同时，提供医疗护理员的服务机构如雨后春笋般发展。但我国医疗护理员队伍职业化建设以及培训管理却未能跟上发展需要，主要表现在一是专业技能评价标准缺失，医疗护理员职责不清，无评价标准；二是培训体系不健全，专业培养和技能实务培训不到位，医疗护理员职业素养不高；三是缺乏与护理员服务行业发展相适应的管理制度和配套措施，行业监管不到位。这些根本性问题严重阻碍了医疗护理员服务行业良性发展。因此，一本专业的医疗护理员管理书籍很有意义，能引领医疗护理员服务行业健康发展。

匠心筑梦，追求极致，方能诠释工匠精神。张容主任多年来一直从事医院管理工作，对护理管理、临床支持服务管理造诣颇深，她带领团队，广泛汲取国内外医疗护理员服务的先进理念和方法，汇众家之长，取众人之智，精心编著成了这本《医疗护理员服务管理规范》，该书内容深入浅出，逻辑清晰，既为管理者提供了质量检查及考核评价的标准，也为一线的医疗护理员提供了明确的操作指引，解决了多年来医疗护理员无标准不规范的行业现状；同时该书的出版为下一步卫生健康行政部门及人社部门继续细化医疗护理员职业技能平价标准，进一步明确培训要求、考核标准等做了很好的指引，无疑具有深远的学术意义及重要的社会价值。

是为序。

广东省卫生健康委员会党组成员、副主任

2021 年 9 月 9 日

FOREWORD

前　言

　　医疗护理员是医疗辅助服务人员之一，主要从事辅助护理等工作。当前社会由于老龄化的加剧、独生子女家庭多等因素，对医疗护理员的服务需求在逐日提升。然而我国医疗护理员在人力资源管理、制度建设、服务提供等方面均未建立统一规范的制度，医疗护理员专业素养良莠不齐、岗位流动性大、服务质量与价格不对称、队伍不稳定等问题，成为患者就医体验感差、满意度下降的重要原因，也是当今各医疗机构管理中不可回避的痛点。

　　2018年国家卫生健康委员会发布的《关于促进护理服务业改革与发展的指导意见》提出，要加快护理员的培养培训与规范管理，建立护理员管理制度，进一步规范护理员服务行为。2019年发布的《关于加强医疗护理员培训和规范管理工作的通知》，高度肯定了医疗护理员在加快发展护理服务业、增加护理服务供给的重要意义，并进一步明确医疗护理员职责范围与培训要求。医疗护理员是提升患者满意度及患者就医体验的重要因素，但目前由于医疗护理员管理模式落后，缺乏统一培训标准及技能评价标准，导致行业投诉率居高不下，要让医疗护理员服务成为推动医疗护理服务质量传承和创新的力量，助力人类全生命周期健康管理、规范化管理之路还任重而道远。

　　基于此，《医疗护理员服务管理规范》应运而生，全书涵盖了医疗护理员从业行为规范、自我心理保健、沟通技巧、感染防控管理、服务质量规范、技能操作流程等十二章，模拟设置了医疗护理员工作场景的多个情景案例，强调实用性与科学性的完美集合。为保证本书的质量，本书编委在构思与撰写期间，召开无数次研讨会，反复斟酌，不断修正，可以说这本书凝聚了各编委多年来在临床一线岗位的宝贵实践经验与智慧。在内容上，本书体现出"可实施""能落地"和"有效果"的特点，切实起到提升医疗护理员服务水平的作用；在应用上，本书强调理论性与应用性的有机结合，在提供理论指导的同时，突出情境应用，解决实际问题。

在广东省卫生健康委员会、广东省人民医院、南方医科大学南方医院、广东省中医院、广州市番禺区中心医院、中山市中医院、揭阳市人民医院等各参编单位领导的大力支持以及全体编委的共同努力下，本书得以顺利编写完成。借此书付梓出版之际，谨对全体编者的艰辛努力表示诚挚的感谢！感谢广东省卫生健康委员党组成员、副主任周紫霄为本书欣然作序，广东省卫生健康委员医政医管张发滨处长为本书做主审，在此一并感谢！

虽然各编委在本书的构思、撰写上竭尽心力，但仍难免有诸多疏漏与不妥之处，恳请读者和同仁们赐教，以匡正之。

路漫漫其修远兮，吾将上下而求索。希望凝结了集体智慧的《医疗护理员服务管理规范》一书的出版，能够切实为医疗护理员服务行业的健康发展做出贡献，促进医疗护理员服务质量持续改进，不断推进行业发展。

张容

广东省保健协会临床支持分会主任委员

广东省护理学会护理行政管理专委会副主任委员

2021 年 9 月 10 日

目 录

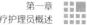

第一章

医疗护理员概述

第一节　医疗护理员的相关概念

护理服务是健康中国建设的重要内容，与人民群众的健康权益和生命安全密切相关，对促进健康服务业发展，保障和改善民生具有积极意义。医疗护理员（既往也称护工、护理员）作为护理服务的辅助性力量，在应对人口老龄化和提升人民群众健康水平中发挥了重要作用，其工作质量的好坏直接关系到患者的满意度和医疗机构形象。现就医疗护理员服务相关内容概念进行阐述。

1. 医疗护理员

根据《中华人民共和国职业分类大典（2015年版）》，医疗护理员是医疗辅助服务人员之一，主要从事辅助护理等工作。其不属于医疗机构卫生专业技术人员。

2. 医疗护理员服务

是指在医疗机构内医务人员的指导下，对服务对象提供生活照护、辅助活动等服务；在社会和家庭中可以提供生活照护等服务。严禁医疗护理员从事医疗护理专业技术性工作，切实保障医疗质量和安全。

3. 外包

是指企业在内部资源有限的情况下，仅保留其最具竞争优势的核心资源，而把其他资源借助于外部的专业化资源予以整合，以优化资源配置，实现其自身持续性发展的一种战略管理方法。

4.医疗质量

是指医疗机构的工作质量。它不仅涵盖诊疗质量的内容，还强调患者的满意度、医疗工作效率、医疗技术经济效果（投入产出关系）及医疗的连续性和系统性，又称医疗机构（医疗）服务质量。

5.医疗安全

是指医疗机构在实施医疗保健过程中，患者不发生法律和法规允许范围以外的心理、机体结构或功能损害、障碍、缺陷或死亡。其核心是医疗质量。

6.服务质量

是指服务能够满足规定和潜在需求的特征和特性的总和，是指服务工作能够满足被服务者需求的程度。服务质量分为"客观质量"和"感知质量"，客观质量是生产导向，感知质量是顾客导向。

第二节　医疗护理员基本状况

一、医疗护理员主要服务内容

医疗护理员主要服务内容包括：生活照护，包括饮食照护、清洁照护、睡眠照护、排泄照护、移动照护等；进食、睡眠、排泄、移动等异常情况及处理；压力性损伤预防；基本康复锻炼等辅助性活动。

严禁医疗护理员从事医疗护理专业技术性工作。

二、医疗护理员服务重要性

医疗护理员作为护士人力资源短缺的重要补充，越来越受到政府及社会各界的高度重视。当前社会由于老年化的加剧、独生子女家庭多等因素对医疗护理员的服务需求在逐日提升。2018年国家卫生健康委员会发布的《关于促进护理服务业改革与发展的指导意见》提出，要加快护理员的培养培训与规范管理，建立护理员管理制度，进一步规范护理员服务行为。2019年发布的《关于加强医疗护理员培训和规范管理工作的通知》，高度肯定了医疗护理员在加快发展护理服务业、增加护理服务供给的重要意义，并进一步明确医疗护理员职责范围与培训要求。随着社会对医疗护理员的需求急剧增加，加强医疗护理员管理是加快发展护理服务业、增加护理服务供给的关键环节，对精准对接人民群众多样化、多层次的健康需求具有重要意义。

三、医疗护理员服务遇到的困难和制约因素

（1）缺乏相适应的医疗护理员管理制度和配套措施，职责不清。目前，国内大部分医疗机构的医疗护理员服务采用单一社会化外包或与其他临床支持服务项目如输送、保洁、保安等项目合并外包的形式，但由第三方公司提供的服务质量远不能满足现代化医院的发展及患者对医疗服务的需求。

近几年，国内医疗护理员的管理模式趋向为医疗机构与外包公司的双重管理，该模式弥补了医疗护理员提供的基础生活照护服务缺乏临床指导和质量控制的这一缺陷，一定程度上提高了服务质量，也提高了患者和医护工作者对医疗护理员的满意度。尽管与以往相比，医疗护理员的管理向前迈进了一步，但现阶段仍存在医疗护理员的职责与管理隶属模糊不清，医疗机构与外包公司在医疗护理员管理中存在盲点，许多医疗机构都有医疗护理员，但监管部门大多不明确，有的归属医疗机构后勤，有的社会化后呈无人监管状态。由于各医疗机构在管理模式和工作方法上有很大的不同，因此所提供给患者的医疗护理员服务质量也参差不齐。由此可见，规范医疗护理员管理，统一服务标准，明确监管部门是做好此项工作的前提。

（2）医疗护理员服务评价标准缺失，行业监管不到位。由于医疗护理员对患者的生活护理缺乏统一培训指导、统一服务标准及技能评价标准，各医疗机构评价医疗护理员提供的服务质量时大多是经验式、体验式评价。同时，医疗护理员属于临时性质的用工人员，其权益保障、薪酬支付、休假等方面均不能按照正规员工执行，导致护理员服务质量与队伍稳定性受到较大的影响。行业监管不到位，员工流动性大，导致服务质量得不到突破性提升，因此我国医疗护理员仍处于不断规范培训和完善发展的探索阶段。

（3）培训体系不健全，专业培养和技能实务培训不到位。在我国，政府对医疗护理员行业基本没有从业资格方面的政策限制，基本属于"零门槛"准入，员工绝大部分来自农村，文化程度低，某三甲医院对本院231名在岗护工调查显示，初中学历的占比例为89%，没有基础医学知识，欠缺专业素

质和文化，这导致医疗护理员素质高低不一，也难以提高。而外包公司提供的培训内容不够完善，仅局限于实际操作，缺乏理论培训，业务技能低，绝大多数没有经过相应技能、职业道德培训，因医疗护理员照护不到位引起患者二次伤害（如：感染等），甚至故意损害患者利益的情况时有出现，对医疗秩序、护理安全都造成影响，难以满足患者全方位、多层次的健康护理需求。

四、提升医疗护理员服务品质的必要性

（1）提升医疗护理员服务品质，是增加护理服务供给的关键环节。习近平总书记在党的十九大报告中强调，要实施健康中国战略，为人民群众提供全方位全周期健康服务。要积极应对人口老龄化，加快推进老龄事业和产业发展。要增进民生福祉，完善职业教育和培训体系，建设技能型劳动者大军。护理服务是实施健康中国战略的重要内容，加强医疗护理员培训和管理是加快发展护理服务业、增加护理服务供给的关键环节，对稳增长、促改革、调结构、惠民生，促进就业创业，决胜全面建成小康社会具有重要意义。

（2）规范医疗护理员服务品质，是建立优质高效的护理服务体系的重要途径。规范医疗护理员服务，是充分考虑不同人群的健康特征和护理服务需求的必然结果，也是切实把时间还给护士，让护士有更多的时间护理患者的坚实支撑。可逐步解决人民群众健康新期盼与当前不平衡不充分的护理服务发展之间的矛盾，不断满足人民群众多样化的健康服务需求。

（3）完善医疗护理员服务培训，是医疗护理员队伍得到长足发展的有力抓手。大力加强医疗护理员的培养，积极开展医疗护理员培训，提高其病患、老年人、残疾人、母婴生活照护从业技能及服务能力，扩大护理服务业人员队伍，拓宽社会就业渠道。

第三节　医疗护理员国内外发展史

一、国内医疗护理员管理体系发展史

相较于发达国家完善的医疗护理员管理体系来说，我国医疗护理员管理起步较晚，目前正在探索一套适合我国国情的规范、科学、系统的管理模式。

1997年卫生部发布的《关于进一步加强护理管理工作的通知》中规定，护工由护理部统一管理培训，各护理单元护士长具体负责其工作安排和质量监督。由于护工属临时工作人员，这在一定程度上造成了护工离职率高、流动性大，给管理者不仅带来了管理的问题，同时也带来了培训的难题。21世纪伊始，随着我国整体护理观念的实践，有学者提出，应重视护理员的管理和综合素质的培养，并应在医疗机构层面普遍设置护理员岗位，实行相应的生活护理服务内容。

为进一步加快医疗护理员培养的步伐，精准对接人民群众多样化、多层次的健康需求，江苏省卫生厅在2003年出台了《关于规范医院护理员管理的暂行规定》，在此背景下，江苏省各医疗机构开始探索合适的医疗护理员管理、培训方案。

2020年有学者分析，随着医疗机构、患者和家属安全防范意识的增强，家属自聘自管的医疗护理员已逐渐被淘汰；而同时应运市场需求产生的陪护公司由于缺乏专业、规范的培训，难以提高医疗护理员的服务质量。在意识到医疗护理员管理存在的种种问题后，有管理者开始寻求和探索贴合医疗护理员管理实际需求的管理模式，即医疗机构与陪护公司的双重管理模式。研究表明，双重管理模式弥补了医疗护理员提供的基础生活护理服务缺乏临床指导和质量控制的这一缺陷，其不仅提高了服务质量，也提高了患者和医护工作者对医疗护理员的满意度，从而增加医疗护理员的职业认同感，大大降低了其离职率。

虽然医疗机构与陪护公司的双重管理模式使医疗护理员队伍更加规范，但医疗护理员对患者的生活护理缺乏统一培训指导、统一服务标准及技能评价标准，服务质量仍然得不到突破性提升，我国医疗护理员仍处于不断规范培训和完善发展的探索阶段。

■ 二、国外医疗护理员管理体系发展史

在第一次世界大战期间，美国红十字会招募一批志愿者，经过培训后作为护理助手以协助繁重的战时护理工作需求，并满足战后负伤人员护理康复需要。随着社会的发展，各发达国家逐渐探索出适应于本国现状的医疗护理员管理体系。

美国医疗护理员由各州护理委员会统一管理，大多数州规定医疗护理员应持证上岗，未通过资格认证考试的医疗护理员只允许工作一定时长，该时段后仍未通过考试则视为失去医疗护理员任职资格，直接解除合同，终止雇佣。

英国则根据护理人员的资历和经验，分为A-H八级，其中，A-C级是未完成护士与助产士理事会（Nursing and Midwifery Council，NMC）规定的培训项目或未取得护理院校学位的人员，通常称为护理辅助人员，由英国国家医疗服务体系（National Health Service，NHS）统一雇佣。NHS对护理辅助人员的工作范畴、工作职责等有较系统的、明确的规定。

日本则从介护培训到职位福利待遇均出台了相应法律法规对介护进行系统化、科学化的管理。日本政府在1987年颁布《社会福祉士及介护福祉士法》明确规定，介护应通过统一的国家资格认证考试，2007年立法规范介护的培养标准和质量要求。随后，2008年和2011年，分别采取相应措施，要求介护服务的单位必须为介护提供职业生涯规划并提高介护的待遇水平，以稳定养老服务业的人才队伍。

在雇佣花费方面，美国、英国、日本等国家都由商业险、国家医疗保险、介护保险等直接支付，这些保险不仅缓解了患者因照护费用而产生的经济压力，同时也使医疗护理员的待遇得到保障，从而增强其职业认同感、降低离职率，鼓励更多的人员从事这一职业，缓解医疗护理员岗位人才紧缺的现状。

第四节　医疗护理员国内外培训概况

医疗护理员这一职业，在我国最初发展时培训内容大多为某一特定疾病的相关基础知识、康复护理及并发症的预防等。江苏省卫生厅2003年出台的《关于规范医院护理员管理的暂行规定》大致列出了医疗护理员培训内容。2019年国家卫生健康委员会发布了《关于加强医疗护理员培训和规范管理工作的通知》，其附件《医疗护理员培训大纲（试行）》对医疗护理员培训内容进行了明确规定和细化，包括理论和实践培训内容：如法律法规、规章制度、职业道德和工作规范、消毒隔离、沟通、安全与急救、饮食照护、清洁照护、睡眠照护、排痰照护、排泄照护、移动照护等。

在美国，州管理机构"护理委员会"负责管理各自州的医疗护理员操作实践，这包括监督医疗护理员的培训和资格认证。自成立一个多世纪以来，"护理委员会"持续鼓励提供高质量的护理服务，其目的是让公众、患者和医务人员远离伤害，只有那些符合特定标准的人才可称之为持证护理员（certified nursing assistant，CNA）。医疗护理员的培训由有资质的专业职校、职业培训中心或医疗护理机构负责，并规定需积累一定时长的临床实践经验。在英国，医疗护理员没有正式的资格准入要求，但是就业时，医疗护理员通常需要进行基础的数学和英语测试。国家职业资格认证（National Vocational Qualification， NVQ）有助于就业，但不是必须的。受聘后医疗护理员可以进行NVQ L2和L3的资格认证考试，一般由该医疗机构或其他卫生保健机构举办。NVQ L2的学习和培训由受聘的卫生机构或其他卫生机构负责，获得 NVQ L2资格证书的医疗护理员将赋予更多的工作任务和责任。如果获得NVQ L2资格证书的医疗护理员能够通过3项知识与技能的笔试测验，并能够通过其监管护士的鉴定，就可以获得NVO L3资格证书。获得NVQ L3资格证书的医疗护理员，就能进入大学接受正式的护士培训，并有机会成为注册护士。在日本，则设有专业的介护职业培训学校，针对不同等级介护，其培训内容、实践内容也有所侧重。日本的《社会福祉士和介护福祉士法》修正案规定，自2017年起赋予介护教育培训学校毕业生报名参加介护福祉士国家考试的资格，2022年后的介护教育培训学校毕业生必须取得介护资格方可上岗。

由此可见，国外大多数发达国家已有一套完善的医疗护理员管理体系，并配备专业的培训机构、统一的考核制度和严格的等级评审制度，这无疑为医疗护理员行业提供了保障。国内医疗护理员在科学培训、规范管理方面与国外相比仍有差距，考虑到国情、国家政策和文化等有所不同，我们在学习、借鉴国外成熟的医疗护理员管理体系的同时，应与国内的医疗护理员的现状和市场需求相结合，致力于构建并制定适合我国国情的多层次、多样化、专业化的医疗护理员培训管理模式。

第二章

医疗护理员从业服务规范

第一节　医疗护理员工作守则

医疗护理员应遵守医疗机构的规章制度，规范服务行为，保证工作有序开展，为患者提供安全、优质的服务。

（1）自觉遵守法律法规，严格遵守医疗机构的各项规章制度，积极维护医疗机构的声誉，不得做出有损医疗机构利益的言行。

（2）尊重患者的人格和权利，对待患者，不分国籍、民族、信仰、年龄、性别、政治或社会地位，都应一视同仁；保护患者隐私，不议论患者病情、泄露患者隐私和秘密。

（3）待人文明礼貌，遵守社会公德，爱护公物，节约用水用电。

（4）工作认真，严于律己，责任心强，工作期间不得擅自离（串）岗，不得从事与工作无关的私人活动，严禁玩手机、聚众聊天、赌博等行为。

（5）与医务人员保持有效沟通，配合医务人员照护患者，避免引起医护患纠纷和矛盾。

（6）严格遵守操作规程，严禁进行任何侵入性、治疗性工作，如：输液调节、吸氧、鼻饲等；避免因服务不当导致患者跌倒、坠床、烫伤等不良事件发生。

（7）廉洁奉公，洁身自爱，不接受患者及家属馈赠，不利用工作之便向患者、家属暗示或者索要红包、小费等。禁止擅自拿取、窃用、倒卖医疗机构的公物。

（8）敢于承担责任，不逃避，不推卸，不隐瞒过错，不歪曲事实，不诬陷他人。

（9）按时上班，不迟到、早退、旷工，严格履行岗位职责，积极做好本职工作，完成上级交代的工作任务。

（10）团结同事，互相帮助，禁止在患者及家属面前互相诋毁对方，严禁在工作期间吵闹、打架、拉帮结派等。

（11）发生差错、患者物品丢失、争议或其他异常问题时，须即刻报告现场护士或护士长及部门主管，并积极主动配合追踪。如隐瞒不报按有关规定给予从重处罚。

第二节　医疗护理员着装礼仪管理规范

整洁得体的职业装是职业的象征，可以给人以庄重感，加之文雅大方的举止、和蔼热情的态度，以及轻、稳、敏捷、准确、娴熟的操作可带给他人一种良好的职业形象。

1.仪容仪表

（1）仪容：美观大方，整洁卫生，修饰得体。面容清爽洁净，男士不留胡须，女士宜淡妆。

（2）头发：梳理整齐、洁净，素雅、端庄，短发前不过眉、侧不掩耳，后不过肩。男士不留长发，女士长发束起盘于发网中，不可披头散发。

（3）饰物：临床工作岗位要求不能佩戴手链、手镯、戒指、耳环等饰品。

（4）手部：保持双手洁净，指甲长度不宜超过指尖，需修剪均匀平滑，不留长指甲、不涂指甲油、甲内不能有污垢。

2.服装

（1）着装要求：整洁得体的职业装，宜简约干练，以素色、纯色为主。

（2）上班时间必须穿职业装，职业装忌自行随意搭配甚至"再加工"，也不要任意卷挽袖口、敞胸等，口袋内部勿放杂物，职业装内衣物的领口、袖口、裙边或打底裤不能外露，裤脚不宜过长、不卷裤脚，禁止穿私人服装。

（3）鞋袜洁净，与职业装颜色协调，不得穿拖鞋、高跟鞋、响底鞋等（特殊科室及特殊场合除外）。

（4）上班统一佩戴工牌，佩戴位置统一。

第三节　医疗护理员服务行为规范

医疗护理员的行为举止是展现个人修养的外在表现，恰当的行为举止能够取得患者及家属的信任与好感。

一、医疗护理员服务行为基本要求

（1）工作期间须举止端庄、谈吐文明、态度和蔼、姿态良好。

（2）保持良好的站、坐、行姿态。

（3）工作中不得嬉笑、打闹、勾肩搭背。

二、医疗护理员服务行为举止要求

1.表情

医疗护理员应保持真诚友善的态度、自然大方的举止；微笑可拉近人与人之间的距离，创造舒适自然的沟通与交往氛围，改善同事之间、医疗护理员与患者、家属之间的关系，传递爱心，增强患者与疾病抗争的信心及勇气。

2.站姿

眼光目视前方，面带微笑，收腹挺胸，双肩自然放松，躯干挺直，身体重心在两腿中间，防止重心偏移，双手手指合拢，女士双臂自然下垂于身体两侧或双掌重叠置于腹前，男士双臂自然下垂于身体两侧，掌心向内，保持身体正直，女士足跟并拢，足尖分开，可成"丁"字形站姿，男士双腿自然打开与肩同宽，切忌抬头傲视，不可靠墙、身体歪斜、双手插兜、双腿交叉重叠，轻佻或佝偻等姿势。

3.坐姿

坐姿端正，腰背挺直，两肩自然放松，下颌内收，坐于椅子前2/3~3/4，女士双腿并拢，小腿稍后收，双手放在座椅扶手或双手叠握置于一侧大腿上，男士双腿自然打开与肩同宽，双手自然置于双膝或座椅扶手。切忌趴在桌子上、跷二郎腿、穿拖鞋、将脚放在桌或凳上。

4.走姿

步态优雅、稳健，双目平视前方，下颌微收，收腹挺胸，双手随走动自然摆臂，手臂前后摆动幅度约30°，不可弯腰驼背，不可双手插口袋、交叉于胸前、后背。切忌走路东摇西晃、勾肩搭背、嬉戏打闹等不文明表现。

5.蹲姿

身体呈站姿状，一足向后退半步，保持一足在前，另一足在后，身体自然下蹲，保持躯体挺直，随后前足同侧手置于膝上，另一手自然下垂，掌心向内。切忌低头弯腰撅臀。

6.端餐盘

头、肩、上身、双腿同走姿要求，双手持餐盘两侧，掌指托盘。双肘弯曲，贴近躯干，掌心向上，前臂与上臂呈90°，平端餐盘于胸前约5cm，重心保持于上臂，取放、行走平稳，切忌单手勾住餐盘。

7.推轮椅

身姿挺直，站于轮椅后面，双手扶轮椅把手，目视患者及前方，做好患者安全防护措施。利用双手均匀用力推动轮椅，步伐平稳。切忌单手推轮椅、倚靠轮椅后背或边推轮椅边打电话等。

第三章

医疗护理员服务沟通技巧

沟通是指人与人之间，人与群体之间进行信息、思想与感情传递和反馈的过程，是维系组织存在，保持和加强组织纽带，创造和维护组织文化的主要途径。有效的沟通能促进医疗护理员与医护人员、患者之间建立信任的桥梁，维护和谐的协作关系。沟通按照信息载体分为语言沟通和非语言沟通。语言沟通是人类基本的沟通方式，非语言沟通具有辅助沟通、强化感情的作用，两者各有千秋，相得益彰。

第一节 医疗护理员语言沟通类型与技巧

语言沟通可细化为口头语言及书面语言沟通。书面语言沟通是指借助书面文字材料实现的交流，可使沟通超越时间和空间的限制，具有持久性。书面语言沟通主要用于患者状态的记录、医务工作者对患者的健康宣教资料。口头语言沟通作为医疗护理员日常工作中最为常用的沟通方式，良好的语言沟通技巧对于某些疾病在治疗上能起到事半功倍的作用，故掌握沟通技巧并灵活运用尤为关键。

一、医疗护理员常用语言沟通形式

包含基础礼貌性语言、安慰性语言、鼓励性语言、解释性语言、询问性语言以及告知性语言。

（一）基础礼貌性语言

主动热情、耐心周到、文明礼貌、尊重他人。

1.运用得体的称呼语

（1）根据患者身份、年龄、职业等因人而异使用尊称，如××先生（女士）、××大爷（大伯）、××大妈（大婶）、××师傅、××爷爷（奶奶）、姓氏/名字+职务等尊称。

（2）避免直呼其名，或给患者起绰号，以免引起患者的不适。

（3）不可用床号取代称谓。

（4）与患者谈及其配偶或家属时，适当使用敬称，如"您夫人""您母亲"等，以示尊重。

2.问候语

你好、您好、早上好、下午好、晚上好、晚安。

3.道歉语

请原谅、对不起、我们做得不足的地方，请多包涵。

4.感谢语

谢谢您的配合、非常感谢、劳驾了、让您费心了、感谢您的帮助。

5.应答语

我明白了、是的、没关系、不客气。

6.征求语

还有别的事情吗？我有什么可以帮助您的吗？您喜欢吗？可以吗？您需要吗？

（二）安慰性语言

安慰性语言可以令医疗护理员与患者之间产生信任，使患者心情愉悦。在住院期间，患者因疾病产生的对自身状况的无力感，此时可能只是一句简单的话，就可以安慰患者，如"过会儿您要去手术，心情放松，不要紧张，一切都会好的""慢慢来，我可以协助您"等。

（三）鼓励性语言

鼓励性语言可以帮助患者重新建立自尊，正确认识疾病和自我价值，以积极的心态配合治疗。医疗护理员应鼓励患者，增强患者的信心，如"您做得很好，加油"。

（四）解释性语言

当患者或家属提出疑问时，医疗护理员要据实回答。对于预后不良的患者，解释性语言要联系实际情况，与家属沟通之后，再向患者解释。当患者对治疗存在疑惑时，应向医务人员传达患者的疑问，由医务人员进行专业的解释，避免使用肤浅而虚假的语言，给患者以不实的承诺和保证。

（五）询问性语言

当患者表现不舒适时，医疗护理员应主动询问，不仅可以增强与患者之间的沟通，也能获取有价值的病情信息。询问性语言能主动表达关心，使患者感到温暖。如"您有什么不舒服吗？可以跟我说一下吗？"

（六）告知性语言

患者住院期间，需要接受各项检查和治疗，医疗护理员应在知晓各项检查时间和方式的基础上，协助并告知患者完成各项检查和治疗。

二、医疗护理员与医务人员、患者的语言沟通技巧及禁忌

医疗护理员作为患者、医护人员之间特殊的纽带，相互间要建立信任关系，而有效的沟通是建立与维持良好关系的桥梁。

（一）医疗护理员与患者日常沟通情景案例

情景 1：入院时自我介绍情景沟通

【情景案例】

患者王某，中年女性，因高血压病入院治疗，在办理好入院手续后护士陪同患者进入病房。医疗护理员走进病房并热情向患者进行自我介绍。

【沟通技巧】

入院时的自我介绍，是医疗护理员和患者的第一次沟通，良好的沟通能让患者感到心情舒畅、亲切平和，并与患者建立信任关系，取得患者的配合。沟通中医疗护理员应做好以下几点。

（1）向患者自我介绍："王阿姨，您好，我是医疗护理员小张，我主要负责您的日常生活照护，我会尽我的能力给予帮助。

（2）与患者交谈时，语调柔和，声音和谐，音量适中，以使谈话显得亲切，患者更容易接受。注意倾听患者的感受，让患者放松心情。

（3）运用非语言沟通技巧，如拍拍患者肩膀等动作，给予患者心理支持，缓解患者入院时紧张、焦虑情绪。

（4）准备离开时："王阿姨，如果我不在房间时，请按呼叫铃呼唤我，您先休息一下，医生马上就过来查房了。"

情景2：介绍住院环境情景沟通

【情景案例】

患者张某，老年女性，因左肩关节疼痛活动受限入院治疗。患者第一次住院，进入陌生环境难免有少许紧张，也不知道自己的用品要怎么放置，医疗护理员走进病房帮患者放置好日常用品，同时为患者介绍病房内的设施。

【沟通技巧】

为患者介绍住院环境，能够让患者尽快熟悉各项设施的使用方法。由于患者对医疗机构环境的不熟悉，会产生紧张、不知所措的情绪，医疗护理员应做好以下几点。

（1）医疗护理员在向患者介绍环境的过程中，应使用普通话或患者能听得懂的语言与患者进行交流沟通，保持语气和蔼，拉近彼此距离，缓解患者的紧张不安情绪："张阿姨，现介绍一下病房的生活环境和设施，介绍完后如果您还有什么不明白可以问我，我来为您解答。"

（2）房间经常使用到的呼叫系统、中央空调系统，对于第一次住院的患者来说存在一定陌生感，应耐心向患者做好讲解、演示工作："张阿姨，这是我们病房里使用的呼叫设备，以后您有什么需要或者不舒服都可以按下这个按键，工作人员在护士站接到您的呼叫，就会通知我来为您服务了，来，您可以试一下。"

（3）倾听患者的诉求，帮助患者解决生活起居中遇到的问题："张阿姨，您刚才说的是不是害怕晚上起夜看不清啊？您看，咱们床头这里有个床头灯，晚上起夜的时候打开，既能帮助您照明看路又不会影响其他患者。而且病房里面还有地灯，专为夜间地面照明用的，您放心好了"。

情景3：晨间照护情景沟通

【情景案例】

患者李某，老年女性，因气促查因入院治疗。入院次日早晨，医疗护理员小张在护士的指导下对患者进行晨间照护，让患者保持干洁、舒适。

【沟通技巧】

晨间照护是一项日常的工作内容，患者经过一整夜的睡眠，需要进行必要的清洁护理，以维持其身心舒适，使患者以愉悦的心情迎接新的一天。晨间照护内容所需时间和需要患者配合的事宜较多，医疗护理员需要有条理地与患者及时进行有效的沟通，注意多倾听、认可患者的感受，给予患者鼓励及细心呵护。医疗护理员应做好以下几点。

（1）医疗护理员在照护前要做好配合护理的安排计划，有效的告知与准备："奶奶，早上好！晚上睡得好吗？今天早上要做空腹彩超检查，时间是约在八点，现在先给您梳洗，做完检查回来再吃早餐好吗？"

（2）医疗护理员在照护过程需保持与患者沟通，及时了解患者感受："奶奶，昨晚睡得好吗？梳洗的用物帮您准备好了，我扶您到洗手间吧？""床上有很多头发，我帮您把床清理一下，您坐在椅子这边好吗？""今天的检查要空腹，憋尿，您现在尿急吗？""您有不舒服的地方请随时告诉我。""一会的检查，我会陪着您去，不用担心。"

（3）晨间照护时，医疗护理员应帮助患者整理床单位，按需更换床单、被套，整理好后开窗通风。在操作的过程询问患者的需求。

情景4：晚间照护情景沟通

【情景案例】

患者毛某，老年女性，因脑卒中后肢体轻度乏力入院进行康复治疗，完成日间治疗后，患者进食晚餐，晚上九点准备洗漱就寝。医疗护理员在护士的指导下对患者进行晚间照护，让患者保持干洁、舒适。通过晚间照护帮助患者准备良好的睡眠环境。

【沟通技巧】

晚间照护是一项日常的工作内容，需要进行必要的清洁护理，以维持其身心舒适，使患者以愉悦的心情入睡。晚间照护内容所需时间和需要患者配合的事宜较多，医疗护理员与患者保持及时有效的沟通，注意多倾听、认可患者的感受，给予患者鼓励及细心呵护。医疗护理员应做好以下几点。

（1）医疗护理员和患者打招呼，做好操作前的告知与准备："奶奶，您好！现在是晚上九点了，我给您整理梳洗一下，准备上床休息了，您觉得可以吗？""整理梳洗需要大约20分钟，请问您需要上洗手间吗？""您在床上休息，我去准备一下物品马上就来。"

（2）照护过程保持沟通对话，及时了解患者感受："奶奶，我们先进行刷牙漱口。您看可以吗？""给您水杯漱口，不着急，慢慢来。""接下来我们开始洗脸泡脚了。我去把门窗关一下，您稍等。""我们现在要开始泡脚，您如果觉得水凉或者有不舒服的地方，请随时告诉我，好吗？""现在我帮您梳头发，按摩头皮放松一下，对睡眠有一些帮助。"

（3）睡前照护，帮助患者整理床上用物，让患者保持心情平和，舒适就寝："奶奶，枕头已经拍松软了，现在扶您躺下休息好吗？""奶奶，呼叫铃我放在您枕头右侧，伸手就可以拿到，您有需要时就摁这个铃，可以吗？""奶奶，便器放在床边，您需要时就摁铃叫我。现在您躺好休息，我已经关好电视了。空调温度合适吗？我现在把大灯关了，留着夜灯。祝您做个好梦。"

（4）医疗护理员在为患者进行照护的过程应及时询问患者所需，为患者提供服务。同时需要注意保护患者隐私，对年老听力不好的患者，可贴近患者耳朵清晰缓慢地表达，切勿大声呼喊。

情景5：喂食喂药情景沟通

【情景案例】

患者李某，中年男性，因双上肢骨折打了石膏，生活不能自理。需要医疗护理员照顾其进食服药，医疗护理员在照护的过程中，应如何与患者沟通。

【沟通技巧】

医疗护理员在日常沟通中，要善于综合运用语言和非语言沟通技巧，通过语言和行为举止，让患者感到心情舒畅、顺其自然。此外，还要注意解释沟通，协助患者采取舒适的体位就餐服药，确保患者的舒适度。沟通的要点如下。

（1）倾听患者的需求，尽量满足其要求："李叔，现在11点了，餐厅已经将午餐送来，您现在吃饭吗？还是想晚一点再吃？"

（2）以恰当的语气指导患者采取舒适的就餐体位："李叔，那我现在扶您坐起来吃饭吧？您慢一点，我把枕头给您垫在后背，您靠着舒服点。"

（3）运用非语言沟通技巧，如喂食喂药前洗干净双手，用手腕内侧测试食物温度，避免过热、过冷，喂食速度、量适中，服药后给予赞扬的眼神等。

情景6：翻身拍背情景沟通

【情景案例】

患者李某，中年男性，患有重症肺炎，长期卧床休息，为预防压疮及促进痰液排出，医疗护理员需协助患者进行翻身拍背。在照护的过程中，医疗护理员应如何与患者沟通。

【沟通技巧】

医疗护理员需掌握翻身拍背的技巧，在日常沟通中，要向患者讲解翻身拍背的重要性，使用娴熟的翻身拍背技术，让患者信任，建立安全感。沟通的要点如下。

（1）翻身拍背需在饭前半小时或饭后2小时进行。

（2）认真向患者讲述翻身的步骤，翻身前取得患者的同意："李叔，我们准备翻身。" 拍背时指导患者："李叔，我在给您拍背，请您配合我做深呼吸，如果有痰，可以直接咳嗽将痰液咳出来。"拍背过程中询问患者："李叔，您要是不舒服，随时告知我。"

（3）操作中运用非语言沟通技巧，如给予肯定的眼神，鼓励的手势，以建立患者的信任感，安全感。

情景7：洗脸擦身情景沟通

【情景案例】

患者王某，中年女性，因手术后需行床上擦浴。医疗护理员在照护的过程中，应如何与患者沟通。

【沟通技巧】

医疗护理员与患者沟通中，要善于综合运用语言和非语言沟通技巧，通过语言和行为举止，让患者感到心情舒畅、亲切平和。理解并体谅患者的感受，缓解患者尴尬情绪。沟通的要点如下。

（1）提前做好沟通，商定好操作时间，让患者有心理准备。

（2）保护患者隐私："王女士，现在要准备帮助您擦身了，我现在去关门窗、拉窗帘，您不用担心。您觉得现在的室温可以吗？"给予患者舒适安全的环境让患者放松。

（3）先给患者洗脸，动作轻柔，水温适宜，洗完后鼓励患者配合擦身，"我们洗好脸了，您看，多精神，擦完身会更舒服的。"擦身时随时关注患者舒适度，询问患者："水温可以吗？手臂会冷吗？"随时告知患者下一步擦洗的部位。

情景8：检查前情景沟通

【情景案例】

患者杨某，中年女性，拟择期行妇科手术治疗，医生开医嘱予完善心电图、胸片、彩超等相关检查。检查当日，医疗护理员陪同患者前往检查。

【沟通技巧】

检查环节是患者在住院期间诊疗过程的重要环节。由于患者对医疗机构环境的不熟悉，对检查过程的不了解，会产生紧张、害怕、不知所措的情绪，医疗护理员应做好以下几点。

（1）医疗护理员在陪同的过程中，要和患者进行简单交流，语气和蔼，缓解患者的紧张不安情绪："杨姨，今天要外出检查，我会陪同您的，请放心！您有什么不舒服及时告诉我。"

（2）遇到检查人流高峰需要排长队时，应耐心向患者做好解释、疏导工作。对患者的不满情绪要予以安抚："杨姨，这段时间做这项检查的患者比较多，我们耐心等待一下。"

（3）用简单的话语让患者了解检查的流程，告知检查对手术、治疗的必要性，以及不配合检查可能无法按预期时间行手术等，并陪同完成检查。

情景9：检查后情景沟通

【情景案例】

患者甘某，中年女性，因腹痛3周入院治疗。行无痛胃肠镜检查后初步结果为可疑肠癌，治疗方案待定。患者情绪低落，不愿与人交流。

【沟通技巧】

面对不理想的检查结果，患者情绪难免会出现波动，出现情绪低落、不愿交流等情况，在这种情况下，医疗护理员的有效沟通能缓解患者的不良情绪，并增进与患者之间的相互理解，提高患者的满意度。

（1）及时发现患者的疑惑或不良情绪，针对性地进行沟通，以恰当的语言安抚患者："甘姐别太担心，现在只是一个初步诊断，我们还需听从医生进一步检查才能确定！现在您需要放轻松，好好休息，配合医生为您安排的检查和治疗。"

（2）交谈时，语调柔和，声音和谐，音量适中，以使谈话显得亲切，患者更容易接受。

（3）根据患者的性别、年龄、社会文化等因素不同，因人而异予以非语言的支持，如握手、轻拍背等动作，让患者感受到医疗护理员的关怀。

情景10：术前情景沟通

【情景案例】

患者王某，中年女性，为明确诊断需要行冠状动脉造影术。术前医生已与患者进行了详细的谈话，告知其手术目的、方式及可能存在的意外，护士也为她做好相应的术前准备及宣教。术前一天患者精神紧张、恐惧不安。

【沟通技巧】

术前产生不同程度的焦虑情绪是围手术期患者一个突出的心理问题，影响患者对各种治疗的配合及信心。由于患者对手术一知半解，易产生焦虑、恐惧的心理。因此，医疗护理员在日常沟通中，要善于综合运用语言和非语言沟通技巧，通过语言和行为举止，让患者感到温暖及关怀之意、亲切平和之心。此外，还要注意抓住沟通时机，根据患者的情绪选择合适的谈话机会，设身处地为患者着想，理解并体谅患者的感受，缓解患者紧张、焦虑情绪。沟通的要点如下。

（1）倾听患者的感受，让患者情绪得以释放。

（2）待患者情绪平静后，以恰当的语言安抚患者："王阿姨，我很理解您的感受，别太担心，隔壁床李阿姨也是前一天做的手术，恢复的多快啊！好心情胜过良药。有什么需要您随时跟我说，今晚您早点休息，明天我会一直陪在您的身边。"

（3）运用非语言沟通技巧，如拍拍患者肩膀、握着患者的手等动作，给予患者心理支持，缓解患者紧张、焦虑情绪。

情景11：术后情景沟通

【情景案例】

患者黄某，老年女性，因右髋关节反复疼痛10年余，近一年疼痛加重收入院，入院后完善各项检查，排除手术禁忌证，在手术室气管插管全麻下行右侧人工全髋关节置换术。术后安返病房后，医生已与患者进行了详细的谈话，告知术后恢复过程及康复指导，护士也为她做好相应的术后宣教。术后一天患者精神疲倦、情绪焦虑，因患肢疼痛不愿意自主活动。

【沟通技巧】

患者手术过后，在康复的过程中会面临疼痛、无法翻身或行动不便、功能受限等情况，难免会出现情绪波动，依从性时好时坏，作为医疗护理员要能换位思考，多倾听、认可患者的感受，给予患者鼓励及细心呵护。

（1）认真倾听患者的感受，让患者表达自己当下的感觉，使其情绪得到释放及平复："黄姨，伤口痛得厉害吗？麻醉过后伤口会有些痛的。如果不能忍受，我去跟医生护士说，看看如何处理。"

（2）鼓励患者，让患者感受到医疗护理员与自己是同一战线的，能够认同患者当前的感受："黄阿姨，您很棒，医生已顺利完成了手术，接下来我们只要听医生、护士的话，好好吃饭，合理活动，充分休息，相信您跟隔壁床王阿姨一样，会恢复得很好的。有什么需要您随时跟我说，我会一直陪在您的身边。"

（3）运用非语言沟通技巧：如拍拍患者肩膀、握着患者的手、轻柔地整理患者的着装等动作，让患者感到舒心。

情景12：失能失语情景沟通

【情景案例】

患者刘某，急性脑梗死后出现失语、一侧肢体偏瘫，因语言障碍不能与他人进行语言交流，加之偏瘫基本生活无法自理。患者表现为悲观、烦躁、易怒、甚至拒绝进食。

【沟通技巧】

刘某虽无法言语，但听力正常，医疗护理员可以选择不同的时间段，如晨间护理、晚间护理、协助用餐、陪同检查等时段，有针对性地一边语言鼓励一边照护，以稳定患者情绪，让其对医疗护理员产生信赖感。

此外，对于失语失能患者的照护，非语言沟通是至关重要的交流手段。医疗护理员可以充分运用非语言沟通技巧，细心观察，及时识别患者想要表达的信息并解决患者住院期间的生活需求。

（1）手势法：与患者确定双方认可的手势。例如，上竖拇指是指大便，下竖小指是小便；张口是喝水，咀嚼是吃饭；手指定位某处是疼痛，手掌来回在腹部移动是腹胀等。反复与患者示范，直到患者能够运用。

（2）书写法：使用小白板或者纸、笔，让患者用文字表达自己的需求。这种方法适合于无书写障碍的患者。

（3）图片法：自制一些常用的物品卡片，如水杯、碗筷、尿壶、便盆、手机等，分别代表喝水、进食、小便、大便、看手机等，反复教患者使用，提高沟通的有效性。

情景13：出院情景沟通

【情景案例】

患者张某，老年女性，因脑出血在医疗机构行康复理疗后予以出院。出院前护士已与患者家属做好了相应的出院宣教。出院当天患者闷闷不乐，偷偷哭泣，医疗护理员应如何与患者沟通。

【沟通技巧】

患者因脑出血导致右半身偏瘫，对生活的信心降低从而出现抑郁。因此，医疗护理员也要协助医务人员及患者家属，采取适当的方式、方法对患者进行相应的心理疏导，善于综合运用语言和非语言沟通技巧，通过语言和行为举止，对患者诚信、尊重、耐心、关怀，消除其负面情绪。沟通的要点如下。

（1）倾听：引导患者倾诉，宣泄负面情绪："张姨，您怎么啦？今天都要出院了怎么还不开心？"

（2）避免使用刺激性的语言、语调、语句，避免压抑对方情绪，刻意改变对方的观点。

（3）说话态度要认真、耐心，真正成为患者可信、可依赖的医疗护理员，从而帮助患者积极面对："张姨，因为您积极配合医生的治疗，康复训练完成得这么好，所以您比您同期入院的患者出院都早，真的很棒！回家后继续积极做好康复训练，保持心情愉悦。我有您的微信，我会经常给您发微信、视频聊天，我们保持联系！"随后协助患者收拾物品，办理出院。

（4）运用非语言沟通技巧，如聊天过程中给予患者肯定的眼神，轻轻握住患者的手等，让患者建立信心。

（二）医疗护理员与医务人员日常沟通技巧及情景案例

1.医疗护理员与医务人员日常沟通技巧

（1）文明用语：沟通过程中应做到文明礼貌、语言诚恳、尊重他人、真实客观。

（2）报告用语：向医务人员报告患者情况时应做到文明礼貌、语言诚恳、尊重他人、真实客观。如可以说："陈护士，您好！跟您反映个情况，4床陈××叔叔……"

（3）咨询用语：要及时咨询医务人员相关注意事项，运用医疗护理员理论知识和技能，及时为患者提供解决方法。如可以说："陈护士，您好！4床陈××阿姨今天需要做高压氧，已帮她洗好头发，现在准备送她过去，还有什么需要注意的吗？"

2.医疗护理员与医务人员的常见沟通情景案例

情景1：向医护人员报告病情的情景沟通

【情景案例】

患者刘某，老年男性，因腰椎压缩性骨折入院，下半夜患者腰部疼痛难忍，医疗护理员立即到护士站向护士反映病情，应如何与护士沟通。

【沟通技巧】

医疗护理员在了解、掌握患者的病情后，应及时、准确、全面向医务人员反映患者情况，完整记录医护人员的嘱咐并执行。反映病情时应客观真实，注意保护患者隐私。

（1）与护士沟通反映情况："陈护士，您好！刚才我协助xx床的刘先生翻身时，刘先生说他腰痛，需要麻烦您帮忙看看。"

（2）回到患者床旁，以恰当的语言安抚患者："刘大哥，我知道现在您的腰很痛，我已经将您的情况报告值班护士，护士和医生稍后会来看您，采取措施缓解疼痛，在这期间我会留在这里陪着您的，您别担心。"

（3）与患者沟通协助患者取舒适体位，缓解患者疼痛感。

情景2：向医护人员咨询的沟通情景

【情景案例】

患者李某，中年男性，体型肥胖，因髋关节坏死行髋关节置换术。现患者麻醉后清醒，诉伤口疼痛，不愿活动，无法自行翻身。医疗护理员在照料过程中，除日常清洁照护外，不懂得该患者翻身的注意事项，遂向护士咨询。

【沟通技巧】

医疗护理员在不了解患者的照护要点时，要及时向医务人员咨询相关注意事项，咨询过程中应态度诚恳，善于综合运用语言和非语言沟通技巧，及时为患者提供解决方法。

（1）与护士沟通反映情况："陈护士，您好！刚刚做完手术的xx床李先生，协助他翻身时，我有哪些特别需要注意的地方吗？麻烦您到床边教教我，可以吗？"

（2）护士到床边指导后，医疗护理员应向护士表示感谢："陈护士，今天实在太感谢您了，多亏了您的指导，我学会了协助李先生翻身的技巧，以后如果有不懂的地方我再向您请教。"

（3）运用非语言沟通技巧，沟通过程注意语气应谦虚有礼，语调不应过高，语速不可过快。

（三）医疗护理员日常沟通禁忌

医疗护理员作为在医疗机构工作的人员之一，同样代表医疗机构的形象，要严格注意自身的言行举止，不良的言行会使患者感受到冷漠和缺乏关心，容易导致患者的不满情绪，甚至发生冲突，不利于患者康复。

1.医疗护理员沟通的语言禁忌

（1）忌精神不振：交谈时精神不振会使患者觉得医疗护理员对自己的感受漠

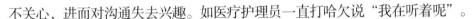

不关心，进而对沟通失去兴趣。如医疗护理员一直打哈欠说"我在听着呢"。

（2）忌反应夸张：在患者讲述某个感受或某件事时，反应不宜过于夸张。夸张的反应会显得虚浮和矫揉造作。

（3）忌触及他人忌讳：语言触及别人的忌讳时极易引起他人反感，避免谈及患者单位的人事纠纷和涉及决策的积怨、患者个人的不幸、有争议的兴趣爱好、婚姻等，引起患者心理上的不适。因患者担心自身病情，难免会出现情绪过激，医疗护理员不应凭一时意气用脏话、粗话回应，应耐心安抚患者情绪。

（4）忌用命令式的、质问式的、不耐烦的、埋怨的、责怪和生硬的语气，如"你一定要、你必须、你不能，你怎么可以这样"等。

2.常见不良沟通方法

（1）夸夸其谈：当患者表示对自身的病情、治疗或护理感到恐惧或担忧时，如果医疗护理员为缓解患者的不良情绪，说一些似是而非的话语，给患者以不实的承诺和保证，会引起不必要的误会。当患者担心自己的手术是否成功时，医疗护理员用比较轻松的口吻对患者说"不用担心"，这样的回答会使患者感觉自己被敷衍，感到医疗护理员并不理解他的感受或对他的感受漠不关心，进而拒绝表达内心的真实感受，可能会增加患者内心的孤独感和恐惧感。

（2）说教式语言：医疗护理员在与患者沟通过程中使用说教式的语言，过早地表达自己的判断和看法，以高姿态看待事情，可能使患者觉得没有机会表达自己的情感或觉得自己在接受教育，更不愿接受医疗护理员的指导，使沟通陷入僵局。如医疗护理员对患者说："你现在应该怎么做，不应该怎么做"，类似的语言让患者感觉自身的感受对医疗护理员来说毫无意义，没有继续交谈的必要，便会停止与医疗护理员进行进一步的沟通。

（3）频繁转移话题：在与患者交流过程中，非必要时，避免打断他人的谈话、直接或间接地提出无关的问题、突然更改聊天的话题或频繁转移谈话的重点，这会使患者产生反感的心理，浇灭患者交谈的热情和兴致，不利于从谈话中获取患者的有效信息。这既违背沟通的目的，又影响医疗护理员与患者良好关系的建立。

第二节　医疗护理员非语言沟通类型与技巧

语言沟通与非语言沟通相互依存，互为补充。非语言沟通是指通过眼神、动作、表情、姿势等方式将信息传递给对方，是无声的、持续的，具有辅助沟通、强化感情的作用，甚至有时是语言所不能替代的。据统计，高达93%的沟通是非语言的，其中55%是通过面部表情、形体姿态和手势传递的；38%是通过音调传递的，因而相较于有声的语言，身体语言的真实性要强得多。准确地使用非语言行为与患者进行心理交流，可产生积极的照护效果：可拉近医疗护理员与患者之间的距离，增强患者面对疾病的信心和勇气。而且语言和非语言信息出现矛盾的时候，非语言信息往往更能让人信服。因此，医疗护理员必须掌握一定的非语言沟通技巧，如倾听、反馈、沉默、触摸等，以便营造与患者的良好关系。

一、医疗护理员与患者的非语言沟通技巧

1.倾听

医疗护理员与患者的沟通过程中，首先必须是一个好的倾听者。在倾听过程中不可随意打断话题，因随意打断话题是不礼貌的体现，也让患者觉得自己的谈话不受重视。倾听时精神要集中，眼神要保持接触，只有在相互注视到对方的眼睛时，彼此的沟通才能建立。

2.反馈

有效的反馈不仅让患者觉得自己的谈话内容得到重视，也可鼓励患者继续表达。根据患者的不同性格，明确患者的暗示性语言，若有所误解应鼓励患者讲清楚。

3.沉默

与人沟通，不代表所有时间都要讲话。特别是当患者因为疾病的影响，脱离正常的工作和生活而心情低落时，沉默的态度代替语言上的关心更能抚慰患者的心灵，更能表达对患者的同情和支持，起到此时无声胜有声的作用，让患者的情绪得到释放，心理得到调适。沉默不代表无所作为，也不是

视而不见。沉默是一种态度，是医疗护理员表达理解的方式。在患者释放情绪的过程中，也要注意观察，避免患者过于激动而导致病情加重。

4.触摸

在交谈过程中可以适当使用触摸。适当的触摸可以起到治疗作用，也能表达关心、理解和支持，使患者平静下来，同时触摸也是医疗护理员与视觉、听觉有障碍的患者进行有效沟通的重要方法。有心理学家研究表明，触摸、接触的动作有时会产生良好的效果，触摸也是沟通方式之一。例如，交谈时可以适当地进行眼神交流，拍拍患者的肩膀，对患者的倾诉表示认可，可以说："阿姨，别难过，我陪您！"在患者发热时，触摸患者的额头可以表达关心；为呕吐患者轻轻拍背部；为动作不便者轻轻翻身变换体位，搀扶患者下床活动；对手术前夜因惧怕而难以入睡以及术后疼痛患者进行背部按摩，以示安慰并分散注意力；双手久握出院患者的手，以示祝福等。注意不是毫无章法的触摸，而应在患者可以接受的范围内进行肢体的触碰，避免触及患者私密或觉得尴尬的部位，引起患者的不良感觉。

5.目光

眼神交流是人际间最传神的非语言交流。与患者进行语言沟通时要注意目光平视，眼神宜停留在患者两眉之间，距离约0.5m为佳。当为患者施行照护时，可考虑采用俯视，以表示对患者的持续关注。

6.肢体语言

手术前的点头鼓励，会给患者带来无尽的温暖和安全感；在日常生活中身体保持略微前倾的坐姿与患者交谈，则可以体现出对患者的礼貌和恭敬，所以医疗护理员在工作过程中要注意自身的形象，衣着整体应简洁大方或者身着统一的工作服饰，举止稳重，步态轻快，言谈得体，表情自然，使得患者感到亲切、放心。

■ 二、医疗护理员与医务人员的非语言沟通技巧

1.倾听

作为提供最贴身服务的照护者，医疗护理员与患者、家属、医护人员沟

通，是患者的代言人，是联系患者、家属和医务人员之间的纽带。在医疗护理员与医务人员的沟通中，医疗护理员应做到耐心细致倾听。特别是当医务人员进行宣教时，不要阻止或打断医务人员谈话，如需提问，应待对方讲述完毕后。对诊疗项目有疑问时应及时询问医务人员，不可凭经验指导患者，避免误导患者，影响患者的治疗。

2.反馈

向医务人员如实反馈患者的病情、主诉、配合程度、衣、食、住、行、排泄、生活习惯、家庭和社会关系等。出院前应询问出院用药、休息、康复、运动、保健、饮食、安全隐患和防护措施等情况，以便实施或反馈给家属。

3.勤记录

为避免遗漏，应准备笔、笔记本和钟表，记录沟通的日期、时间、内容和需要转告医务人员、患者和家属的事项等，保证沟通信息的有效性。

第四章
医疗护理员自我心理调适

随着社会经济发展，人口结构的改变和人民生活水平的提高，人民对于医疗护理服务的要求越来越高。医疗护理员作为医疗机构中不可或缺的组成部分，同样面对着巨大的工作压力，迫切需要学习心理学知识和应对技能，以维系自身的心理健康。

心理健康是指人在成长和发展过程中认知合理、情绪稳定、行为适当、人际和谐、适应变化的一种良好状态，是健康的重要组成部分。进入21世纪以来，心理健康已然是人体健康不可分割的重要组成部分。医疗护理员队伍合理、稳定是医疗机构持续提供优质服务的重要条件之一，为使医疗护理员正常开展工作，科学有效的应对各种消极情绪和心理问题，是降低其职业倦怠感和离职率的关键。因此，管理者应重视医疗护理员的心理问题，及时引导其进行自我心理调适。

第一节　心理调适的概念和作用

■ 一、心理调适的相关概念

心理调适（mental adjustment）亦可称为"心理调节"，是个体在现实生活环境中积极主动地运用心理学的方法对认知、情绪、意志、意向等心理活动进行调整，以维持良好有效的生存状态和发展状态的心理、行为过程。可分为自我调适与他人调适两种。其方法有认知结构调节、情绪调节、意志调节、个体调节以及注意记忆调节等。

■ 二、心理调适的作用

（1）有利于培养医疗护理员健全的人格、积极的心理品质和心理韧性的特质。

（2）可使医疗护理员以积极的心态面对工作和生活，避免医疗护理员对工作产生倦怠感。

（3）有利于医疗护理员集中精力，专注照护患者的各项事宜。

（4）调节医疗护理员自身意志力，以更好的状态平衡工作和生活。

第二节　自我心理调适的方法

一、自我心理调适的主要方法

（一）理智分析法

1. 升华

把常见的消极情绪，像痛苦、怨愤、嫉妒转化为积极有益的行动，即以高境界表现出来，谓之升华。例如有人对很有成就的同行产生了嫉妒情绪，理智又不允许他将这种心理表现出来，于是加倍努力，奋力拼搏，最终超过对手。不少人身处逆境，忍辱负重，但乐观进取、自强不息，取得了出众的成绩，为世人传颂，这是升华的典型。鼓励医疗护理员树立有价值的目标，为自身的人生道路找到正确方向，培养战胜困难的精神，并学会从中体验战胜困难的快乐。把产生的消极情绪，像痛苦、怨愤、嫉妒转化为积极有益的行动。

2. 分析

不少消极心理，往往是由于对事情的真相缺乏了解或误解而产生。医疗护理员在日常工作过程中，遇到棘手的问题和矛盾，应冷静理智分析自己对事物的认识是否正确。当发现事情违背意愿时，应正向辩证思维，多侧面、多角度去思考积极意义，将消极情绪转化为积极情绪。

3. 积极的自我暗示

自我暗示又称自我肯定，是对某种事物通过言语、形象、想象等方式进行有力、积极的叙述，从而对自己施加积极影响的过程。医疗护理员因其职业地位在社会中缺少肯定，而感到自卑。自我暗示是一种强有力能在短时间内改变我们对生活态度和期望的技巧。它分为消极的自我暗示与积极的自我暗示两种。消极的自我暗示则是对自己施加消极影响的过程，它会加强我们个性中的弱点，唤醒我们潜藏在心灵深处的自卑、怯懦、嫉妒等，从而影响情绪。积极的自我暗示能让我们保持良好的心情、乐观的情绪和自信心，从而调动人的内在因素，发挥主观能动性。积极的心理暗示可以对人复杂的、波动的心理状况起镇定作用、集中作用和提醒作用。例如："医疗护理员管理制度越来越规范，我们都是通过专业培训考试入职工作的"等。

（二）宣泄法

合理宣泄情绪，是指在适当的场合，用适当的方式，来排解心中的不良情绪。合理宣泄不同于放纵自己的感情，不同于任性和胡闹。宣泄可以防止不良情绪对人体的危害。

1.哭

从科学的观点看，哭是自我心理保护的一种措施，它可以释放不良情绪产生的能量，调节机体的平衡。哭是解除紧张、烦恼、痛苦的好方法。尤其是对突如其来的打击所造成的高度紧张、极度痛苦，可以起到缓解作用，防止痛苦越陷越深，不能自拔。许多人哭过后，痛苦、悲伤的心情就会减轻。

2.喊

当受到不良情绪困扰时，不妨痛快地喊一回。通过急促的、强烈的、无拘无束的喊叫，将内心的积郁发泄出来。

3.诉

向亲朋好友诉说是一种良好的宣泄方法。把不愉快的事情隐藏在心中，会增加心理负担。找人倾诉烦恼，不仅可以使心情舒畅，而且能得到别人的安慰、开导以及解决问题的方法。

4.动

当一个人情绪低落时，往往不爱运动，越不运动，注意力就越不易转移，情绪就越低落，容易形成恶性循环。因此，可以通过跑步、打球等体育活动改变不良情绪。

（三）放松法

可利用多种放松法调节情绪，如呼吸放松法、冥想放松法、肌肉放松法、想象放松法等。

（四）音乐调节法

音乐是人类精神生活中不可缺少的一部分，也是调节情绪的一剂良药。在不同的心理状态下倾听相应的音乐能够调节人的情绪，使人产生愉悦感。

二、自我心理调适的辅助方法

1.自我安慰

当一个人无法达到自己追求的目标或想得到的东西未得到时，正向化解"求而未果"的局面，以冲淡内心的欲望，减少懊丧情绪。

2.控制怒气

做情绪的主人，当喜则喜，当悲则悲。当遇到发怒的事情时，一思发怒有无道理，二思发怒后有何后果，三思是否有其他方式可以替代，这样就可以让自己变得冷静而情绪稳定。

3.提升愉悦

努力增加积极情绪。多交友，多立小目标，学会辩证思考问题，从容对待挫折和失败。

4.乐于助人

平常心做善事，既可以给他人带来快乐，也可使自己心境坦然，升华安全感。

5.饮食调节

研究显示，某些特定的食品能影响大脑中某些化学物质的产生，从而改善人们的心情。如香蕉、西红柿等，可使紧张、易怒、抑郁的不良情绪得到改善。

第三节　各种不良情绪的自我心理调适

一、不良情绪的种类及对策

不良情绪是指个体对客观刺激进行反应之后所产生的过度体验，主要包括两种情绪体验形式：其一，持久的负性情绪体验。它是指在引起悲、忧、恐、惊、怒、躁等负性情绪的因素消失之后，主体仍很长时间沉浸在消极状态中，不能自拔。其二，过度的情绪体验。它是指心理体验过分强烈，超出了一定限度，如狂喜、过度悲伤等。

医疗护理员工作的性质特点决定着工作的压力明显高于一般职业，其情绪变化不仅会对个体产生影响，还影响患者的感知，同时直接关系到医疗护理员服务质量的优劣和广大就医患者的诊疗效果，影响患者满意度。因此，医疗护理员更应努力提高对情绪的自我调适能力。

1.自我察觉

自我察觉也称作"自我意识"，对自己正在经受的压力要有所感觉和洞察。"你是否正在经受压力？它的强度、时间如何？为什么会这样？对你造成了什么影响？需要调整一下吗？"察觉个体情绪，是情绪调节的第一步。

2.转移注意力

转移注意力是把注意的焦点从不良应激或负面的感受中转移到不引起负面感受的事情上来。努力说服自己引起不良情绪事情的不重要性，改变自己的想法，开阔心胸，或停止思考转而去散步、找朋友聊天、吃饭、逛街，或者参与所喜爱的娱乐活动，如下棋、跳舞、打球、爬山、唱歌等。

3.适当表达情绪

当不良情绪是由他人造成时，要学会应用"主张"这一对策。"主张"就是通过一些婉转或者适当的方法，向造成这种情绪的人表达并提出要求，希望他人发生某种改变，从源头上解决问题。

4.合理宣泄情绪

合理宣泄情绪是指在适当的地点、场合，用适当的方式，对适当的人来排解心中的不良情绪，如向知心朋友或亲人诉说或大哭一场，通过跑步、打球等运动来宣泄不良情绪。

5.自我控制情绪

控制情绪要做到喜不能得意忘形，怒不可暴跳如雷，哀不能悲痛欲绝，惧不能惊慌失措。控制不良情绪，归纳起来主要有以下三个要点：其一，自立、自强、自信，保持良好的心态；其二，培养轻松、健康的业余爱好，缓冲不良情绪；其三，建立支持系统，寻求可倾诉的对象，以减少不良情绪的发生。医疗护理员这一特殊群体，除了自我调节外，管理部门应建立社会支持系统，设立减压机构，积极开展有关医疗护理员心理知识方面的讲座，开设心理咨询中心等，从心理上调节其不良情绪。

二、自我心理调适与保持良好心态的原则

面对社会和生活中多种多样的压力时，需要保持良好的心态去应对困难。调节情绪和保持良好心态的原则有如下几点。

（1）培养对生活和所从事活动的稳定兴趣。人对活动的兴趣本身就具有积极情绪的作用。因为由兴趣引起的大脑活动能维持一定程度的兴奋，使神经激活处于中等强度水平，使人容易集中注意力，最有利于人进行认知加工、激活创造性思维。

（2）善于用愉快释放紧张和压抑。德国生理学家、心理学家、哲学家冯特提出了情绪三维理论，认为情绪可在愉快–不愉快、激动–平静、紧张–松弛三个维度上被度量。每种具体情绪都处在这三个维度的两极之间的不同位置上。快乐属于情绪紧张维度的轻松一端，当人在工作和生活中过度紧张时，它可对紧张起重要的调节作用，使人在紧张中得到松弛。这一调节很重要，因为紧张和压抑都是不良情绪，影响人的健康和一切活动。快乐是人在达到有意义的目的中得到的。快乐使人对外界产生亲切感，更易于接受和接近外界，有利于人的活动与形成和谐的人际关系。它还可使人获得一种超越的自由感，使人处于轻快、活跃、主动和摆脱束缚的状态，从而享受生活的

乐趣。

（3）正确地进行自我认知与自我规范。人在事业或社交上的能力与成就是因人而异的，所以每个人成就的大小和能力的高低不应与别人过分攀比。人应正确坦诚地认识、了解和面对自己的素质与才能，在此基础上规范自己，为自己提出适当的目标和要求，在自我满意与满足中形成自信，从而避免因内部的矛盾冲突和追求目标的失败形成情绪困扰和情绪异常。

（4）在人际交往中缓解不良情绪。人类具有集群性的特点，社会交往是人的一种基本需要。同时，人类在交往时互相理解和宽容、彼此关怀和支持，能够创造出缓解消极情绪、促进心理健康的环境。不良情绪光靠自己独自调节还不够，需借助别人的疏导。因此，医疗护理员在苦闷的时候，可以主动找亲人、朋友诉说内心的忧愁，或是寻找专业机构帮助，以摆脱不良情绪的控制。

（5）通过控制或改变外部行为调节情绪。人在不良情绪爆发前可有意识地进行转移注意力的活动，或强迫自己做一些抑制不良情绪的动作等，从而有效地缓解不良情绪。

第五章

医疗护理员人力资源管理制度

第一节　人力资源管理

■ 一、人力资源定义

人力资源（human resources，HR）即人事，最广泛定义是指人力资源管理工作，包含六大模块：人力资源规划、招聘、培训、绩效、薪酬和劳动关系等。人力资源的定义是管理学大师彼得·德鲁克（Peter F. Drucker）在1954年出版《管理实践》（The Practice of Management）书中首次提出的。他认为，人力资源是一种可以通过激励机制开发利用的特殊资源，能够为企业带来更好的经济效益。自此之后人力资源相关的研究越来越受到管理学人士的重视。

【相关知识链接】

彼得·德鲁克被《商业周刊》誉为"当代不朽的管理思想大师"，被《经纪人周刊》尊称为"大师中的大师"。2002 年，美国政府授予他美国公民最高荣誉奖——"总统自由勋章"，表彰他对美国及全球管理界做出的杰出贡献。

彼得·德鲁克《管理实践》书中提出"综合以工作为中心和以人为中心的管理制度"，他认为将工作需求与人的需求结合起来，使员工在工作中找到兴趣、发现自我价值、得到工作满足的同时，组织目标也就实现了，他还表示组织的目的是使平凡的人做出不平凡的事。

■ 二、人力资源管理

人力资源管理：是指在经济学与人本思想指导下，通过招聘、甄选、培训、报酬等管理形式对组织内外相关人力资源进行有效运用，满足组织当前及未来发展的需要，保证组织目标实现与成员发展的最大化的一系列活动的总称。

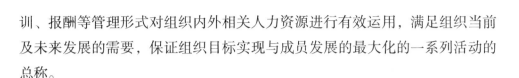

第二节　医疗护理员人力资源配置

由于护理人员的不足和人们保健意识的提高，促使市场化的医疗护理员队伍逐渐形成，一方面社会对医疗护理员的需求日益增加，另一方面目前国内医疗护理员人力资源极为短缺，但医疗护理员人力资源配置管理直接关系到工作质量和满意度。因此，合理配置医疗护理员人力资源，使其充分发挥其护理辅助作用，从而提高患者满意度、生活质量及治疗护理效果尤为重要。近几年对于护士人力资源合理配置国内已有大量文献报道，但关于医疗护理员人力资源的深入理论量化研究极少，临床上一般仅凭经验安排医疗护理员照顾患者，由于医疗护理员的劳动报酬是按护理患者的数量而定，所以关于医疗护理员与患者数量的配置问题一直是医疗护理员、患者、家属及护理管理者讨论关注的问题。

一、总则

医疗护理员人力资源配置直接影响患者安全性与工作质量，也决定着医疗机构的声誉及风险，因此科学、合理配置人力资源对保障医疗质量、控制人力成本、满足患者照护具有重要意义。

二、医疗护理员岗位配置

医疗护理员人力配置，目前国内外均尚无明确的配置标准，临床上一般仅凭经验安排，但在实际工作中，医疗护理员配置数量与床位数之比直接影响到照护工作的正常开展及照护服务质量的进一步提高。医疗护理员应按照医疗机构规模、服务标准及患者的需求进行相应人员配置。参考国内学者研究结果，建议各医疗机构以患者及家属的意愿和需求为前提，结合病区实际情况配置医疗护理员，以下配置比例仅作参考：

（1）医疗护理员与一级护理患者（生活完全不能自理），配比建议

1：1~1：2。

（2）医疗护理员与一级护理患者（生活大部分不能自理），配比建议1：2~1：5。

（3）医疗护理员与二级护理患者（生活部分自理），配比建议1：5~1：10。

三、医疗护理员配置管理

（1）实际医疗护理员人数根据各科室实际需要随时调整确定，患者所要求的医疗护理员（多陪）或一对一（专陪）医疗护理员人数根据科室患者需求安排配备。

（2）医疗机构或外包公司应有足够的护理员人力储备，患者提出用人需求后，普通患者2小时内、重症患者（全麻术后、肢体活动障碍、意识障碍患者）30分钟至1小时内，医疗护理员须到位。

第三节　医疗护理员录用与准入管理

一、录用人员的基本条件

（1）具有中华人民共和国国籍，享有公民的政治权利。

（2）遵纪守法，品行端正，能吃苦耐劳，工作责任心强，具有良好的职业道德和敬业精神。

（3）身体健康，五官端正，具有良好的心理素质。

（4）无违纪违法行为。凡受到党纪政纪处分期限未满或者正在接受纪律检查，以及处于刑事处罚期间或者正在接受司法调查尚未做出结论的人员不予录用。

二、各类应聘岗位

1.管理岗位

（1）医疗护理员经理（项目管理）。

（2）医疗护理员主管（项目管理）。

（3）收费员（根据医疗机构实际情况决定是否配置）。

2.医疗护理员员工岗位

（1）一对一医疗护理员。

（2）一对多医疗护理员。

三、医疗护理员准入管理

（1）接受岗位所需知识技术培训，考核合格，建议取得《医疗护理员上岗证》。

（2）正式上岗前，外包公司应安排有经验的资深员工进行带教，时间不少于1个月。

（3）医疗护理员上岗后，每年度均需接受医疗机构及外包公司的在职培训。

（4）单位根据《中华人民共和国劳动法》的相关规定约定新员工试用期。

（5）试用期结束后，如经监管科室、使用科室及公司项目管理组考核评价，不合格者不予录用。

第四节　医疗护理员排班及考勤管理制度

一、目的

为规范医疗护理人员的考勤管理，提高工作效率和工作质量，以确保医疗机构、公司任务及目标的有效达成，使人力配置合理化，特制订本制度。

二、适用范围

在医疗机构内从事医疗护理员的人员。

三、排班原则

（1）项目主管在制定医疗护理员排班表时，应结合考虑岗位职责、病区特色、患者病情轻重程度，同时应与病区护士长进行沟通，兼顾病区近期阶段性的护理人力等因素进行排班。

（2）根据《中华人民共和国劳动法》的相关规定，建议实行医疗护理员每日工作时间不超过 8 小时、平均每周工作时间不超过 44 小时的工时制度。

■ 四、医疗护理员排班管理

（1）医疗护理员排班每月相对固定，根据白天患者治疗、检查、生活照护等工作特点适当增加人力，根据工作需要定期轮班。

（2）排班表应每月上交监管部门及病区，上交后不可更改，如确需修改，应及时上报监管部门负责人。

（3）根据患者数量及病情的轻重缓急，适当安排弹性排班，确保工作保质保量开展。

■ 五、医疗护理员考勤制度

（1）为了维护日常的工作秩序，加强劳动纪律，提高工作效率应制订医疗护理员考勤管理制度。

（2）依据工作岗位的实际情况安排工作时间，使用打卡机或小程序进行打卡，外包公司应安装考勤机或设置打卡系统，医疗护理员上、下班必须自行打卡。

（3）因公外出、请假需经上级主管书面批准，未经批准不可私自离开，因疾病需要请假须提供有效就医证明。

（4）建立健全医疗护理员考勤管理制度，内容可包括但不限于日常考勤管理、指纹考勤机设置与使用、考勤异常的界定等，每月统计考勤情况，并根据考勤结果予以落实奖惩。

■ 六、医疗护理员人力资源应急管理

（1）紧急状态指医疗机构突然接收重大、复杂、批量的事故人员需紧急配置大量医疗护理员的事件。

（2）紧急状态下，应急小组人员应无条件服从医疗机构或驻医疗机构外

包公司管理人员调配，暂停正常休息，24小时待命，保证通信工具畅通，收到通知后15分钟内到达指定地点集合。

（3）外包公司项目经理、片区主管、值班人员须知紧急状态下护理员人力资源调配的流程。

（4）外包公司应有医疗护理员储备，可供紧急状态或特殊情况下调配使用，选派业务技能熟练、应急能力强的人员组成应急小组。

（5）外包公司主管应定期对储备人员进行培训及考核，进行紧急情况下人力资源调配演练，并根据演练结果持续改进。

（6）如遇特殊突发事件，应根据突发事件的要求，采取防护措施，并在专业人员指导下进行工作。

第五节　岗位说明书

一、医疗护理员经理岗位说明书

岗位信息	岗位名称	医疗护理员经理	行政级别	部门经理
	隶属部门	医疗护理员项目部	现有人数	
职责概述	全面负责医疗护理员服务项目的行政和业务管理			
主要职责	1. 全面负责医疗护理员部门的行政和业务管理工作			
	2. 完善各项规章制度及工作内容与流程			
	3. 全面负责医疗护理员人力资源的使用与管理			
	4. 负责医疗护理员服务质量监督与控制，进行服务质量持续改进			
	5. 负责协调培训员组织全员培训考核			
	6. 负责各科室的沟通及协调工作，及时处理投诉及记录并反馈			
	7. 抓好团队建设，稳定员工队伍			
	8. 负责制订部门的年度计划，按计划稳步推进工作，及时完成年度总结工作			

续表

质量标准	1. 定期与管理人员进行质量检查，提出改进措施，并跟进措施落实情况及效果评价
	2. 根据质量检查发现存在的问题，每月与各科护士长沟通，每月组织针对性的培训 1 次
	3. 组织进行人员招聘、新员工的面试，按岗位需求分配进行带班培训
	4. 汇总员工入职、离职资料档案，统一管理
	5. 不定时抽查服务满意度情况，并进行持续质量改进
	6. 监督审核、管理各科室的收费、提成发放工作
	7. 接到重大投诉或不良事件时，在 15 分钟内赶到现场、调查和初步处理，并在 30 分钟内报告上级
	8. 每周组织管理例会 1 次，每月组织员工大会 1 次
	9. 每季度与各科护长沟通 1 次，征询意见，了解员工工作情况
	10. 组织各种评优、技能竞赛及员工活动，抓好员工思想教育工作，积极采纳员工合理意见
任职要求	1. 思想觉悟高，身体健康，有良好的个人品质和职业道德
	2. 大专及以上医学相关专业学历，或具有 3 年以上二级以上医疗机构医疗护理员现场管理经验
	3. 管理、沟通、组织能力强，有较好的电脑操作、语言表达和文字综合能力
	4. 具有较好的突发事件处理能力
	5. 不得同时兼任其他项目管理工作

■ 二、医疗护理员主管岗位说明书

岗位信息	岗位名称	医疗护理员主管	行政级别	项目主管
	隶属部门	医疗护理员项目部	现有人数	
职责概述	在部门经理的领导下负责分管区域的日常管理工作			
主要职责	1. 在项目经理的领导下负责分管区域的日常管理工作			
	2. 负责分管区域岗位人力的使用与管理，考勤、休假、顶班安排			
	3. 负责分管区域的质量监督与控制，进行服务质量持续改进			
	4. 负责组织分管区域会议与培训，工作计划的落实			
	5. 负责分管区域的沟通与协调，及时处理投诉并记录与反馈			
	6. 负责分管区域每年的工作计划与总结			
质量标准	1. 执行项目各项规章制度、工作要求和流程			
	2. 审批分管区域员工休假，协调本区域人力安排及岗位调配			
	3. 每周与分管区域护士长沟通 1 次；每周参加监管部门会议			
	4. 每日一线巡查不少于 80% 的科室；了解员工工作情况，发现问题及时解决，并做好记录			
	5. 接到患者或家属投诉、差错、纠纷或其他特殊情况时，在 15 分钟之内赶到现场，并调查和初步处理，对重大事件即刻向项目经理报告，并做好记录			
	6. 对现场发生的不良行为应即时提出批评和指导			
	7. 负责每月组织分管区域员工例会 2 次，每月根据存在问题组织培训 2 次			
	8. 掌握新员工在岗跟班情况，评估其工作能力，合理安排上岗时间及服务对象			
任职要求	1. 思想觉悟高，身体健康，有良好的个人品质和职业道德			
	2. 中专或以上医学相关专科学历，或具有 1 年以上二级以上医疗机构医疗护理员现场管理经验			
	3. 管理、沟通、组织能力强，有较好的电脑操作、语言表达和文字综合能力			
	4. 具有较好的突发事件处理能力			
	5. 熟悉电脑操作，应变能力强，能解决项目管理工作中的疑难问题			

■ 三、医疗护理员行政主管岗位说明书

岗位信息	岗位名称	医疗护理员行政主管	行政级别	行政主管
	隶属部门	医疗护理员项目部	现有人数	
职责概述	在经理的领导下，负责医疗护理员服务项目的日常管理工作			
主要职责	1. 在医疗机构监管部门及公司项目经理的领导下开展日常工作			
	2. 负责医疗护理员员工的招聘、培训、考核及工衣发放登记			
	3. 按时填报医疗护理员的考勤情况			
	4. 负责来访医疗护理员的接待事宜			
	5. 医疗护理员工作物品的请领及保管			
	6. 管理人员每月排班			
	7. 定时巡视岗位			
质量标准	1. 执行项目各项规章制度、工作要求和流程			
	2. 审批分管区域主管上交的员工休假，协调区域人力安排及岗位调配			
	3. 组织管理人员进行人员招聘、新员工的面试，按岗位需求分配进行带班培训			
	4. 汇总员工入职、离职资料档案，统一管理			
	5. 分析医疗护理员每月服务满意度情况，并进行记录			
	6. 接到重大投诉或不良事件时，在 15 分钟内赶到现场、调查和初步处理，并在 30 分钟内报告上级			
	7. 每周进行周例会及协助组织员工培训工作			
	8. 协助项目经理每月组织员工大会 1 次			
	9. 每月上交工作总结，年度作述职总结			
任职要求	1. 思想觉悟高，身体健康，有良好的个人品质和职业道德			
	2. 中专或以上医学相关专科学历，或具有 1 年以上二级以上医疗机构医疗护理员现场管理经验			
	3. 管理、沟通、组织能力强，有较好的电脑操作、语言表达和文字综合能力			
	4. 具有较好的突发事件处理能力			
	5. 熟悉电脑操作，应变能力强，能解决项目管理工作中的疑难问题			

■ 四、医疗护理员收费员岗位说明书

岗位信息	岗位名称	医疗护理员收费员	行政级别	
	隶属部门	医疗护理员项目部	现有人数	
职责概述	在部门经理与行政主管领导下负责医疗护理员收费工作			
主要职责	1. 在医疗机构监管部门及公司项目经理的领导下负责医疗护理员收费工作			
	2. 负责服务对象费用的收取、开单、登记和月结核对工作			
	3. 结算时听取患者意见,发现问题及时上报主管			
	4. 月底做好对账工作			
	5. 协助主管查房,主动积极发现问题			
质量标准	1. 执行项目各项规章制度、工作要求和流程			
	2. 协助主管监督管理医疗护理员服务质量			
	3. 每天巡查分管区域不少于1次,按陪护标准收取服务费用			
	4. 准确掌握分管区域科室的陪护人数			
	5. 按规定请领收据并登记,少联多联及时报告经理			
	6. 正确填写收据,字迹清楚工整,作废收据四联齐全			
	7. 负责将每天的现金与出纳员交接,做到"日清月结"			
任职要求	1. 思想觉悟高,身体健康,有良好的个人品质和职业道德			
	2. 高中以上相关学历,或具有1年以上财务管理经验			
	3. 管理、沟通、组织能力强,有较好的电脑操作、语言表达和文字综合能力			
	4. 具有较好的突发事件处理能力			
	5. 熟悉电脑操作,应变能力强,能解决项目管理工作中的疑难问题			

五、一对一医疗护理员岗位说明书

岗位信息	岗位名称	一对一医疗护理员	行政级别	
	隶属部门	医疗护理员项目部	现有人数	
职责概述	在医疗护理员主管的领导下，专职负责单个患者的日常照护工作			
主要职责	1. 协助护士完成患者的生活照护服务			
	2. 保持患者床单位整洁、干燥			
	3. 协助患者进食及服药，清洁餐具			
	4. 协助患者递送大小便器并及时倾倒、清洗			
	5. 协助护士为患者洗脸、漱口、梳头、更衣、擦浴、洗头等			
	6. 协助护士为患者更换体位			
	7. 发现患者情况异常及时向医务人员报告			
	8. 按规定挂陪护标识			
	9. 积极配合医疗机构、科室及公司的管理			
	10. 满足患者其他临时性的合理生活照护需要			
	11. 积极做好医疗护理员服务宣传，严禁乱涨价和私自收取服务费用			
质量标准	1. 保持患者床单位整洁、身体无异味			
	2. 按规定报到上岗，为患者解决生活照护问题			
	3. 保证照护过程的安全，不做超职责范围的治疗性操作			
	4. 经常与项目主管、科室护士和患者家属沟通，发现问题及时上报			
	5. 保持仪容仪表整齐			
	6. 服务态度好，爱岗敬业，病人无投诉			
	7. 协助清理黑陪护，维持病区工作的正常秩序			
	8. 临时离开患者需征得家属或护士同意			
任职要求	1. 热爱本职工作，责任心强			
	2. 服务态度好，沟通能力强			
	3. 初中以上文化程度			

六、一对多医疗护理员岗位说明书

岗位信息	岗位名称	一对多医疗护理员	行政级别	
	隶属部门	医疗护理员项目部	现有人数	
职责概述	在医疗护理员主管的领导下，负责多个患者的日常照护工作			
主要职责	1. 协助护士完成患者的生活照护服务			
	2. 保持患者床单位整洁、干燥			
	3. 协助患者进食及服药，清洁餐具			
	4. 协助患者递送大小便器并及时倾倒、清洗			
	5. 协助护士为患者洗脸、漱口、梳头、更衣、擦浴、洗头等			
	6. 协助护士为患者更换体位			
	7. 发现患者情况异常及时向医务人员报告			
	8. 按规定挂陪护标识			
	9. 积极配合医疗机构、科室及公司的管理			
	10. 满足患者其他临时性的合理生活照护需要			
	11. 积极做好医疗护理员服务宣传，严禁乱涨价和私自收取服务费用			
质量标准	1. 保持患者床单位整洁、身体无异味			
	2. 按规定报到上岗，为患者解决生活照护问题			
	3. 保证照护过程的安全，不做超职责范围的治疗性操作			
	4. 经常与项目主管、科室护士和患者家属沟通，发现问题及时上报			
	5. 保持仪容仪表整齐			
	6. 服务态度好，爱岗敬业，病人无投诉			
	7. 协助清理黑陪护，维持病区工作的正常秩序			
	8. 临时离开患者需征得家属或护士同意			
任职要求	1. 热爱本职工作，责任心强			
	2. 服务态度好，沟通能力强			
	3. 初中以上文化程度			

第六章

医疗护理员工作管理规范

第一节　医疗护理员管理制度

一、外包公司管理工作制度

（1）依据相关法律法规，完善与医疗护理员相关的工作制度、工作流程、工作质量评价标准、员工工作职责、技术操作常规等，不断完善各项规章制度，提高管理水平，持续改进工作质量。

（2）根据医疗机构的发展计划制定年度工作计划及服务机构的发展目标，根据工作计划按季度、月、周等实施及总结，并持续改进。

（3）合理配置人力，遵循以人为本的原则，根据岗位任务、所需的技能水平、实际工作需求等合理配置人力，加强对医疗护理员人力资源的科学管理。

（4）定期安排管理人员深入临床，加强对片区主管工作的具体指导，充分发挥片区主管的作用，组织管理人员及片区主管定期检查、交叉检查、不定期抽查，对管理人员的管理质量进行督导和定期评价。

（5）负责实施、落实所有医疗护理员及管理人员的业务培训计划，督促落实各级人员培训包括理论知识、操作技能的培训与考核，开展继续教育和举办短期培训班，加强医疗护理员技能管理，不断提高医疗护理员技能水平。

（6）定期对各科服务对象的基础照护、服务品质、医疗护理员工作质量进行检查，督促检查各项工作制度落实情况，减少不必要的纠纷，分析工作质量，并做好记录和资料整理。

（7）每月统计工作量，包括专陪率、普陪率、投诉率、人力出勤率等动态报告表，制定月工作重点及小结，每月向主管部门上报。

（8）关心医疗护理员工作及生活，根据其工作特点，积极创造良好的工作氛围和环境，充分调动广大医疗护理员的积极性。

二、管理人员工作制度

（一）日间管理巡查制度

管理人员常态化巡视病房，包括检查医疗护理员仪容仪表、服务态度、劳动纪律、手卫生、消毒隔离执行情况等，同时访问科室护士长、当班护士、患者了解医疗护理员服务情况，及时记录反馈。

（1）检查仪容仪表、服务态度，医疗护理员仪容仪表是否符合管理规定，言行是否符合行为规范，强化服务意识，提高服务质量。

（2）检查劳动纪律、操作技能，查看医疗护理员是否在岗在位，有无脱岗、串岗等现象，检查医疗护理员工作状态和服务质量，是否落实相关安全措施，必要时给予相应指导和培训。

（3）检查危重患者及操作规程，查看医疗护理员有无违反操作管理规定，工作质量是否达标，重点照护措施有无落实，各类表格有无按照相关要求记录完善，必要时给予相应指导。

（4）通过交谈，关心医疗护理员工作、思想、身体健康及生活情况，必要时协助解决相关问题或给予帮助。

（5）深入病区了解每一个患者的照护体验，了解医疗护理员服务情况，对患者或家属提出的建议或意见要耐心听取并做好记录，及时有效改进或提升服务质量。

（6）访问护士或护士长，询问医疗护理员服务情况，听取护士长意见或建议，做好记录并及时处理，以促进工作质量不断改进。

（7）定时下发满意度调查表，包括科室、患者满意度，对医疗护理员工作质量定期进行评估、汇总，同时作为考核医疗护理员工作质量的依据，汇总相关问题进行分析，提出改进措施，召开例会或组织培训，持续改进。

（二）夜间管理巡查制度

（1）管理人员根据排班情况记录夜班服务人员的姓名、联系方式、科室电话等，确保在岗人员通讯通畅。

（2）夜班交接前15分钟，值班管理员须到科查岗、查看交接等工作。如发现有工作人员未到岗，交班人员须等接班人员接班后方可离开，夜班人员逾期半小时仍未到岗，应立即与当事人取得联系了解情况，如确定不能到岗，值班主管应立即另选派人员上岗。

（3）夜班人员须提前10分钟到岗，提前了解白班重点交接的患者、重点工作注意事项等，以及在交接本上签名确认。

（4）夜班各科室医疗护理员须与当班护士保持联系，出现异常情况随时与医务人员保持联系，须尽力协助医护人员应对突发事件，不得推诿，并及时上报外包公司主管，必要时管理人员到场协调配合。

（5）对夜间确需聘请"一对一"服务的新收患者，值班主管应安排专陪上岗。

（6）夜班医疗护理员由夜班主管统一指挥协调，夜班主管为夜班第一责任人，不得推诿，出现纠纷苗头要积极应对，及时报告上级。

（三）节假日值班管理制度

（1）项目经理在节假日前应有针对性地对医疗护理员工作进行质量检查和安全教育，在各个科室组织医疗护理员落实工作安全教育，提高照护工作质量与安全意识、落实核心制度、确保患者安全、防范医疗纠纷等。

（2）组织医疗护理员进行工作质量与安全自查，包括有无落实隔离防护，用电用水、消防安全及医疗废物管理等自查自纠内容。

（3）节假日期间合理排班，值班期间严禁私自顶班、换班，严格遵守值班规定，手机保持24小时通畅，按照排班定时下科进行巡视检查。

（4）对值班期间所发生的事情做好交接及签名，不得相互推诿，出现纠纷苗头要积极应对，及时上报。

（四）医疗护理员日常工作内容

（1）一对一服务（专陪）工作内容：①根据患者的需求，外包公司项目行政主管上午8点整开始向新预约的订单分派人员，医疗护理员着装整齐，按主管指定地点报到上岗，与家属、患者见面。②医疗护理员上岗期间除吃饭时间或特殊事情需外出，全天其他时间均须在患者床旁照护，医疗护理员外出须经护士同意并交接后方可外出。

（2）一对多（多陪）服务工作内容：适用对象分为基本生活能自理、部分生活不能自理、生活完全不能自理的三种患者，协助患者进行生活照护。结合患者需求及科室实际情况，按比例安排照护。

三、医疗护理员安全管理制度

（一）医疗护理员操作"十不准"

（1）不准为患者吸痰、吸氧、安装中心供氧装置、调节氧气流量开关、更换或加减氧气湿化瓶水及充罐氧气袋等。

（2）不准为鼻饲患者灌注食物、水等，凡挂有禁食标识者未经医生护士同意禁止为患者喂食。

（3）不准给患者接静脉输注药物或调节静脉输液速度及拔除静脉输液针头。

（4）不准擅自指导患者在住院期间的饮食起居以及冷热疗等事项，当有患者询问相关病情事宜时应引导患者向医护人员询问，由医护人员作出解释。

（5）不准私自为患者倾倒各种引流液及拔除各种引流管道，需倒引流液时须在护士查看后在护士指导下进行操作。

（6）不准私自倾倒需记录尿量患者的尿液，倒尿液前应先告诉值班护士，待护士核对并记录后方可倾倒。

（7）不准私自清理异常的二便，发现患者排黑色、暗红、血性或腥臭味等二便时，及时通知值班护士，待护士看过后方可倾倒。

（8）不准私自带急危重症患者外出检查，危重症患者外出检查时须有医护人员陪同，方可外出。

（9）不准私自为危重患者或有多种管道患者翻身，协助值班护士翻身时禁止推、拉动作，同时注意保护好氧气管、胃管、引流管等管道，防止扭曲或脱出。

（10）不准擅自为术后、危重以及特殊患者更换体位，未经医护人员同意不得改变体位，须征得医护人员的同意后方可协助改变体位或摇高床头。

（二）患者身份识别制度

（1）在为患者检查、转运前，必须在医务人员的指导下认真核对患者身份，至少同时使用姓名、病案号等两种以上方法进行识别，禁止仅以房间号或床号作为识别依据。

（2）如遇到患者身份手腕带丢失或严重损坏等情况，须反馈科室护士，核对信息更新腕带后，方可外出检查。

（三）患者交接班制度

（1）交班内容：包括患者皮肤、床单位、物品、文书等，以及有无外出检查未归、需要外出或特别需要备注的患者。

（2）各种表格应书写清楚、字迹整齐、重点突出，记录应真实、及时、准确、简明扼要、有连贯性并签名。

（3）落实检查昏迷、瘫痪、术后等危重患者各项安全措施及基础照护工作，观察各种类导管有无固定和引流情况，进行床边交接班。

（4）交接班双方共同巡视病房，检查床头柜、床铺是否整齐、干净，患者有无落实三短六洁，"三短"即头发、胡须、指/趾甲短，"六洁"即口、头发、手足、会阴、肛门、皮肤清洁。

（四）交接班注意事项

（1）每班必须按时交接班，接班者提前到达科室。交班前，交班者应检查危重患者晨晚间基础照护工作有无落实，重点巡视危重患者和新入患者，做好相应记录，在交班前安排好相应工作。

（2）值班者必须在交班前完成本班各项记录和本班各项工作，处理好用过的物品，为接班者做好相应准备，如提前准备好更换的病号服、提前倒好水、提前准备好纸巾等，以便于接班者工作。

（3）针对特殊患者、危重患者、手术患者、新入患者须到床边进行交接，特殊情况做好详细交代，与接班者共同做好交接工作后方可离去。

（4）接班者必须仔细倾听、全面了解患者情况，如发现问题未交清应立即询问，接班时如发现问题应由交班者负责，接班后因交接不清发生差错事故，应由接班者负责。

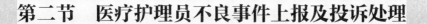

第二节　医疗护理员不良事件上报及投诉处理

一、医疗护理员不良事件上报

（一）不良事件的上报、处理程序

（1）项目经理或主管收到通知后第一时间到达现场，及时查清事件发生的原因、经过及后果，详细记录并及时上报监管部门。

（2）发生不良事件应积极采取补救措施，以消除或减少由于事件造成的不良后果，指定熟悉全面情况的主管与患者及家属做好思想工作，稳定当事人情绪。

（3）发生不良事件时，责任者立即向片区主管、责任护士报告，片区主管应在24小时内或电话上报外包公司监管部门，重大事故要立即报告科室护长、监管部门。责任者如实写出书面检查材料，待后处理。

（4）发生不良事件时，各种有关记录、检验报告及造成事故的药品、器械等应以妥善保管并拍照留证，不得擅自涂改、销毁相关记录。协助护士保留患者的标本，以备鉴定研究之用。

（5）发生不良事件时，片区主管按性质、情节轻重，及时组织全体医疗护理员进行讨论、总结，提出防范措施，以提高认识，吸取教训，改进工作，并讨论结果和初步处理意见上报监管部门。

（6）事件发生后，各相关部门和人员均须全力配合对事件进行进一步调查、分析及处理等后续工作。

（7）及时向当事人、旁观证人了解情况，讨论时允许当事人参加及发表意见，下达处分决定后，管理者对责任人进行思想教育工作。

（8）发生不良事件如有意隐瞒事实，一经发现，按情节轻重予以处分。

（二）不良事件处理的质量改进

（1）外包公司在收到不良事件的个例报告后，积极主动与事件发生科室对事件发生的原因、过程进行调查、分析，帮助制定最佳整改措施。外包公司定期对所发生的不良事件进行性质评定并提出防范措施，每月向全体医疗护理员进行统计、分析、总结、报告，造成不良影响时，应做好相关善后工作。

（2）外包公司主管对负责片区发生的不良事件进行调查研究，组织部门内部讨论，分析管理制度、工作流程及层级管理等方面存在的问题，调查确定事件的原因并提出改进意见或方案，并将讨论结果和改进意见或方案呈交监管部门，监管部门负责人应参加讨论或根据讨论结果及改进意见或方案提出建设性意见，并在1周内报送监管部门。

二、医疗护理员投诉处理

（1）接到患者或家属投诉电话时，通知片区主管到达现场了解情况。

（2）片区主管认真倾听投诉者意见，使患者或家属有机会陈述自己的观点，耐心安抚投诉者，并做好投诉记录。

（3）接待投诉人员要耐心细致，认真做好解释说明工作，避免引发新的冲突。

（4）外包公司应设有医疗护理员投诉专项记录本，记录投诉事件的发生原因、分析、处理经过及整改措施。

（5）与医疗护理员核实投诉的内容，再与科室、同病房患者回访了解情况。

（6）如投诉内容已核实清楚，外包公司内部应认真分析事发原因，总结经验，吸取教训，提出整改措施。

（7）外包公司在接到投诉（意见）后，应立即填写《投诉（意见）处理表》，被投诉人员签字后交外包公司归档。

（8）外包公司每月总结、分析，并制订相应措施。

（9）重大投诉的处理：对于由于陪护质量问题所造成的纠纷、违反医疗机构规定所造成的投诉、患者直接向媒体反映的投诉、由上级部门直接下转的投诉，一经收到，应立即上报医疗机构监管部门。

第七章

医疗护理员培训教育管理

在医疗护理员的培训教育工作中，要充分发挥市场在资源配置中的决定性作用，可以依托辖区内具备一定条件的高等医学院校、职业院校（含技工院校）、行业学会、医疗机构、职业培训机构等承担医疗护理员培训工作。本章节内容旨在结合"关于加强医疗护理员培训和规范管理工作的通知国卫医发〔2019〕49号"中《医疗护理员培训大纲（试行）》的内容积极开展，建立以岗前培训、继续教育系统培训及定期评价为主要内容的医疗护理员教育培训体系，强化职业素质培训，将职业道德、法律安全意识以及保护服务对象隐私等纳入培训全过程，注重德技兼修，提高从业人员对患者提供辅助护理服务的职业技能。

第一节　医疗护理员岗前培训制度

对新入职医疗护理员，必须按规定接受岗前培训及考核，考核合格后取得"上岗证"方能上岗。未经过岗前培训及考核不合格者一律不得独立上岗。培训可以多形式结合，理论知识主要以自学和讲座形式开展，技能操作主要以讲座形式结合现场技能演练开展。培训总时间不少于120学时，其中理论培训不少于40学时，实践培训不少于80学时，并建立培训档案。

一、培训目标

（1）了解相关法律法规、规章制度。

（2）具备良好的职业道德、协作意识和人文关怀素养。

（3）熟悉单位的规章制度和医疗护理员岗位职责。

（4）掌握生活照护的基本知识和技能。

（5）掌握消毒隔离的基本知识和技术。

（6）掌握沟通的基本技巧和方法。

（7）具备安全意识，掌握安全防护、急救的基本知识和技术。

（8）掌握常用药物服用的基本知识和方法。

（9）掌握体温、脉搏、呼吸、血压等生命体征正常值。

■ 二、培训内容

（1）法律法规：《中华人民共和国劳动法》《中华人民共和国劳动合同法》《中华人民共和国消防法》《中华人民共和国传染病防治法》等相关法律法规。

（2）组织体系：组织机构、规模层次、功能服务、医疗护理员队伍概况、组织管理结构、工作排班、整体医疗护理员工作现状等。

（3）机构环境：包括外环境（地理、人文、团队文化和服务理念、交通等），内环境（工作区域的布局、办公区、生活区等）、消防安全知识。

（4）制度与职业安全；包括医疗护理员管理制度、工作职责与服务流程、服务质量标准、突发事件应急流程、请示报告制度、职业防护及单位相关规章制度等。

（5）职业素质：职业道德与工作规范、职业特点及要求、服务理念、医疗护理员服务礼仪、语言规范与沟通技巧、心理健康、常见疾病症状识别等培训。

（6）技能培训：包括生活照护、辅助治疗照护、消毒隔离、急救技能等。

第二节　医疗护理员在职培训制度

■ 一、医疗护理员规范化培训制度

（一）医疗护理员规范化培训实施总则

（1）在职医疗护理员工作期间，必须接受在职规范化培训。

（2）培训应以患者需求为导向、临床服务能力为核心，突出医疗护理员

的专业内涵，提升医疗护理员的职业素养、推行新规定、新制度，展示新技能、新服务理念，巩固临床实际照护工作技能，丰富和更新医疗护理员的专业知识，提高医疗护理员的专业技能、沟通能力及综合服务质量等。

（3）医疗机构负责监管在职医疗护理员规范化培训的组织落实，并追踪培训成效，及时分析存在问题，提出并落实改进措施，进行持续质量改进。特殊岗位可以针对性培训或专科小组形式进行，理论与实践相结合。

（4）培训要求及培训内容：法律法规、规章制度、岗位知识、专业技能、操作流程、服务礼仪、行为规范等方面的持续培训，新制度、新规定公示、新操作技能、新服务理念教学及各项基本生活技能或专科生活护理技能的强化训练等。

（5）医疗护理员培训重点：按照各层级岗位要求制订相应的培训重点，包括医疗护理员经理、医疗护理员行政主管、医疗护理员收费员、医疗护理员培训员、医疗护理员主管等。

（6）培训形式：集中理论教学和医疗机构临床实践相结合。

（7）医疗护理员必须严格遵守培训制度。

（8）在职医疗护理员每月至少接受一次培训，并有相关培训考核记录。

（二）医疗护理员规范化培训实施要求

（1）设专人负责培训，每月至少组织一次理论或技能操作培训。

（2）根据专科特点结合实际工作情况，制订培训计划及具体实施细则。

（3）注重思想品德、行业规范、规章制度和技术操作流程的学习。

（4）单位按培训计划组织理论学习及操作示范。

（5）及时填写培训档案。

（6）结合各层级医疗护理员的准入条件进行培训并考核。

二、 医疗护理员管理人员培训制度

（一）医疗护理员管理人员培训实施总则

（1）医疗护理员经理应接受省级指定或认可机构的相应管理岗位培训，经考核和认证，获得省级指定或认可的机构颁发的合格证书。

（2）医疗护理员主管应接受地、市级指定或认可的机构相应管理岗位培训，经考核和认证，获得地、市级指定或认可的机构颁发的合格证书。

（3）医疗护理员管理人员必须持证上岗，参加培训及培训期间的考核结果作为任职和职务晋升的依据之一。

（二）培训重点

医疗护理员管理人员岗位培训重在培养判断决策能力、质量管理及控制能力、领导能力、协调人际关系和处理危机的能力。

（1）医疗护理员经理管理岗位，培训建议但不限于以下内容：现代管理原理、多元化医疗照护服务需求、人力资源管理、管理学、管理心理学、沟通与协调技巧、组织行为学、成本核算、相关法律法规知识等方面的内容。

（2）医疗护理员主管岗位，培训建议但不限于以下内容：管理学、组织行为学、管理心理学、相关法律法规知识、沟通与协调技巧、工作计划解读、时间管理知识、质量管理等方面内容。

第三节　医疗护理员业务学习管理制度

（1）医疗护理员全员业务学习建议实行签到制度或记分制度。

（2）医疗护理员的业务学习，每月组织不少于一次，主管查房每周不少于一次，学习或查房时间及内容根据各科室具体情况安排，单位定期检查。

（3）设立医疗护理员业务学习登记本，登记内容包括学习时间、地点、培训内容、学习签到、现场照片、课件、主讲人，以及考核成绩等记录备案，主管及科室护士长定期检查。

（4）医疗机构成立外包服务考核小组，监督外包公司制订并审核考核方案，对医疗护理员的专业知识、操作技能等进行阶段评价及年终考核。

【相关知识链接】

参考养老护理员级别设置，建议医疗护理员分为初级、中级、高级，后续培训根据医疗护理员层级进行分层培训。

一、初级医疗护理员

（一）准入标准

完成入职培训并考核，派发初级医疗护理员证书。

（二）培训内容

（1）理论培训：仪容仪表与服务礼仪、沟通技巧、人文关怀、服务流程、职业防护安全、相关法律法规、常见症状识别。

（2）操作培训：清洁卫生照护、饮食照护、如厕照护。

二、中级医疗护理员

（一）准入标准

取得初级护理员证书，累计从事本专业 2 年以上，经考核合格派发中级护理员证书。

（二）培训内容

（1）理论培训：常见症状识别、消毒隔离、安全隐患识别。

（2）操作培训：卧位与医疗安全照护、转运工具的应用。

三、高级医疗护理员

（一）准入标准

取得中级医疗护理员证书，累计从事本专业 4 年以上，经考核合格派发高级医疗护理员证书。

（二）培训内容

（1）理论培训：安全隐患防范、整理照护能力、突发应急事件处理、心理护理、常见疾病使用药物的注意事项。

（2）操作培训：各专科特殊照护技能。

（3）培训形式：集中理论教学和医疗机构临床实践相结合。

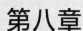

第八章

医疗护理员服务质量规范

第一节　饮食照料服务质量规范

患者因疾病或身体状况而导致自我进食的能力减弱，医疗护理员应采取针对性的照护措施，协助患者摄取足够的营养。本节主要介绍协助患者进食的体位、饮食的种类、卧床患者的进食及鼻饲患者的服务质量规范，以及饮食相关知识等内容。

【服务内容】

（1）医疗护理员掌握患者进餐前准备、进餐时注意事项及进餐后物品清洁与管理。

（2）医疗护理员熟悉饮食的种类、不同患者进食的要求及注意事项。

（3）医疗护理员了解饮食相关知识。

【服务要求】

一、进餐前准备

（一）环境准备

舒适的进食环境可使患者心情愉快，促进食欲。患者进食的环境应整洁、空气新鲜、气氛轻松愉快。

（1）房间开窗通风，光线适宜，进食前半小时停止打扫卫生。

（2）整理床单位，收拾床旁桌椅及床上不需要的物品，去除不良气味，如饭前半小时开窗通风、移去便器等。

（3）可变换进餐场所，鼓励患者离床进餐，使寝食分离，或者条件允许鼓励患者与家属一同进餐，营造令人心情愉悦的进餐环境。

（二）用物准备

（1）餐板干净、整洁。

（2）提前备好筷子、勺子、餐巾纸、餐具等，必要时准备带吸管的水杯或吸管、毛巾、手套、围兜等。

（3）按患者的生活习惯及肢体功能，摆放适合患者进餐的餐具、调味料、温开水、餐后药等。

（4）餐具专用，尽量选择玻璃、瓷、不锈钢的餐具，以便清洁消毒。

（三）食物准备

用手腕内侧测试食物温度，避免过热、过冷。保证食物卫生，防止发生变味、变质，以免引起胃肠炎。对家属或访客带来的食物，应检查是否适合患者食用，比如糖尿病患者不宜进食甜品、高尿酸血症患者不宜进食老火汤等。

（四）医疗护理员准备

医疗护理员衣着干净整洁，洗手，态度和善；向患者介绍当天的食谱，以增进患者的食欲。

（五）患者餐前准备

（1）协助患者排净大小便，洗手及清洁口腔，整理衣物，梳理头发。

（2）协助患者取舒适体位，患者如果有假牙须戴好。征得患者同意后，将围裙或餐巾围于患者胸前，以保持衣服和床单位的清洁，并使患者做好就餐准备。

（3）根据病情协助患者采取舒适的就餐姿势进食。如病情许可，可协助患者下床用餐；下床不便可协助采取舒适安全的体位。

1）卧床患者进食体位：如果无法实现坐位或侧卧位时，可采取仰卧位（头偏向一侧）的姿势，医疗护理员可将床头摇高，用枕头或者毛巾垫在颈部，头部前倾不要后仰，避免引起呛咳；膝盖稍弯曲，垫子垫在脚底，以防臀部下滑。侧卧位或仰卧位头偏向一侧。

2）床上坐位进食体位：于床上摆放小桌进餐，患者可取坐位或半坐位，腰下放置软枕，以减轻背肌和腹肌的负担。下颌内收、挺直后背是最适于进餐的姿势，因下颌上扬，不仅不便于吞咽，还会增加误吸的风险。偏瘫患者，协助其采用健侧在下的侧卧位，并垫软枕给予身体支撑。医疗护理员应从健侧进行喂食，如患侧在下容易造成食物残留在口腔中或漏出。

3）轮椅上进食体位：轮椅要刹车固定，调整桌子的高度，保持患者身体不倾斜，手肘要固定，脚底贴合地板。

■ 二、进餐时护理要点

（1）根据不同患者的自理能力的程度，可以选择自行进食或喂食，饭菜放在容易取到的位置。

（2）对不能自行进食的患者，应给予喂食。食物的大小、一口量及进食顺序，应依据患者习惯来进行，前一口完全吞咽后再吃下一口，以便于其咀嚼和吞咽。主食、菜、汤类应交替喂食。对食欲不振或咀嚼、吞咽功能减退的患者，一口量可以少一些。避免勺子和筷子碰到牙床和牙齿，最好先喝一些汤后再进食。

（3）注意食物温度，勿摄入过热的饮食，尤其口腔、咽喉及胃部疾病患者，以免发生食物烫伤患者口腔黏膜。

（4）进餐的速度要适中，进食时不催促患者，防止发生噎食、误吸，特别是为有吞咽障碍的患者喂食时尤应注意。

（5）进食时间不宜过长，如患者劳累可适当休息后再进食；进食时不可以一边进餐一边看电视，以免患者进餐时间过长、饭菜变凉等引起消化不良。

（6）饭菜一次不可盛装过多，以防食物变凉，可随时添加以防浪费。

（7）特殊饮食或治疗性饮食是患者疾病检查及治疗的重要措施，须遵医嘱给予，勿发生错误而耽误患者的检查或治疗。

（8）进餐时，随时保持患者口腔周围的清洁，要随时协助患者擦拭口周，维护患者自尊。

（9）在协助患者进餐的过程中，应注意观察并及时处理异常情况。

1）恶心：若患者在进食过程中出现恶心，可鼓励其做深呼吸并暂时停止进食。

2）呕吐：

①若患者发生呕吐，应及时将患者头偏向一侧，防止呕吐物进入气管内。

②提供盛装呕吐物的容器。

③尽快清除呕吐物并及时更换被污染的被服等。

④开窗通风，去除室内不良气味。

⑤帮助患者漱口或给予口腔护理，以去除口腔异味。

⑥询问患者是否愿意继续进食，对不愿意继续进食者，可帮助其保存好剩下的食物待其愿意进食时给予。

⑦观察呕吐物的性质、颜色、量和气味，并告知医护人员。

3）呛咳：告诉患者在进食过程中应细嚼慢咽，不要边进食边说话，以免发生呛咳。若患者发生呛咳，应帮助患者拍背；若异物进入喉部，应立即通知医护人员处理。

三、进餐后护理

（1）及时撤去餐具，擦净餐桌，清理食物残渣，整理床单位。

（2）协助患者漱口、洗手或洗脸，以确保患者用餐后的清洁和舒适。

（3）偏瘫的患者需要查看口腔中是否残留食物。

（4）进餐后如需用药物，需协助患者服药。

（5）根据需求做好用餐后记录（进食种类、数量等），对患者延缓进食或出现的特殊情况应及时告知医务人员。

（6）患者餐后避免立即平躺；如果病情允许，餐后30分钟尽量保持坐位，防止食物反流等造成误吸，30分钟后再协助患者取舒适卧位。

（7）患者的餐具专用，尽量选择瓷、不锈钢等易清洁消毒的餐具。清洁餐具时，先将碗、盆、杯子中的剩余食物倒掉，再用水淋湿后用清洁布蘸洗洁精擦洗，最后用流动水冲洗干净。

（8）患者餐饮用具消毒：

1）煮沸消毒法 准备一个煮锅放入清水和清洗干净被消毒的餐具，水的深度须完全覆盖餐具（也可在水中加些食用碱），水开后煮10分钟。待冷却后取出自然晾干。塑胶制成的食具，在水开后再放入消毒，煮3~5分钟即可。

2）微波炉消毒法 非塑料的餐具，可洗净后控干水分，放入微波炉中高火10分钟消毒。

3）蒸汽锅消毒法 电蒸汽锅的消毒方法遵照说明书操作即可。使用蒸汽锅消毒前，需将所有物品彻能清洗干净，然后再一起放入，打开开关，待其消毒完毕切断电源。待冷却后再取出，以防烫伤。

4）消毒柜 将洗干净的餐具放入消毒柜中，打开开关，按下定时器。先烘干后消毒。

（9）清理地面，地面有油迹、水迹时注意彻底抹干净，以防患者行走时滑倒。

【相关知识链接】

一、《中国居民膳食指南》为人们提供最科学的健康膳食信息，其核心内容有10条。

（1）食物多样，谷类为主，粗细搭配。

（2）多吃蔬菜、水果和薯类。

（3）每天吃奶类，大豆或其制品。

（4）常吃适量的鱼，禽、蛋和瘦肉。

（5）减少烹调油用量，吃清淡少盐膳食。

（6）食不过量，天天运动，保持健康体重。

（7）三餐分配要合理，零食要适当。

（8）每天足量饮水，合理选择饮料。

（9）如饮酒应限量。

（10）吃新鲜卫生的食物。

二、根据患者的疾病及营养状况，合理安排相应的饮食，包括基本饮食及特殊饮食。

1. 基本饮食

基本饮食的种类主要包括普通饮食、软质饮食、半流质饮食、流质饮食。

（1）普通饮食：普通饮食每日 3 餐，老年患者宜进食易消化、无刺激性食物，需限制油煎、坚硬、胀气食物及强刺激调味品。

（2）软质饮食：软质饮食适用于咀嚼困难、胃肠功能不良、疾病恢复期的患者，每日 3~4 餐，主食为软、烂、无刺激性、易消化食物，如面条、馒头等；副食如菜、肉应切碎、煮烂。

（3）半流质饮食：半流质饮食适用于发热、咀嚼与吞咽困难、消化系统疾患或功能不良的患者。应少食多餐，一般每日 5~6 餐，每次 300ml。食物应无刺激、容易咀嚼和吞咽、呈半流体状，如米粥、面条、蒸蛋、肉末、菜末、豆腐、馄饨等。

（4）流质饮食：流质饮食适用于高热、口腔疾病、疾病急性期患者。食物呈流体状，如牛奶、豆浆、米汤、菜汁、果汁等；少食多餐，一般每日 6~7 餐，每次 200~300ml；每次液体量为 200~250ml，注意甜咸相间。流质饮食因所含热量及营养素不足，故只能短期使用。

2. 特殊饮食

患有慢性疾病患者，根据其特点，一般宜在基本饮食的基础上，调整营养素的种类和量，以给予具有特殊辅助治疗或检查功能的饮食，常见的包括低盐饮食、低脂肪饮食、低胆固醇饮食、高膳食纤维饮食、隐血试验饮食等。

（1）低盐饮食：低盐饮食尤其适用于高血压、心脑肾功能障碍、水肿等患者。在烹饪及饭菜中限制食盐的应用，成人食盐的总量限制在每天 2g 以内或酱油每天 10ml 以内，但不包含食物中自然存在的氯化钠。禁食腌制食品，如咸菜、皮蛋、火腿、咸肉、香肠、虾米等。

（2）低脂肪饮食：低脂肪饮食适用于肝、胆、胰疾患、高脂血症、动脉硬化、冠心病、肥胖症等老年患者。限制脂肪总量为每天50g以内。肝胆胰疾患患者脂肪摄入量控制在每天40g以内，尤其要限制动物脂肪摄入量。饮食应少油、禁用肥肉、奶油、蛋黄、动物脑、煎炸食物，高脂血症和动脉硬化者可以不必限制植物油。

（3）低胆固醇饮食：低胆固醇饮食适用于肝、胆、胰疾患、高脂血症、动脉硬化、冠心病、肥胖症等老年患者。控制摄入胆固醇的总量为每天300mg以内，饮食需限制蛋黄、动物脏器、熏肉、肥肉、动物油等高胆固醇食物。

（4）低蛋白饮食：适用于饮食中不宜过多摄入蛋白质的患者，如肾病、肝昏迷等患者。饮食需限制蛋白质摄入，尽量采用精蛋白食品，如鱼肉、鸡肉。

（5）低热量饮食：适用于需减轻体重的肥胖人士，如过于肥胖的糖尿病患者。饮食中减少肥肉、蛋、奶油、油的摄入。

（6）高热量饮食：适用于需要补充营养的患者，如营养不良、疾病的恢复期。饮食中多添加蛋类、奶及奶制品、肉类、鱼类等食品。

（7）高膳食纤维饮食：高膳食纤维饮食适用于肠蠕动减弱、便秘、肥胖症、糖尿病、高脂血症等患者。宜选用含纤维素多的食物，如韭菜、芹菜、卷心菜、粗粮、豆类等，应多食水果、多饮水。

（8）高蛋白饮食：因病情需要增加蛋白质摄入的患者，如大面积烧伤、大手术后恢复期、肺结核、伤寒、哺乳期等患者。含高蛋白的食物：蛋类、奶及奶制品、蛋白粉、瘦肉、鱼类（动物性蛋白的营养价值高），植物蛋白如干果、大豆及豆制品等。

（9）少渣饮食：适用于食物中尽量不含纤维素的患者，如胃肠疾病、胃肠道术后、肛肠疾病。为减少纤维的摄入，尽量少进食粗纤维的蔬菜、水果。

（10）少油饮食：适用于饮食中需要限油的患者，如胆囊炎、胰腺炎等患者。为减少食用油的摄入，可多做炖菜、涮菜、清蒸、凉拌菜，减少煎、炸食品的摄入。

第二节　卫生清理服务质量规范

卫生清理服务是指对公共卫生及个人卫生的彻底整理或处理工作，能防止疾病，有益于健康。医疗机构环境卫生不仅关系到院内感染的发生，也直接关系到患者的诊疗效果及就医体验。

【服务内容】

（1）熟悉病室环境要求及病室物品清洁与管理。

（2）熟悉不同床单位整理的具体要求。

（3）了解床单位整理的目的和注意事项。

【服务要求】

一、病室环境要求

1.室内光线充足

病室应保证充足的阳光和适当的光线，保证房间照明充足，但应避免阳光直射或强光刺眼。由于患者的身体状况，以及住院后相对环境陌生，所以要保持夜间的照明。

2.保持室内空气流通

通风换气，可变换室内的湿度和温度，从而刺激皮肤的血液循环，刺激汗液蒸发及热量散发，增加患者的舒适感。每天应定时开窗通风不少于2次，最好3次。晨晚间和午休起床后各一次。每次约30分钟，一般选择7：00~9：00、14：00~16：00、18：00~20：00三个时间段。如遇大雾或雾霾天气时，暂时不要开窗，可开启室内换气，保持室内空气新鲜。

3.室内温度和湿度适宜

要注意室内温度、湿度控制，让人感到安全与舒适。适宜的室温是 $22\pm4℃$ ，湿度是 $50\%\pm10\%$ ，室内冷暖设备调控要征询患者意见。

4.病室物品摆放要求

（1）室内环境应收拾整齐，保持病室物品固定及病室活动区空旷。

（2）如果有移动的扶手、拐杖、助行器等应固定放置。备用时摆放要靠近床头柜，既能方便患者随手拿到，又不会影响患者活动。

（3）患者脸盆、便器、便壶等不用时放置在床底架子上。

（4）床边除了患者穿的防滑拖鞋，其他鞋子及物品摆放在床底架；其他物品入柜。

5.病室保持安静

安静的环境使人心情舒畅，强烈的噪声会使人听觉的敏感度下降，还可能造成暂时或永久的听力损伤，噪声会使人的唾液、胃液分泌减少，胃酸降低，从而易患胃溃疡，还会影响食欲，甚至引起失眠。环境声音的强度最好保持在35~40dB。

■ 二、病室物品清洁与管理

日常的清洁工作，可以将环境、使用器具、物品上的微生物去除一大部分，也可以减少患者感染的机会。进行清洁卫生时，注意不要扬起灰尘而散播污染。拖布、抹布等清扫工具必须常消毒，并保持干燥。

1.床头柜

放置在患者床头一侧，用于摆放患者日常所需的物品或护理用具等。

（1）日常用品整齐放置，只放置常用品，如纸巾、水杯、水壶。其他不常用物品放置柜内，保持床头柜干净整洁。

（2）每天用消毒毛巾或湿巾擦拭。

2.床旁椅

床单位配置一把床旁椅，放置在床头或床尾，方便患者使用的同时，不影响患者活动。

3.床上桌（餐板）

为可移动或挡板桌等类型，使用时拿出，非使用时放置在一侧或挂于床头，以不影响患者活动空间为宜。

4.衣柜

放置患者日常生活用品、衣物等。打开后请及时关闭衣柜门，以免碰伤。

5.厕所

放置患者脸盆、毛巾、洗漱用品、便盆等。马桶每天清洁，可用专用消毒毛巾或湿巾擦拭。

6.洗浴间

保持洗浴间地漏通畅，不积水。

7.阳台

晾晒患者衣物、毛巾等。不可在阳台放置花盆、脸盆、陪人折叠椅等，以免恶劣天气导致物品坠落，伤及无辜。

8.地面

如无明显污染，可用湿式清扫以消除地面的污秽和部分微生物；如受到病原微生物污染，应用消毒剂湿拖擦洗或喷洒。

9.墙面

通常不需要常规消毒；如受到病原微生物污染，可用化学消毒剂擦拭或喷洒。

10.各类物品表面

如病床、床头柜、床旁椅、马桶等一般用清洁湿抹布或蘸取消毒液的抹布进行常规擦拭；如受到病原微生物污染，可用化学消毒剂擦拭或喷洒，还可用紫外线照射消毒。

11.废弃物的处理

（1）日常生活用品的包装、果皮纸屑、一次性饭盒等放入生活垃圾桶。

（2）患者使用后的棉签、佩戴的口罩等放入感染性垃圾桶。

三、床单位整理

（一）床单位整理的目的

（1）使患者清洁、舒适，预防压疮及肺炎。

（2）可保持病室整洁和美观。

（二）备用床整理

1.用物准备

棉胎（毛毯）、床单，被套、枕套、枕芯。

2.环境准备

病室内无患者进行治疗或进餐。开窗通风，移开床头柜和椅子，用物按序摆放于床尾椅上。

3.操作步骤

（1）铺床单：床单正面向上，对准中线，分别左右散开；用床单包裹床垫，将床单平塞于床垫下；以同样方法铺好床尾床单；再分别拉紧两侧床单中部边缘，向内塞入（双手心向上）平铺于床垫下。

（2）套被套：

①"S"形套被套　将被套正面向外，中线和床头中线对齐，封口端齐床头，平铺于床上。棉胎竖折三折，横折三折呈"S"形。拉开被套开口端，将折好的棉胎放于开口处，底边同被套开口边平齐，拉棉胎上缘至被套口处，再将竖折的棉胎两边拉开和被套齐，对好两上角，将棉胎与被套拉平整系带。盖被上缘与床头并齐，边缘向内折和床沿平齐，铺成被筒，棉胎尾端向内折。

②卷筒法　将被套反面向外平铺于床上，开口端朝床头，棉胎平铺于被套上，上端与被套封口对齐，将棉胎同被套上层一并由床尾卷至被套开口（即床头），自开口处向内旋转，对齐拉平，系带或拉上拉链，两侧边缘向内折叠，平床尾。

（3）套枕套：拍松枕芯，套上枕套，四角充实，开口背下放置于床头。

（4）整理用物：床头柜和椅子放回原处，整理居室环境，保持整洁美观。

4.注意事项

（1）进餐或做治疗时暂停铺床。

（2）操作中应用节力的原理。铺床前应将用物备齐，按使用顺序放置。铺床时，身体应靠近床边，上身保持直立，两腿前后分开稍屈膝，有助于扩大支持面，增加身体稳定性，既省力又能适应不同方向操作。同时，手和臂的动作要协调，尽量用连续动作，避免过多提起、放下、停止等动作，以节省体力消耗，缩短铺床时间。

（三）卧床患者床单位整理

1.用物准备

床刷或扫床巾（略湿）。

2.患者准备

整理时应先判断患者是否意识清醒，能否配合，应先解释并做好心理安抚，取得配合（按需先助便溺）后再开始操作。

3.操作步骤

（1）整理床单：松开盖被并协助患者侧卧，背向操作者，松开近侧被单，用床刷自枕下刷向床尾，扫尽床上渣屑。用铺床法铺好近侧床单，再助患者翻身至近侧，面向操作者。操作者转至对侧，整理并铺好对侧床单。

（2）整理盖被：把棉胎被套拉平，对齐，叠成被筒盖好。

（3）整理枕头：取下枕头，拍松，再置于患者头下。

（4）整理用物：物归原处，整理居室环境，保持整洁美观。

4.注意事项

（1）进餐或做治疗时暂停铺床。

（2）操作中应用节力的原理。

（四）卧床患者更换床单

1.用物准备

准备需要更换的被服类用品、床刷等（按序摆放）。

2.患者准备

更换床单前应先判断患者是否意识清醒，能否配合，应先解释并做好心理安抚，取得配合后再开始操作。

3.环境准备

温度适宜，关闭门窗，注意保暖。

4.操作步骤

（1）更换床单：松被角，放平床头支架。协助患者侧卧，背向操作者，松开近侧床单，将床单污染面向内卷至其身下，超过床单中线，自上而下扫净床垫渣屑，铺清洁床单（正面向上），中线对齐，按铺床法铺好床单并拉紧。将患者移向近侧，面向操作者。操作者转至对侧，松开床单，将床单污染面向内卷好，撤出污单，整理并铺好床单。

（2）更换被套：协助患者平卧，铺清洁被套，解开污被套末端系带或拉链，将棉胎从尾端拉出，将棉胎放置于清洁被套内，同时撤出污被套。整理清洁被套，使被套头端不虚边，四角充实，并按要求折成被筒。更换被套时要注意做好患者的保暖工作。

（3）更换枕套：一手托起头部，另一手迅速取出枕头，撤下污枕套，换上清洁枕套，拍松枕头后再放回头下。

（4）整理用物：物归原处，使居室环境保持整洁美观，污物应按要求清洁消毒处理。最后洗手。

5.注意事项

（1）患者进餐或做治疗时暂停铺床。

（2）操作中应使用节力原理。

（3）确保患者安全舒适，并要与患者保持沟通交流。

（4）操作时动作要轻稳，减少不必要的翻动，操作过程中要注意保暖。

（5）必要时两人协同铺床，配合默契、注意节力，更换好的床单要平整、紧致。

（6）视患者的病情确定是否使用床档，避免发生意外。

（7）整理过程中应注意患者情况，如有病情变化需及时报告医护人员。

【相关知识链接】

一、空气消毒机使用

（一）设置和使用

（1）接通电源，打开消毒机总电源开关，机器进入待机状态，此时"电源"指示灯亮启。

（2）循环按动控制面板上的"定时"按键，选择需要的消毒时间。可选择1小时、2小时、3小时、4小时，"运行"指示灯亮启。

（3）消毒机运行至预设时间值时将会自动停机。

（4）空气消毒机工作时，患者不需要离开病室。

（二）注意事项

（1）消毒时应关闭门窗。

（2）为保证消毒效果，消毒时间应≥ 120 分钟。

（3）机器周围空气应保持畅通，无物体阻挡。

（4）移动过程中应特别注意，勿使机器受到硬物撞击或倒地。

（5）使用中发现异常需要处理时，应立即关闭机器电源开关并拔出电源插头。

二、移动紫外线消毒使用

（一）设置和使用

（1）插上电源。

（2）打开折叠灯管。

（3）选择消毒时间。

（4）按下开关键。

（二）注意事项

（1）使用紫外线消毒灯时，患者一定要离开病室。

（2）眼睛不可以长时间盯着紫外线消毒灯看。紫外线对人体皮肤黏膜有一定损害，使用紫外线消毒灯时要注意做好防护，眼睛绝对不能直视紫外线光源，否则眼睛会受伤害。

（3）用紫外线消毒灯消毒物品时，将物品摊开或挂起，扩大照射面；消毒病室时，打开柜门、抽屉等，充分暴露，有效距离为 1 米，照射 30 分钟即可。

（4）使用紫外线消毒灯时，应保持环境的清洁，空气中不能有灰尘和水雾等，当室内温度低于 20℃或相对湿度超过 50% 时，应延长照射时间。擦洗地面后要待地面干燥后再行紫外线灯消毒。

（5）使用紫外线消毒灯之后，先通风 30 分钟后再进入房间。

第三节　日常起居照料服务质量规范

患者因疾病或身体状况而导致日常生活起居自我照顾能力减弱，医疗护理员需掌握、提升自身对卧床或生活能力下降患者的照护能力，针对不同情况予以相应的照护，方能保障患者的身体健康，促进机体康复。

【服务内容】

日常起居照料，主要包括如下几方面：

1.晨间护理

协助患者起床（包括检查皮肤受压情况）、梳头、洗脸、洗手、口腔护理（刷牙、漱口）等。

2.日间护理

为卧床患者洗头、擦浴、穿衣；协助患者更换卧位、如厕；根据医护人员的要求，协助患者叩背排痰、功能锻炼、下床活动等。

3.晚间护理

协助患者洗脸、漱口、洗脚或泡脚、二便等，协助患者入睡。

【服务要求】

（一）晨间护理要求

1.床单位

整洁无渣屑，床单无松散，床下无杂物，物品摆放整齐。

2.患者

（1）做到三短九洁：头发短、指甲短、胡须短；头发、颜面、皮肤、眼、耳、口、鼻、指（趾）甲、会阴清洁，无异味。

（2）着患者服，衣着干净、整洁，佩戴手腕带。

（3）皮肤干净整洁；各种管道固定妥当；如有异常及时报告医护人员。

3.环境

室内空气流通，床架及室内无晾晒毛巾衣物，陪护床放置在指定地点，台面整洁，物品摆放整齐，设备有序摆放，地面无水渍。

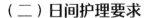

（二）日间护理要求

1.床单位

整洁无异味，物品摆放整齐，设备有序摆放，地面无水渍。

2.患者

（1）正确协助卧床患者洗头、擦浴。操作过程中注意保暖，减少暴露，动作要轻稳、敏捷，用力适当；做到一湿、二皂、三净、四干：先冲水湿手，再打香皂或洗头液双手搓洗，然后清水冲洗干净，最后用毛巾擦干或自然风干；注意患者全身皮肤情况，如有寒战、面色苍白、呼吸急促等情况需及时向医护人员汇报。

（2）正确协助患者穿脱衣。脱衣宜先近后远（有患肢者则先健肢再患肢），穿衣宜先远后近（有患肢者则先患肢再健肢）；注意妥善固定各种管道。

（3）正确协助患者安全如厕。根据患者情况选择如厕方式，选择合适的排便用具如便盆或尿壶、坐便椅等，准备卫生纸，在床边及床上排便时注意防止污染衣被，用屏风遮挡，保护隐私。

①患者在厕所如厕时，厕所门不可上锁。

②如厕时坐稳便器，双手扶稳，如厕后擦拭会阴，或温水冲洗后擦拭干净。

③使用便盆时患者臀部抬高有足够高度，不强取强放，避免大小便污染衣裤，若有污染及时更换。

④避免长时间使用便器，患者床旁如厕时，不能离开患者，注意安全。

⑤观察排泄物的色、量，遵医嘱予正确留取标本、记量。

⑥协助患者取舒适卧位，上好床栏。

（4）在医护指导下，正确实施叩背排痰，协助患者功能锻炼、下床活动等。

①叩背排痰操作时，协助患者坐位或侧卧位，手法正确，叩击时可听见空洞声，患者无疼痛感。

②患者病情稳定，在医护指导下为卧床患者行床上功能锻炼，顺序由大关节至小关节；速度宜缓慢，手法轻柔，循序渐进同时配合按摩。

③可下床患者，宜穿防滑脱鞋及合身舒适衣裤，避免滑倒，保持地面干洁，无障碍物。

④饭后不宜立即运动，运动前做好热身活动，运动后有放松活动。

⑤运动时间宜选择上午输液前及下午输液后。

3.环境

室内空气流通，保持环境宽敞、安静，无障碍物，方便医护人员进出查房、治疗护理，便于患者下床活动、功能锻炼等。

（三）晚间护理要求

1.床单位

物品摆放整齐（水杯、卫生纸等方便患者取用）；上好床栏，床上整洁，床下无杂物，餐桌及输液架归位放置，床尾的摇把手归位，地面无水渍，避免跌倒。

2.患者

正确服用药物，无遗漏，协助患者洗漱，必要时可予睡前温水泡脚、会阴清洁、擦洗背部、按摩头部等，予更换舒适衣被，取舒适体位，上床栏，将呼叫仪及便器放置在易于取用位置。

3.环境

提前室内通风换气，清理污染物品，保持地面整洁干燥；了解患者睡眠习惯，调节室内温度（冬天18~22℃，夏天24~26℃），保持一定湿度（一般为50%~60%），室内安静舒适，窗帘下拉，无悬挂物品、障碍物，方便医护人员进出查房，依患者习惯打开地灯或床头灯。

【相关知识链接】

（一）头部清洁

1.梳头

定期梳头可以去除头皮屑和污垢，减少感染机会，还能按摩头皮，促进头部血液循环。

梳头时动作轻柔，不可强拉硬拽；将头发从中间分成两股，一手握住一股头发，一手持梳子，由发梢向发根梳理。头发打结不易梳理时，予温水湿润头发或30%乙醇湿润后再小心梳理。长发女性患者应予编辫或扎成束，注意不可过紧；梳头后及时清理碎发。

2.洗头

定期洗头以保持头皮清洁，减少感染机会，促进头发生长和代谢，维护患者自尊，增强患者自信。

协助患者洗头，冬天至少每周1次、夏天至少2~5天1次。洗头前备好用物，关闭门窗，室温保持在22~26℃，水温43~45℃，并及时更换及添加热水，注意避免眼睛及耳朵进水。洗头后及时用吹风筒吹干头发，及时更换沾湿的床单、被服，防止着凉。

（二）面部清洁

1.洗脸

协助患者洗脸，去除脸上污垢，保持脸部皮肤清洁，促进皮肤血液循环，保持良好精神面貌，预防皮肤感染。

用温湿毛巾（水温38~42℃）为患者清洗面部，从双眼开始，由内眦向外眦擦拭，再依次擦拭前额、面颊、颈部、耳后、耳廓等处；必要时取适量护肤液涂抹于面部及颈部。注意保持毛巾清洁，及时更换热水。若胡须长，在征求患者同意下，予剃胡须，注意避免刮伤患者。

2.剃胡须

及时协助患者剃胡须，可保持脸部皮肤清洁，保持良好精神面貌。

提前准备好干湿毛巾、温热水、剃须刀，必要时备剃须膏或肥皂沫。协助患者床边坐起或床上半坐位，将干毛巾围在颈部（卧床患者予头偏向一侧，再将干毛巾围在颈部），用湿热毛巾敷于胡须处5分钟；用剃须刀刮净胡子，擦拭口唇部，撤去颈部干毛巾。注意动作轻柔，避免刮伤皮肤；使用刮胡刀时，可涂抹适量剃须膏或肥皂沫，以润滑局部皮肤。

（三）口腔清洁

1.漱口

饭后漱口可清除口腔内部分食物残渣，减少口腔内细菌数量。

常用的漱口液有温开水、淡盐水等；或根据口腔情况，在医护人员指导下予选择不同口腔护理液，准备漱口杯、吸管（必要时）、干毛巾或纸巾、污水杯。

可行走患者，协助到卫生间漱口。漱口时，指导患者将漱口水含在口内，鼓动两腮，利用水力反复冲洗口腔各部位，尽可能清除口腔内食物残渣。卧床患者漱口时，应铺毛巾或纸巾于枕头上，头偏向一侧，用吸管吸取漱口水；可坐起的患者，协助坐起漱口；漱口后取舒适体位并整理床单位，清理污水。

2.刷牙

保持口腔清洁无感染，去除口腔内残留物和异味，促进患者食欲，增加患者舒服度，减少口腔感染及相关疾病。

选择软毛、外形较小、表面平滑的牙刷，准备漱口杯、牙膏、污水杯（必要时）、漱口水（注意水温）、纸巾等。正确刷牙方法：上下竖刷，即沿牙齿纵向刷，牙齿的内、外、咬合面都应刷到，刷完牙齿后，再刷舌面。对于牙齿脱落的患者，应用牙刷刷洗、按摩牙龈、牙槽、舌面，协助患者用清水漱口。

行动不便、清醒患者，协助坐起刷牙；能够行走患者，协助到卫生间刷牙，注意保持地面干燥防滑倒；对卧床无法坐起或不清醒无法刷牙的患者，在医护人员指导下予行口腔护理。保持口腔无异味，无痰痂。

3.假牙（义齿）清洁

清洁口腔，正确使用和保护假牙。

协助患者饭后或睡前取下假牙（先取上腭部再取下腭部），温水漱口；在流动水下用软毛牙刷刷洗假牙各面，冷水冲净后放入凉开水中浸泡，饭前或次日早晨再装上。暂时不用的假牙可浸泡在盛有清水的容器中，每天换水一次；严禁将假牙放在热水或有乙醇的液体中，防止变形和腐蚀；如发现假

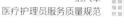

牙有松动、脱落、破裂、折断等情况，应提醒患者并妥善保存。

（四）手浴清洁

手浴清洁可促进患者手部清洁、舒适，促进全身血液循环，提高舒适度。

准备脸盆、毛巾、温水（水温40~45℃）、清洗液、润肤品（必要时）、指甲钳、一次性治疗巾或防水垫等。

卧床患者予取仰卧位，能坐起患者予半坐卧位，肩下垫软枕，铺防水垫或一次性尿垫，取少量温水予患者试温防烫伤，将水盆放于防水垫上，协助患者双手放置盆中浸泡3~5分钟，用小毛巾蘸肥皂擦洗，后用温水冲洗，注意指间、指甲和皮肤皱褶处清洁。洗后擦干、撤去水盆，必要时修剪指甲、涂护手霜。取舒适体位，整理床单位。

（五）会阴清洁

会阴清洁可去除会阴部异味，促进患者舒适感，保持会阴清洁干燥，可预防和减少生殖系统、泌尿系统感染的机会。

准备脸盆或水壶、毛巾、浴巾（必要时）、温水或专用冲洗液（温度40~45℃）、便器、一次性尿垫、屏风等。

关闭门窗，注意遮挡及保暖，予脱对侧裤腿盖在近侧腿上，必要时予盖上浴巾。患者取仰卧屈膝位，双腿略外展，露出外阴，垫尿垫。

1.擦洗法

将毛巾用温水浸湿，拧至半干擦拭会阴部，女性按照由上至下、由内到外的顺序，从会阴部上部向下至肛门部擦拭干净；对于男性患者，一手提起阴茎，一手取毛巾，从上到下、环行擦洗龟头、包皮、阴茎和阴囊，并将包皮复位。撤去一次性尿垫，穿上裤子，整理床单位。注意皮肤皱褶（腹股沟等）处予翻开清洗，注意观察会阴皮肤情况。

2.冲洗法

将便器置于患者臀下，对于无法配合的患者，先协助其侧卧，放置便器后，一手扶住便器，另一手帮助患者恢复平卧位，或两人协力抬起臀部放置便器；一手持水壶，一手拿毛巾边冲洗边擦拭会阴部。顺序同擦拭法。

3.留置尿管患者护理

每日1~2次用温水或专用消毒液清洗尿道口（男性包括龟头、包皮）及尿管，保持管口无分泌物；擦洗时动作轻柔，避免牵拉尿管，尿袋宜低于耻骨联合处，保持尿管通畅，勿扭曲受压，注意观察尿液的色、量，病情允许情况下鼓励患者多饮水；长期留置尿管患者，采用间歇性夹闭方式训练膀胱功能，根据患者情况每3~4小时开放1次。

4.其他情况护理

（1）便秘患者使用开塞露通便时，取左侧屈膝位，暴露肛门，臀下垫一次性尿垫，准备便盆在床旁；去除开塞露顶端帽盖，先挤出少量润滑开口处，捏住开塞露圆底座，将颈部轻轻全部插入肛门，挤入全部药液，取出开塞露弃去，嘱患者保留5~10分钟后排便。注意动作轻柔勿损伤肛门。

（2）腹泻患者每次排便后，用温水清洗肛周皮肤，动作轻柔，注意皮肤褶皱处清洗，洗后用干燥软毛巾轻拭吸干水迹，必要时在医护人员的指导下，涂抹皮肤保护剂以保护肛周皮肤。

（六）足浴清洁

足浴清洁能促进患者双足清洁、保暖、舒适，促进全身血液循环，改善睡眠情况。

准备足盆、毛巾、温水（水温38~42℃）、清洗液、一次性治疗巾或防水垫等，必要时准备润肤品、指甲钳等。

1.普通患者

协助能下床患者坐椅子上，卧床患者予取仰卧位，适当抬高床头，床上铺大毛巾或防水垫，足下平整处放置足盆，使用毛巾清洗，注意脚缝清洁；洗后擦干、撤去足盆，取舒适体位，整理床单位。

2.糖尿病患者

每天用低于40℃的温水洗脚，浸泡时间不宜过长，洗净后用毛巾轻轻擦干脚趾间，检查有无皮肤皲裂、水疱、小伤口、红肿等，必要时可适量涂抹润肤膏（但不能涂在脚趾间）；选择合适的厚软、透气的鞋袜，每次穿鞋前检查鞋子里是否有异物，是否有磨脚的破损处。天气寒冷时，慎用热水袋和取暖器。

足浴时水位不低于足盆1/2处，不高于足盆的2/3处，用少量温水给患者感受水温，防止烫伤；足浴时注意趾间、趾甲、脚跟、脚底和皮肤皱褶处清洁，适当进行按摩；必要时修剪指甲、涂护肤霜，冬天穿好袜子；足浴后及时补充水分。

（七）淋浴

淋浴可去除皮肤污垢，保持皮肤清洁，促进身体舒适和全身血液循环，预防感染。

准备干净衣裤、拖鞋、毛巾、沐浴露、浴巾等物品。

关闭门窗，不拴门，做好保暖及防跌措施（使用防滑垫或冲凉凳），调节室温、水温40~45℃，协助患者二便、更换拖鞋、脱衣后坐于洗浴凳上，水温稳定后方可脱衣物进行洗浴；协助行动不便患者擦洗后背、双足等，淋浴后尽快擦干身体，穿好衣裤，必要时吹干头发，协助患者上床休息。

淋浴时注意保暖防着凉；在浴室外等待患者或室内协助患者，必要时予擦爽身粉后穿衣服；注意洗浴时长，定时询问，如患者出现不适症状，应立即停止洗浴；洗浴之后及时给患者饮水补充水分。

（八）床上擦浴

协助生活自理能力下降、卧床患者擦拭全身皮肤，保持皮肤清洁，预防压疮。

准备治疗巾、大毛巾、小毛巾、脸盆、水桶2个（一个内盛温水、另一个接盛污水）、清洁衣裤、被服、便盆及一次性尿垫、肥皂或沐浴液、屏风等，必要时准备皮肤保护剂。

关闭门窗，室温保持在22~26℃，水温50~52℃；注意保护隐私，勿弄湿衣被，及时更换或添加热水，避免着凉；对皮肤易压红的地方，在擦洗完毕后，用皮肤保护剂进行局部按摩，防止压疮；擦浴过程中，注意观察患者情况，若出现面色苍白、发冷等不适，应立即停止擦洗，给予保暖，必要时报告医护人员观察处理。

（九）更衣（穿、脱衣服）

患者因疾病导致肢体活动受限，协助患者更换衣裤，保持衣服清洁，使患者舒适。

调节室内温度22~26℃，关闭门窗，注意保护患者隐私，禁止长时间裸露。穿衣服时，先穿患肢再穿健肢；脱衣服时，先脱健肢再脱患肢，动作轻柔，不可强拉硬拽。注意换下的污衣裤不可随手扔在地上。

1.卧床患者更换上衣

予解开上衣，翻身侧卧（或健侧卧位），脱下近侧（或患侧肢体）衣袖平整塞入背下至另一侧，穿上近侧（或患侧肢体）上衣，平整塞入背部，再协助患者平卧后略向另一侧侧卧，脱下另一侧（或健侧肢体）污衣，拉出干净衣服，协助穿上，整理衣服及床单位。

2.卧床患者更换裤子

予解开裤子，嘱咐或协助抬高臀部，将裤子脱到臀下，再下拉裤管脱掉裤子；穿裤子时，一手从远侧（或患侧肢体）裤管下方将该侧裤管套在手臂上，轻握患者远侧（或患侧肢体）小腿，另一只手拉住裤管向患者大腿方向轻轻拉去；然后再从近侧（或健侧肢体）裤管下方将该侧裤管也套在手臂上，同法套上另一侧裤管。最后将两侧裤管一起拉近患者臀部；协助患者抬高臀部，将裤子拉至腰部，扣好，取舒适卧位，并整理床单位。

（十）更换卧位护理

长期卧床患者，因局部组织持续受压、呼吸道分泌物不易咳出，易出现压疮、坠积性肺炎、便秘、肌肉萎缩等情况，予患者定时更换卧位，可以预防并发症的发生。

准备软枕数个，必要时准备三角翻身枕，调节室内温度适宜、关闭门窗、注意保暖。

1.协助患者翻身侧卧

（1）单人协助患者翻身：操作时站在患者的一侧，将枕头移向近侧，将对侧的床栏拉上，以免翻身过程中坠床。一手托住患者肩颈部，另一手托住腰部，将患者上半身向近侧移动；然后一手托住患者臀部，另一手托住大腿，将患者下半身向近侧移动。一手扶肩，另一手扶膝，轻轻将患者推向对侧侧卧，按需拉起或放下床栏。

（2）双人协助患者翻身：站在患者的同侧，将枕头移向近侧，将对侧的床栏拉上，以免翻身过程中坠床。一人托住患者的肩颈部和腰部，另一人托住患者的臀部及大腿部，两人一起用力，将患者抬起向近侧床边移动。两人分别托扶患者的肩、腰、臀和膝，轻轻将患者推向对侧侧卧，按需拉起或放下床栏。

2.协助患者移向床头

（1）单人协助患者移向床头：根据患者的情况放平靠背架，将枕头横立于床头。一手托肩，另一手托臀，在抬起患者的同时嘱咐其双手握住床栏；如情况允许，嘱患者仰卧位，双手握住床头栏杆，双腿屈膝，双脚蹬床面移向床头。将枕头撤去，支起靠背架。

（2）双人协助患者移向床头：两人站在床两侧，交叉托住患者的颈肩部和臀部，嘱咐患者双脚用力蹬床面，趁势将患者抬起，移向床头；或两人同侧，一人托住颈、肩部及腰部，另一人托住臀部及腘窝，同时抬起患者移向床头。

3.协助患者仰卧位水平移动

协助患者枕头移向近侧，双手交叉放于胸腹部，操作者一手放在患者肩及腰部，使患者上半身移向床中央。再用双手放在患者腰及大腿部，把腰移向床中央，最后再移动下肢。

4.良肢位摆放

良肢位（良姿位）又称抗痉挛体位，是防止和对抗痉挛、保护关节而摆放的一种体位。协助偏瘫患者、长期卧床患者摆放良肢位和变换体位，可预防并发症的发生，有利功能恢复。

（1）仰卧位：患侧肢体肩胛和上肢放在枕头上，外展呈45°，肘、腕、指关节尽量伸直，掌心向下；手指伸展略分开，拇指外展。患侧下肢在腰和髋部下垫软枕，膝下可垫一小枕，踝关节背曲，足尖向上，防止下垂，患侧足底不要接触任何东西。

（2）患侧卧位：躯干略后仰，背后放枕头固定。患侧上肢和躯干呈90°，肘关节尽量伸直，手掌向上，手指伸开；患侧下肢关节略弯曲，髋关节伸展。健侧上肢放在身上或枕头上，健侧下肢保持踏步姿势，放在枕头上，膝关节和踝关节略弯曲。

（3）健侧卧位：患侧上肢放在枕头上，肩向前伸，肘及腕关节均保持自然伸展位；患侧下肢膝关节、髋关节略弯曲，下肢放枕头上，避免足内翻。注意避免患侧上肢长时间处于手心向下的位置。

（4）床上坐位：上身直立，患侧前臂和手用软枕支撑，手指自然伸展，避免过度屈曲。对坐姿稳定性差的患者躯干前屈力很大时，双肘下垫枕头，防止肘部皮肤受压。

（5）椅坐位：髋、膝、踝三关节保持90°，小腿垂直下垂，双足底着地。

（6）轮椅坐位：保持躯干直立，躯干尽量靠近轮椅靠背。可将上肢安置在轮椅餐桌板上进食及其他简单的作业活动。

更换卧位时，注意避免动作粗鲁，不可拖拉，以免擦破皮肤；注意应用节力原则；不要使用过高的枕头，头部不要有明显的左右偏斜，可以稍偏向病侧；骶尾部、足跟和外踝等位置易发生压力性损伤，应尽量缩短仰卧位时间；必要时协助患者拍背、按摩受压部位皮肤，并询问患者感受；如卧床患者有导尿管、输液装置等，必须先妥善安置，防止管道脱落；避免被子太重压迫偏瘫足部造成足尖外旋，足底不垫任何物品；必要时可将盖被折叠至床尾或一侧。

（十一）排泄用品的使用

当患者因年老、疾病导致身体虚弱或肢体功能障碍时，不能自行使用便器或上厕所，勉强为之可能会有跌倒风险、或导致病情加重。因此，给患者提供合适的排泄用品，协助患者解决生理需求，是一项重要的工作。

1.尿壶（小便器）使用

使用前先检查尿壶边缘是否光滑无裂缝，调节室温，注意使用屏风保护隐私。

卧床患者需先垫好中单，患者取平卧位（男性患者可取侧卧位），脱裤子至膝部，暴露会阴，男性将阴茎放入尿壶口内，女性将尿壶口紧贴阴阜，注意下缘贴紧会阴，防尿液外渗。便后予清洁会阴，取出尿壶，协助患者整理衣裤及床单位后，再行倾倒，观察小便性状、颜色、量等情况，必要时留取标本送检。

辅助能起床的男性患者使用尿壶时，先协助患者床边坐起半分钟，再搀扶患者床边站立，站于患者一侧，一手扶住患者腋下或腰部，一手协助患者将裤子脱至大腿中部，将阴茎放入尿壶口内，便后予清洁会阴，取出尿壶，整理衣裤，扶患者床边坐稳、或取舒适卧位后，再行倾倒。

2.便盆使用

使用新便盆时，应先检查便盆边缘是否光滑无裂缝，并于盆内先放少量清水或垫一张纸巾，注意使用屏风保护隐私。

垫好中单，患者屈曲双腿，抬高臀部做拱桥状，再将便盆放于臀下；裤子拉至便盆外，注意隐私及保暖；便后协助抬高腰骶部取出便盆，及时用卫生纸清洁会阴（女性患者从上往下擦），整理衣裤，如有污染及时更换；观察二便性状、颜色、量等情况，必要时留取标本送检，取出便盆后注意遮盖，协助患者整理衣裤及床单位后，再行倾倒。

3.坐便椅使用

使用前将坐便椅打开，牢固置于厕所或床边，注意使用屏风保护隐私。协助患者到坐便椅前，患者双腿能碰到坐便椅方可坐下；便后及时用卫生纸清洁会阴（女性患者从上往下擦），整理衣裤；扶患者站起来适应半分钟，再将患者扶回床上休息，摆好安全体位，再收坐便椅。

4.纸尿裤使用

提前了解患者二便情况，准备水盆、毛巾、温水（水温40~45℃）、纸尿裤、卫生纸或湿巾、便盆（必要时），上好床栏，注意使用屏风保护隐私。

患者取平卧位，解开纸尿裤粘扣，将前片从两腿间后撤，协助患者侧卧位，将污染纸尿裤内面对折于臀下，取温水湿润毛巾擦拭会阴部及皮肤褶皱处；取干净纸尿裤的下片（紧贴皮肤面朝内）平铺于患者臀下，协助患者翻身平卧位，从一侧撤下污染纸尿裤放入污物桶，并拉平身下干净纸尿裤，从两侧间向上兜起纸尿裤前片，后片粘口粘贴于纸尿裤前片粘贴区。整理纸尿裤大腿内侧边缘至服帖，整理背部衣裤及床单尿垫等。

注意选择适宜尺寸的纸尿裤；更换纸尿裤时，将纸尿裤大腿内外侧边缘展平，防止侧漏；每次更换或排便后应使用温热毛巾擦拭或清洗会阴部，保持局部清洁干燥，观察皮肤情况；污染衣物及床单及时更换。

（十二）排痰护理

拍背排痰也称叩击排痰法，协助神清、尚能咳嗽的患者通过有效咳嗽反射，排出呼吸道内异物、分泌物等，以清洁、保护呼吸道，预防呼吸道感染。适用于肺炎、痰多的患者、老年人、意识模糊的患者、咳嗽无力的患者。陪同人员应在医护人员指导下进行排痰护理。

操作时协助患者坐位或侧卧位，双手抱膝或在胸前和膝盖上放一枕头，并用两肋夹紧。操作者单手或两手手指并拢，手背隆起手指关节微屈，呈120°，指腹与大小鱼际着落，利用腕关节用力，用中等且患者能承受为宜的力量，由下至上，由两侧到中央，有节律地叩击患者背部，持续5~10分钟，手掌根部离开背部3~5厘米，手指尖部离开背部10~15厘米为宜。可单手拍背，也可双手交替叩击。频率要快100~200次/分钟，每次10~15分钟；同时指导患者深呼吸后，身体略向前倾，腹肌用力收缩、在深吸气后屏气3~5秒进行咳嗽排痰，重复数次。

拍背排痰叩击时可听见空洞声，患者无疼痛感觉为正常，宜饭前30分或饭后2小时进行，每天3~4次，痰多患者可增加次数；拍背力量应均匀，不可在裸露皮肤、肋骨上下、肩胛骨、脊柱等部位拍背叩击，最好在雾化吸入后进行，排痰效果更好；有伤口的患者咳嗽排痰时，宜用枕头或双手压在伤口处，避免伤口裂开或增加疼痛。

（十三）活动辅助工具的应用

患者因年老或病情等影响，导致其活动稳定度下降，无法承担自身全部重量，此时可借助辅助工具，以减少身体承重，减缓疾病发展，保证患者安全。

1.轮椅使用

适用于不能行走但能坐起的患者。使用前检查轮椅是否完好，备好约束带。将轮椅推至床边，椅背与床尾平齐，面向床头，拉起车闸，翻起脚踏板。扶助患者床边坐起，穿袜、穿鞋、站立，患者双手置于操作者肩上，操作者双手环抱患者腰部，协助患者转身、背对轮椅，患者双手扶稳轮椅把手，后退坐于轮椅上，调整舒适坐位，放下脚踏板，将患者脚置于脚踏板上；观察患者无不适，方可放松车闸开始推动。扶患者下轮椅时，同样需要拉起车闸，翻起脚踏板。如无车闸，则护士站在轮椅后面固定防止前倾。

推轮椅时，注意双手用力均匀、平稳，避免颠簸，嘱患者手扶轮椅扶手，尽量靠后坐，勿向前倾或自行下车，常规使用约束带以免跌倒；推轮椅下坡时速度要慢，调转轮椅方向，倒退下行，患者的头及背应向后靠并抓稳扶手，以免发生意外；进出门或遇到障碍物时，勿用轮椅撞门或障碍物；出电梯时，应推车者在前，轮椅在后。天气寒冷时注意保暖，将毛毯直铺在轮椅上，并注意患者颈部及身体两侧保暖。注意观察病情：如患者有下肢浮肿、溃疡或关节疼痛，可将脚踏板抬起，垫以软枕。定期检查轮椅的功能、加润滑油，保持完好备用。

2.助行器使用（拐杖/助行器）

助行器包括助行杖和步行器（分固定型、前方有轮型、代步车、腋窝支持型），助行杖又分为手杖（用于手握力好、上肢支撑力强患者）、前臂支撑拐（手的位置和支柱的长度可以调节）及腋拐（可靠稳定，用于截瘫或外伤严重患者）。

使用前检查辅助器具各部位是否牢固，有无毛边、尖锐突出部位等。协助起床做好三个半分钟，即睁眼"半分钟"、坐起来"半分钟"、床沿垂腿"半分钟"后，再帮助患者穿鞋袜，避免穿拖鞋或高跟鞋，行走前先站稳。

（1）助行器：确定助行器平稳，调整适宜的助行器高度，才往前跨步，步伐不宜太大，步伐以到助行器的一半为宜，太过向前容易导致重心不稳；眼睛向前看不要向下看，避免在地面潮湿、光线不足及有障碍物处行走，以免滑倒或绊倒。使用助行器锻炼时，时间不宜过长，以免造成肌肉僵硬和关节挛缩。

（2）拐杖使用常用步态：

①四点步态：右拐杖→左脚→左拐杖→右脚。

②二点步态：右拐杖与左脚→左拐杖与右脚。

③三点步态：患肢与两支拐杖→健肢。

④摇摆步态：以健侧腿承担身体重量→拐杖举出→身体摇摆至拐杖处。

⑤下楼梯方法：两支拐杖先下→患肢下楼梯→健肢下楼。

⑥上楼梯方法：健肢先上→两支拐杖与患肢同时上。

3.平车使用

检查平车性能，并确保护栏完好牢固，刹车制动正常。根据患者情况选择合适的搬运方法。使用过程中注意行进匀速，上好护栏；上下坡时患者头部应在高处一端，以免引起不适；进入电梯时应倒退进入；烦躁不安或不合作者应使用约束用具，注意安全；颅脑损伤、颌面部外伤及昏迷患者，应注意头偏向一侧。

（1）挪动法：适用于能在床上活动的患者。

平车移至病床边平行放置，推车者抵住平车，锁住刹车，协助患者挪动，依次挪上半身、臀部、下肢（回床时相反），待患者整体躺好于平车时，上好两侧护栏，松开刹车，告知患者开始行进。

（2）一人搬运法：适用于上肢活动自如，体重较轻的患者。

平车置床尾，平车头端与病床尾呈钝角，车闸制动，协助患者屈膝，搬运者一手自患者腋下伸入至对侧肩部，另一手伸至对侧大腿下，屈曲手指，患者双臂交叉依附于搬运者颈部，将患者抱起放于平车。

（3）二人搬运法：适用于不能活动，体重较重的患者。

平车放置同上，甲乙同侧，患者平卧，双手交叉于胸前或腹部，甲一手臂托住患者颈肩部，另一手托住患者腰部。乙一手臂托住患者臀部，另一手臂托住患者腘窝，同时抬起患者放于平车，余同上。

（4）三人搬运法：适用于不能活动，体重超重的患者。

甲托住患者头和颈肩部，乙托住患者背部和臀部，丙托住患者腘窝和小腿，余同二人搬运法。

（5）四人搬运法：适用于颈椎、腰椎骨折和病情较重的患者。

平车与病床平行放置，紧靠床边，在患者身下铺中单或大单，2人分别站在患者床头和床尾，并分别托住患者的头肩部和两腿，另外2人分别站于平车及病床的两侧，抓起中单四角，一人喊口令，4人同时合力将患者抬起，轻放于平车上。

（十四）协助患者锻炼

协助患者养成健康的生活习惯，增加日常身体活动、打破久坐行为、减少静坐静卧，坚持适宜的运动锻炼，可以提高身体抵抗力，增加活动耐力，有助于疾病康复。

1.卧床患者床上功能锻炼

1）瘫痪在床不能活动的患者

协助进行床上被动功能锻炼：各关节（上肢：肩肘腕指各关节；下肢：髋膝踝趾各关节）、各方向（前后左右上下），活动顺序由大关节至小关节；运动幅度（内旋、外展、屈、伸、上举、下压、搭桥、足泵）从小到大，各关节方向运动3~5遍，每日1~2次，速度宜缓慢，手法轻柔，循序渐进同时配合按摩进行。同时加强呼吸功能锻炼，指导患者应用腹式呼吸训练、抗阻呼吸训练如缩唇呼气法等。

（1）腹式呼吸：最常见的呼吸方法，适合广大群众及患者。指导患者放松，用鼻吸气用口呼气。缓慢吸气，做深而慢的腹式呼吸3~5次（吸气时横膈膜下降，肚子膨胀，呼气时腹部自然内收，一呼一吸掌握在15秒左右）；在深吸气末，屏气3~5秒，身体前倾，然后爆破性咳嗽2~3次，帮助分泌物或痰液咳出。

（2）缩唇呼吸：适用于重度COPD患者，指导患者在嘴唇半闭（缩唇）时呼气，类似于吹口哨的嘴型。缩唇呼吸包括小量吸气、长时缩唇呼气，可避免气道塌陷而帮助控制呼气。

2）部分肢体能自主活动的卧床患者

鼓励患者积极活动，床上做操（摇高床头行坐式八段锦等活动），手关节操（用力握拳和充分伸展手指、上肢伸缩抬举等活动），足关节操（踝用力背屈，足趾伸展、下肢踩单车等活动），经常保持手的精细动作和训练，如书写、用筷子进餐等动作。

2.患者下床活动

在病情允许下床的情况下，鼓励患者进行运动锻炼。根据环境与病情选择合适的运动种类。协助患者坐床边深呼吸，活动下肢放松肌肉，再扶行下床。对有患侧肢体的患者，应逐步指导患者进行锻炼。

（1）患侧下肢迈步：患者用健腿站立，一手扶稳患者胯部，防止患者患侧臀部向后、向上抬起，另一手帮助患侧脚先向后迈一小步，帮助患者将患侧脚再向前摆一小步，练习迈步。

（2）侧方辅助行走：站在患者患侧，一手握住患者的患手，使其掌心向前，另一手放在患者的胸前，帮助患者缓慢行走，并注意纠正异常姿势。

（3）后方辅助行走：站在患者的身后，扶稳患者的胯部，帮助患者平稳行走。

（4）上下台阶：提高患者平衡、重心转移、行走的能力。上台阶时，健侧下肢先上。患者用健手持手杖，先将手杖置于上一台阶，支撑身体。健侧下肢先登上级台阶，然后重心前移，由健肢支撑身体。患侧下肢跟随登上级台阶。下台阶时，患侧下肢先下。

患者衣物以纯棉、吸汗、体感舒适为宜，出汗及时更换衣物，冬季锻炼不适宜穿过多衣服，不利于散热；锻炼的动作要由易到难、由简到繁、由慢到快，时间要逐渐增加；每次运动时要注意动静结合，每次锻炼半个小时左右；运动锻炼后，如果运动时感到发热、微微汗出，运动后感到轻松、舒畅、食欲及睡眠均好，说明运动量适当，效果良好。

3.糖尿病患者活动

糖尿病患者坚持适宜的运动锻炼，可以控制血糖，增强体质。患者运动时应遵循以下几个原则：

（1）在医护人员指导下进行，运动前进行病情及运动能力评估。

（2）每周至少150分钟（如每周运动5天、每次30分钟）中等强度（50%~70%最大心率，运动时有点费力，心跳和呼吸加快但不急促）的有氧运动。

（3）如医护人员评估无禁忌证，每周最好进行2~3次抗阻运动（两次锻炼间隔≥48小时），锻炼肌肉力量和耐力，如弹力带拉伸运动。

（4）运动前后要监测血糖，运动时携带糖类食物，避免剧烈运动，以免发生低血糖。

（5）预防足部损伤，穿有弹性、底稍厚、鞋帮不软不硬的鞋，如运动鞋，要经常检查鞋中是否有异物，及时清理以防受到伤害。

第四节　医疗照护服务质量规范

　　患者是医疗护理员的服务对象，无论老人还是小儿，无论手术患者还是保守治疗患者，他们的共同特点是身心正在受到疾病的伤害。因此，服务过程中，除了满足患者日常的饮食照料、卫生清理、日常起居照料外，还需要同步参与部分医疗照护工作。这就需要医疗护理员充分掌握患者的情况，以利服务过程的顺利进行。

【服务内容】

　　进行医疗照护，如观察患者异常情况、协助用药、协助收集二便标本及陪同检查等，并能进行服务记录，使得医护人员更好地掌握和分析患者一般情况。

【服务要求】

　　（1）了解患者护理的常识和内外科患者护理的要点，能够观察并发现患者的异常情况，并及时通知医护人员。

　　（2）按照医护人员的要求，协助患者按时服药。

　　（3）了解药品滴注的基本常识，根据药品滴注的进展情况，及时与医护人员取得联系。

　　（4）熟悉收集二便标本的方法，根据医护人员的要求协助患者正确收集二便标本。

　　（5）陪同患者做好医疗检查。

【患者健康评估相关知识链接】

1.患者躯体项目评估

　　（1）健康状况：患者既往的健康状况，包括既往疾病、食物、药物等过敏史，参与日常生活活动和社会活动的能力；患者目前的健康状况，是指目前有无头痛、胸闷、气急、疼痛等不适；疾病发生后，其主要症状有无加重等情况。

（2）营养状态：通过患者的体型（胖瘦）了解其营养状况，向家属及患者本人了解患者的饮食习惯、饮食喜好。

（3）生命体征：可协助护士用体温计测量患者的体温，能观察呼吸的形态、节律以及有无呼吸困难，如有异常，及时汇报医护人员。

（4）智力、意识状态：作为患者身边的陪伴者之一，可以通过与患者或家属的交谈，评估患者的意识及智力状况，神志清或不清，能准确对答或不能准确对答。

（5）体位、步态：疾病常可使体位发生改变，如心、肺功能不全的老年患者可出现强迫坐位。步态的类型对疾病诊断有一定帮助，如慌张步态见于帕金森病、醉酒步态见于小脑病变。通过观察有无变化，及时汇报医护人员。

（6）皮肤：评估的内容包括患者皮肤的颜色、温度、湿度、皮肤的完整性与特殊感觉。卧床不起的患者应重点检查易发生破损的部位，观察有无压疮发生。

2.患者功能状态评估

功能状态主要是指患者处理日常生活的能力，其完好与否影响着患者的生活质量。这是优质陪护的良好开端，对维持和促进患者独立生活能力、提高其生活质量，具有重要的指导作用。

患者的功能状态受年龄、视力、躯体疾病、运动功能、情绪等因素的影响，评估时要结合其机体健康、心理健康及社会健康状态进行全面衡量和考虑。

日常生活能力是患者最基本的自理能力，是患者自我照顾、日常生活的能力，如衣（穿脱衣、鞋、帽，修饰打扮）、食（进餐）、行（行走、变换体位、上下楼）、个人卫生（洗漱、沐浴、如厕、控制大小便）。这一层次的功能受限，将影响患者基本生活需要的满足。通过评估，可以了解患者的功能状态，并及时反馈护士。

3.患者心理健康和社会状况评估

一旦生病入院，在应对各种事件的过程中，患者常有一些特殊的心理活动，表现出特有的个性心理。患者的心理健康状况直接影响其躯体健康和社会功能状态，如能够观察和发现患者出现异常的心理动态，并及时与家属和医护人员沟通，便能进一步给予干预。

【药物相关知识链接】

一、口服药服用常识

口服给药是最常用的给药方法，具有方便、经济、安全的特点。药物口服后经胃肠道黏膜吸收进入血液循环，从而发挥局部或全身的治疗作用。但不适用于意识不清、急救、频繁呕吐等患者。

（一）用药基本常识

（1）妥善保管好药物的包装及说明书，以免发生服用方法或服用剂量的错误。

（2）中药与西药应错开时间服用，两者间至少错开1~2小时。

（3）用药期间切勿因症状减轻而私自中断服药，需要停药、更换药物或减少药量时，应遵从医师的指导。

（4）不同的药物不要在同一包装或容器内储存，避免使药物作用受到影响或变质。

（5）药物由瓶内取出后，应避免再倒回去，以免污染整瓶药物及加速变质。

（6）口服药应使用白开水送药，不要以果汁、茶水、牛奶、咖啡、可乐等送服药，以免影响药物疗效。

（7）协助服药时，应让患者保持上身直立，便于吞咽。

（8）遵守用药时间，按时服药。

（9）服用药物后应注意观察患者用药后的反应，若出现异常立即报告医务人员。

（二）正确的给药方法

（1）给药前应清洁双手。

（2）拿取药物时，将药瓶或药盒的标签朝向自己，以便看清药物名称、浓度和剂量等内容。

（3）对某些特殊的患者，应将药物放入研钵内彻底碾碎后再给药。例如严重食管静脉曲张的患者、鼻饲的患者等。

（4）协助患者采取坐、立位；倒温开水或使用饮水管，协助患者服药。

（5）服药后，协助患者取舒适体位，便于休息。

（6）应注意观察患者服药后的反应，若有异常，及时与医师联系。

（7）根据药物的特性，合理掌握服用方法：

1）危重患者应喂药，不可强行灌药，以免造成呛咳、吸入性肺炎甚至窒息。鼻饲患者应将药粉用水溶解后，从胃管注入，再以少量温开水冲胃管。

2）健胃药、增进食欲的药物，宜在饭前服用。

3）助消化药、刺激性药，宜在饭后服用。

4）止咳糖浆可覆盖在咽部黏膜表面，以减轻炎症对黏膜的刺激，服药后不宜立即饮水；若同时服用多种药物，应最后服用止咳糖浆。

5）磺胺类药物服用后宜多饮水，以免因尿少析出结晶，导致肾小管堵塞。

6）对牙齿有腐蚀作用或使牙齿染色的药物，如酸剂或铁剂，用饮水管吸服，避免与牙齿直接接触，服药后及时漱口。

7）缓释药、胶囊类药物不可咬破，应直接吞服，以免药物受胃酸破坏或刺激胃黏膜。

8）喉片、含片需在口内含化，不要直接咽下。

9）氢氧化铝片应嚼碎后咽下，以便在胃中形成保护膜，保护胃壁溃疡不受胃内容物的刺激。酵母片应嚼碎咽下，以利吸收。

10）服用发汗药物后要多饮水，以增加疗效。

二、注射药物应用的照护常识

注射给药的特点是吸收迅速完全、疗效快。对胃肠道吸收差或在胃肠道不稳定的药物（如胰岛素等）适用，对因危急、昏迷不能口服的患者适用。注射给药的方式包括：静脉给药、肌内注射、皮下注射、皮内注射。当患者的病情需要进行注射治疗时，应关注并掌握与注射治疗相关的基本知识。

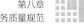

1.静脉给药

包括静脉注射和静脉滴注。适用于输液、输血、静脉营养、采集血标本等。静脉注射的药物在血浆和组织中迅速达到高浓度易产生不良反应，因此应注意加强观察与护理。基本照护措施有如下几点。

（1）在医务人员进行注射前应协助患者排便与排尿，以减少静脉滴注中的活动次数。静脉滴注中随时听取患者的不适主诉，如果发现注射部位出现肿胀、疼痛等情况，及时向医护人员汇报。

（2）静脉滴注给药的速度必须严格控制，医疗护理员不得随意调节。如果发现滴速过快、过慢或液滴停止，及时寻求医护人员的帮助。

（3）静脉注射后应观察治疗效果，如有异常及时与医护人员联系。

2.肌内注射

药液注入肌肉组织后，可通过毛细血管壁进入血液循环，作用于全身。它适用于药物不宜口服和静脉注射的情况，以及注射刺激性较强或药量较大的药物。其照护措施有如下几点。

（1）护士行肌内注射操作时，医疗护理员应协助患者保持局部与肢体不动，以防针头折断。

（2）长期进行肌内注射者，若出现局部硬结，可采用热敷、理疗或外敷活血化瘀的中药，如金黄散等。

（3）肌内注射的部位如有硬结、瘢痕、疖肿、破溃等，可提醒护士。

（4）观察治疗的效果，出现异常及时与医师联系。

3.皮下注射

是将少量药液或生物制剂注入皮下的注射技术。皮下注射给药吸收缓慢而较为恒定。适用预防接种、局部麻醉及不宜口服给药。皮下注射照护措施有如下几点。

（1）经常进行皮下注射的患者，应注意更换注射部位，以保证药物的有效吸收。

（2）注射后应注意观察有无用药不良反应，如皮下注射抗凝药物后应观察局部皮肤有无出血现象等。

（3）注射部位的皮肤应保持清洁、干燥。

■ 三、常见外用药的使用

（一）外用药物的使用方法

1.皮肤用药

（1）湿敷剂用法：常用湿敷剂有2%硼酸溶液、0.02%呋喃西林溶液等，护士进行湿敷操作后，陪同人员需要协助观察局部的敷料有无松脱或者水分蒸发后造成干燥，并及时告知医护人员。

（2）粉剂用法：用粉扑或棉花蘸取药粉，均匀地散布于皮肤表面，一般每日数次。

（3）洗剂用法：用前须先摇匀，然后用棉花或纱布蘸药液涂于局部，一日1~2次。

2.耳鼻用药

（1）鼻喷剂：先将鼻腔擦干净，并在使用前后将喷头清理干净（可用卫生纸拭净）。

气压式喷雾剂：将喷头放入一侧鼻孔中，捏住另一侧鼻孔，挤压药瓶按钮将药物压出，同时用鼻吸入，再由口呼气。

挤压式喷雾剂：将药剂出口放入一侧鼻孔中，迅速稳定地挤压药瓶按钮，将药物压出并迅速用鼻吸入。

（2）鼻滴入剂：先将鼻腔擤干净。将药品滴入鼻孔中，仰卧2分钟，并慢慢转动头部。使用后将滴管用清水冲洗后再放回瓶内。注意药品勿与他人共享。

（3）点耳剂：避免滴管碰触耳朵或任何表面。患者侧躺，患耳在上。吸取药液后，缓缓挤压药液使之流入耳道内（滴管不可插入耳内），点药后用干卫生纸拭擦滴管及瓶口。成人点耳药时：将耳朵往后上方拉，促使药液往内流；保持相同姿势5分钟，必要时可用沾湿的棉球塞住耳道。婴儿点耳药时：将耳朵往后下方拉，因为婴儿耳朵软骨尚未发育完全。

（4）口吸入剂：使用前将药液充分振摇。先呼气，然后将口吸入器放入口内，双唇含住口吸入器。用拇指和食指压出一个剂量，同时深深吸气再闭气，取下吸入器。闭气约10秒钟，然后缓缓呼气。使用完成后要拆下口器并洗净。如果吸入剂内含有激素成分，应在吸药结束后漱口。

（二）外用药物保管常识

（1）所有外用药应储存于阴凉干燥处。

（2）含凡士林的软膏、乳膏受温度影响较大，储存时要保持适宜的温度，室温较高会发生有效成分的迁移，室温较低涂展性能较差。

（3）含有机溶剂的药水，要注意瓶塞的密闭，否则溶剂挥发后会析出结晶。

（4）妥善保管说明书，使用前仔细阅读方法、用法、用量、注意事项等。

四、中药服用常识

中药主要由植物药（根、茎、叶、果）、动物药（内脏、皮、骨等）和矿物药组成。因植物药占中药的大多数，所以中药也称中草药。中草药的应用形式多种多样，有用药物加水煎后去渣留汁而成的汤剂，有研磨成粉末状的粉剂，还有丸剂、膏剂、酒剂、片剂、冲剂、注射制剂等。

（一）中药服用方法

1.服用汤药的时间

按照中医的昼夜阴阳消长规律，服药时间直接影响药效的发挥以及副作用的大小。

（1）饭前服：一般在饭前30~60分钟服药。如病位在下的肝肾虚损或腰以下的疾病；治疗肠道的疾病，也宜在饭前服药，防止受到胃内食物稀释的影响。

（2）饭后服：一般在饭后15~30分钟服药。如病位在上的心肺胸膈、胃脘以上的病症，饭后服药可使药性上行。

（3）空腹服：具有滋补作用的汤药，宜早晨空腹服用。如用于驱虫或治疗四肢血脉病的药物空腹服后，可使药物迅速入肠，并保持较高浓度而迅速发挥药效。具有泻下作用的汤药亦如此。

（4）睡前服：一般在睡前15~30分钟服用。如补心脾、安心神、镇静安眠的药物，以及有积滞、胸膈病等。服药后要避风盖被而且卧床休息，使全身持续地微微发汗。

2.服用汤药的温度

中医理论根据辨证把病情分为寒、热、真寒假热、真热假寒四类，因此汤剂服用应分温服、冷服、热服。

（1）温服：一般药物均宜温服，药煎好后放一会儿，待其不冷不热时服。温服能和胃健脾，减少刺激，特别是对胃有刺激性的中药，如平和补益药物等。

（2）冷服：适用于呕吐或中毒热证需服用的寒凉性中药；出血患者也要冷服；夏天或气候干燥时，如需服用热性汤药时，可凉服，以减弱其燥性。

（3）热服：真热假寒者宜寒药热用。伤风感冒的药，宜趁热服下，以达到发汗目的；祛寒通血脉的药也如此；胃寒者服用苦寒性汤剂时，应凉药热服，以避免寒凉伤胃。

3.服用汤药剂量

对体质虚弱、小儿或慢性病的患者而言，汤药剂量要小，并分多次给药；对年轻体质强壮或初起病者，汤药剂量宜大；服用发汗类、泻下类汤药时，应适可而止，以免太过损伤元气。

总之，在协助患者用药时，要严格的遵照医护人员的嘱托，以保证药效的发挥，减少不良反应的发生。

4.服用中药注意事项

（1）不要喝浓茶：因为茶叶里含有鞣酸，浓茶里含的鞣酸更多，与中药同服时会影响人体对中药有效成分的吸收，降低疗效。

（2）不宜吃萝卜（服理气化痰药除外）：萝卜有消食、破气等功效，特别是服用人参等滋补类中药时，吃萝卜会降低补药的效果。

（3）患有消化道疾病，如肝炎、慢性胃肠炎患者服用健脾、温胃和胃药时，禁食大蒜。大蒜中含有蒜素能刺激胃肠黏膜，使黏膜充血，直接影响药物的治疗作用。

（4）不能吃辣椒，特别是热性病症，服清热凉血或滋阴消炎药时更不宜吃辣椒。

（5）服中药煎剂及丸药时，宜忌生、冷、油腻。因为生、冷类食物刺激胃肠，影响胃肠对药物的吸收；油腻食物不易消化和吸收，而且油腻食物与药物混合更能阻碍胃肠对药物有效成分的吸收，从而降低药效。

（6）在服用清内热的中药时，忌食用葱、蒜、胡椒、羊肉、狗肉等热性食物。

（7）寒症患者服用中药时，忌食生冷食物。

（8）服发汗药时，忌服食醋和生冷食物。

（9）服荆芥时忌服鱼、虾、蟹；服天冬时忌服鲤鱼；服白术时忌服大蒜等。

第五节 人文关怀服务质量规范

除常规生活照护服务外，医疗护理员还需要予以患者人文关怀，这也成为患者选择医疗护理员综合素养的附加要求。人文关怀就是"以人为本"，重视人的因素，始终维护人的生存权利、道德尊严、价值观念、情感方式及思维等，是人与人心灵之间的沟通。其核心就是尊重患者的生命价值、人格尊严及个人隐私。医疗护理员在照护患者过程中给予良好的人文关怀，可使患者处于和谐祥静、互相信任的融洽氛围中，提升患者对医疗护理员服务的满意度。

【服务内容】

医疗护理员要了解患者的文化背景、民族信仰、生活习惯、需求层次等，因人而异予以个性化陪护；想患者之想，做到细致入微地关心患者，敏锐地察觉到患者的需求并尽量予以提供，在力所能及的范围内，给予患者更多的人文关怀措施，更好地满足患者的就医需求，促进患者身心愉悦，进而加速患者康复。

【服务要求】

一、住院环境

（1）保持床单位干净、整齐、舒适、安全。

（2）根据医疗机构、患者或家属要求，布置、美化床单位，让患者感到如家般的温暖。

二、服务计划

（1）要了解患者的文化背景、民族信仰、生活习惯、需求层次等，因人个性化施护，以给予患者更贴心的人文关怀。

（2）医疗护理员积极想患者之想，做到细致入微地关心患者，敏锐地察觉到患者的需求并尽量予以提供。

三、工作态度

（1）医疗护理员努力提高自身业务素质，规范职责范围内的操作流程。

（2）要建立较强的责任意识，确保照护周期的患者安全。

（3）能配合医护人员，进行预见性的照护，积极预防和解决患者潜在的和现存的安全问题，最大限度地保证患者的安全。

四、护理礼仪

（1）规范自身的言行举止，文明的护理礼仪贯穿在照护始终。

（2）尽可能帮助患者消除因疾病、环境等产生的不安情绪，帮助患者适应角色转换。

（3）加强与患者的沟通和交流，积极地配合医护人员实施各项治疗与护理。

五、亲情环境

（1）待患者如亲人，让患者感觉到温暖。

（2）要学会理解患者，不断地给患者心理上的支持和安慰。

（3）除关心和解决他们的生活需求外，要在照护过程中体现对患者的尊重，即尊重患者的隐私和其他权利。

【相关知识链接】

人文关怀是护理学的中心思想。人文关怀是肯定人性的合理需求，关心人的生存发展，保护人的权利尊严，主张人的个性解放，注重人的全面发展，确立以人为本的价值观等。

人文关怀是人文护理的精髓。人文关怀是所有护理实践的动力源泉。如果失去了人文关怀和人文精神，护理就失去了灵魂。只有依靠人文关怀来源源不断地滋润、营养，护理才能呵护鲜活的生命，人文关怀才能释放人性光芒和阐述护理真谛。因此，护理人文关怀就是专业性人文照护。

人文的内容是通过护理载体呈现的，彰显以人为本，传递人文精神和人文关怀。从这个意义上说，因为护理人文关怀能够全面展现人文护理，所以人文护理就是专业性人文照护。护理人文关怀必须关注患者的多元化的文化背景、尊重患者的专业性的人文照护、给予患者态度性的情感维护、协调患者的人际性的关怀互动、满足患者适配性的健康需求。

第六节　服务质量检查及考评规范

医疗护理员上岗后，医疗机构监管部门及所在科室应定时检查和监督，听取患者意见，及时向服务机构反馈，保证服务质量的持续改进。在服务质量检查中，对医疗护理员的服务质量检查应做到全方位，以达到持续改进。

【检查内容】

一、仪容仪表

（1）仪容仪表端庄大方，着装规范、整洁；统一佩戴工号牌，便于识别。

（2）表情自然、亲切，提倡微笑服务。

二、言行举止

（1）与医护人员、患者及家属打招呼时应礼貌问好，亲切诚恳。

（2）主动服务，符合相应岗位的服务礼仪规范，让患者及家属感到尊重、舒适。

（3）尊重患者，富有爱心，善于沟通。

（4）不谈论有损患者健康和影响患者情绪的事情。

（5）不参与患者的日常诊疗工作。

三、服务内容

1.饮食照料

（1）医疗护理员掌握患者进餐前准备、进餐时注意事项及进餐后物品清洁与管理。

（2）医疗护理员熟悉不同患者进食的要求，了解相关注意事项。

（3）医疗护理员熟悉饮食相关知识。

2.卫生清理

（1）掌握病室环境要求及病室物品清洁与管理。

（2）掌握不同床单位整理的具体要求。

（3）了解床单位整理的目的和注意事项。

3.日常起居照料

（1）晨间护理：协助患者起床（包括检查皮肤受压情况）、梳头、洗脸、洗手、口腔护理（刷牙、漱口）等。

（2）日间护理：为卧床患者洗头、擦浴、穿衣；协助患者更换卧位、如厕；根据医护人员的要求，协助患者叩背排痰、功能锻炼、下床活动等。

（3）晚间护理：协助患者洗脸、漱口、洗脚或泡脚、二便等，协助患者入睡。

4.做好协助工作

（1）协助医护人员观察患者病情及异常情况，并及时通知医护人员。

（2）协助患者按时、按量服药。

（3）了解药品滴注的基本常识，协助医护人员做好患者的静脉输液护理。

（4）熟悉收集两便标本的方法，根据医护人员的要求协助患者正确收集两便标本。

（5）陪同患者做好医疗技诊检查。

5.其他

（1）了解患者的文化背景、民族信仰、生活习惯、需求层次等，因人而异予以个性化陪护。

（2）想患者之想，做到细致入微地关心患者，敏锐地察觉到患者的需求并尽量予以提供，在力所能及的范围内，给予患者更多的人文关怀措施，更好地满足患者的就医需求，提升患者的满意度。

【考评标准】

构建一套系统、全面、有效的医疗护理员服务质量考评体系，不仅可以让监管部门科学、合理、全面地评价医疗护理员的服务水平并建立相关档案，并可以此为标准规范，提高医疗护理员服务水平。

医疗护理员服务质量考评标准

项目	分值	评价内容	扣分标准	扣分
仪容仪表	2	端庄大方，着装规范整洁、统一佩戴工号牌，便于识别。工作期间不穿拖鞋、不戴首饰、不涂甲油等	每项扣1~2分，累计每月发生2次者，视严重程度予以处理	
	2	表情自然、亲切，提倡微笑服务，与医护人员、患者及家属打招呼时应礼貌问好		

续表

项目	分值	评价内容	扣分标准	扣分
言行举止	2	遵守纪律，不迟到、不早退、不无故离岗。工作期间不睡觉、不做私事等；服从管理人员的工作分配	每项扣 1~2 分，累计每月发生 2 次者，视严重程度予以扣罚处理。如发现私自出租/售卖任何物品，给予警告，若发现两次，则予辞职	
	2	主动服务，符合相应岗位的服务礼仪规范，让患者及家属感到尊重、舒适；善于沟通，不谈论有损患者健康和影响患者情绪的事情，无因言行举止不当而引起的投诉		
	2	尊重患者，能设身处地为患者考虑，尊重患者的信仰及生活习惯、饮食习惯；不收受患者的赠品及钱财		
	2	配合病房管理，不在病区或走廊聚众聊天、大声喧哗，影响患者休息。禁止私自出租/售卖任何物品		
饮食照料	5	做好患者进餐前准备，协助患者排净大小便，洗手及清洁口腔；尽量协助患者下床用餐，卧床者协助患者取舒适就餐体位和姿势进食，患者如有假牙须戴好	操作不规范每次每项扣 0.5 分，并给予再培训，累计每月发生 2 次者，视严重程度予以处理	
	5	掌握患者饮食的一般特点。能根据医护人员建议的饮食类别，如普食、软食、半流质饮食、流质饮食、特殊饮食，为患者合理安排饮食		

项目	分值	评价内容	扣分标准	扣分
饮食照料	5	正确予患者进行喂食。注意食物温度，进餐速度要适中，进食时不催促患者，在协助患者进餐的过程中，应注意观察并及时处理异常情况，如恶心、呕吐等。禁止为患者执行鼻饲操作		
	5	做好进餐后用餐餐具的清洁。餐后注意清理地面，地面有油迹、水迹注意彻底抹干净，以防患者行走时滑倒		
卫生清理	5	掌握病室环境要求，日间室内光线充足，夜间只保留必要的照明。保持室内空气流通，每天应定时开窗通风不少于两次，室内冷暖设备调控要征询患者感觉	如发现未遵守规定每次扣 0.5 分	
	5	床单位日常用品整齐放置，只放置常用品，如纸巾、水杯、水壶。其他不常用物品放置柜内，保持床头柜干净整洁，并每天用消毒毛巾或湿巾擦拭		
日常起居照顾	5	协助患者进行恰当舒适的晨间护理，如患者起床（包括检查皮肤受压情况）、梳头、洗脸、洗手、口腔护理（刷牙、漱口）等，每周为患者洗头 1~2 次		

续表

项目	分值	评价内容	扣分标准	扣分
日常起居照顾	5	协助患者进行恰当舒适的晚间护理，如洗脸、漱口、洗脚或泡脚、二便等，协助患者入睡	操作不规范每次每项扣0.5分，并给予再培训，累计每月发生2次者，视严重程度予以处理。未做好安全措施每次扣0.5分，患者坠床或摔倒每次扣5分	
	5	协助患者更换卧位，不能自主活动者要定时给予翻身、拍背，按摩骨突处，预防压疮等并发症		
	5	协助患者叩背排痰、功能锻炼、下床活动。过程中，无因照护不当、防范措施不足或人为失职，致患者发生坠床、摔倒等意外		
医疗照护	5	能够观察并发现患者的行为或情绪异常情况，并及时通知医护人员。禁止为患者进行吸痰、调节吸氧开关等行为	落实不到位，每次扣1分，如有自行给患者调节补液或吸痰等违规行为，每次扣5分	
	5	协助患者按时、按量服药。禁止擅自主张给患者服药		
	5	协助医护人员做好患者的静脉输液护理，不得擅自调节滴速、拔针等，如果发现滴速过快、过慢或液滴停止，及时寻求医护人员的帮助		
	5	协助患者正确收集二便标本，并及时通知医护人员送检		
	5	陪同患者进行医疗检查，患者外出检查时需整理好床单位		

续表

项目	分值	评价内容	扣分标准	扣分
精神慰藉	3	协助医务人员进行必要的沟通和心理疏导，对患者进行一定的精神慰藉	落实不到位，每次扣1分	
	3	服务过程充分体现人文关怀		
奖励	2	服务质量好、态度好，受到患者赠送的表扬信、锦旗	核实后给予对应的奖励	
	2	拾获患者财物并如数上交或归还		
	2	发现患者存在重大安全隐患及时报告医务人员及时处理，经核查属实者		
	1	揭发、举报他人偷窃行为，情况属实		
总分				

第九章

医疗护理员感染防控管理

第一节　医疗护理员感染防控管理工作

一、医疗护理员管理人员感染防控工作职责

（一）项目经理岗位职责

（1）在医疗机构感染管理科的指导下，具体组织实施医疗护理员医疗机构感染管理工作。把感染防控工作作为日常工作的一部分，监督和指导医疗护理员的感染管理。

（2）对医疗护理员规章制度进行完善和实施督导，做好各项检查和统计工作。对医疗护理员的日常感染防控操作进行督查，做好资料统计、措施落实及质量持续改进，督促医疗护理员落实各项感染防控措施。

（3）根据不同的区域、不同科室合理配置医疗护理员上岗人数，按照医疗机构及科室的感染防控级别协调落实医疗护理员感染防控物资的配备。

（4）制订感染防控培训计划，按计划落实医疗护理员感染防控知识培训，要求100%完成培训及考核。

（5）组织医疗护理员管理人员学习医疗机构感染管理的相关制度及文件，定期考核，并将医疗护理员管理人员医疗机构感染防控知识培训以及考核结果纳入绩效考核及晋升考评。

（6）根据医疗机构的实际情况，制定各项应急预案，及时、迅速、有序地配合医疗机构做好各项感染防控工作。

（7）指导医疗护理员协助护士加强对患者的宣教及管理，不配合相关感染防控工作的医疗护理员予以相应处理，必要时上报科室。

（8）指导医疗护理员严格按照预防医疗机构感染的职业卫生安全防护要

求，落实相关物体表面、地面、工服等清洁消毒和空气消毒。

（9）指导医疗护理员按照《医疗废物处理条例》《医疗卫生机构医疗废物管理办法》的有关规定，处理为患者提供服务的过程中产生的医疗废物。

（二）项目主管感染防控管理工作职责

（1）在医疗机构感染管理科及项目经理的指导下工作。

（2）负责分管片区医疗护理员日常医疗机构感染防控管理工作。

（3）对医疗护理员上岗期间的感染防控工作进行巡查，现场培训指导，记录存在问题并落实奖罚制度。

（4）组织医疗护理员进行医疗机构感染控制管理相关培训，包括正确配制、使用各种消毒剂，正确使用无菌物品等，做到人人知晓。

（5）对医疗护理员的医疗机构感染防控知识掌握情况进行现场考核，并对考核情况进行登记汇总。

二、感染防控管理督导内容

（一）制度落实

（1）根据医疗机构感染管理规章制度制定相关的感染防控制度、流程及应急预案，并进行演练。

（2）定期对医疗护理员感染防控情况进行督促、检查，特别是多重耐药菌患者，重点检查医疗护理员口罩佩戴、穿脱隔离衣、穿脱手套、手卫生实施、垃圾分类等是否按照规范执行，并对检查情况进行总结分析。

（3）负责医疗护理员发生职业暴露后的应急处理、报告，针对职业暴露、传染病发病情况及时为医疗护理员补充各种防护用品。

（二）人员管理

（1）严格执行陪护制度，医疗护理员相对固定工作区域，不能随意跨区域进行打水、热饭等事项。

（2）患者住院期间，医疗护理员除陪同患者到其他区域检查、治疗外，不得随意离开病区，不串病室。

（3）传染病房、隔离病区需陪护的患者安排固定医疗护理员，控制医疗护理员活动区域，严格按照规范进行防护及落实手卫生。

（4）医疗护理员如发现有咳嗽、发热等症状，应暂停工作并及时上报，管理人员及时安排其他人员上岗。

（5）医疗护理员不得在污染区域饮水、就餐等，不得穿工服出入餐厅、培训教室、科室休息室、行政办公区域等场所，不得穿工服外出。

（三）培训考核

（1）按照培训计划定期对医疗护理员进行医疗机构感染防控知识培训，培训情况纳入工作质量考核。

（2）新入职人员进行岗前培训，培训内容包括医疗垃圾分类、穿脱隔离衣、手卫生、穿脱手套、标准防护等基础知识培训，考核合格后方可上岗。

（3）定期对医疗护理员进行手卫生依从性调查，进行手卫生考核并持续质量改进，不断提高医疗护理员手卫生的依从性与正确率。

（4）重点科室如急诊科、神经内科、神经外科、呼吸科、产科、传染科等的感染防控知识，由专科护士进行培训并考核。

（四）个人防护

（1）医疗护理员根据专科的感染防控要求，做好各项防护措施。

（2）医疗护理员能正确选择各种防护物品，做好个人防护。

（3）医疗护理员基本熟悉不同区域不同操作的防护级别，根据所在区域正确选择和佩戴防护用品。

（五）消毒隔离

（1）医疗护理员正确掌握七步洗手法操作流程及洗手指征，操作前后正确执行手卫生，戴口罩。

（2）病床床单位整洁、床头柜物品摆放整齐，无食物残渣等，一次性用品均在有效期内。

（3）床单、被套、枕套、工作服、病号服定期更换，有污染时随时更换并清洁消毒。

（4）各类接触患者的非一次性生活用品需清洗消毒后方可使用，如便盆、尿壶等。

（5）接触传染病患者按规范落实防护措施，如穿隔离衣、戴手套、戴口罩等。

（六）医疗废物管理

（1）医疗废物按规定进行分类放置，不可混放。

（2）不准取出已放入容器中的医疗废物。

（3）禁止将医疗废物混入生活垃圾。

（4）禁止买卖、转让医疗废物，严禁医疗废物流失、泄露。

（5）医疗废物包装袋或锐器盒禁止用于收集生活垃圾及其他用途。

（6）传染病患者或疑似传染病患者的生活垃圾均按医疗废物进行管理和处置。

■ 三、患者感染防控管理

（1）协助护士观察患者的生命体征，如有发热、咳嗽等异常时应及时报告医护人员。

（2）提醒患者咳嗽或打喷嚏时用纸巾遮掩口鼻，医疗护理员在接触呼吸道分泌物后应当使用流动水洗手。患者外出检查或转运时，呼吸道传染疾病患者应当佩戴外科口罩，并采取相应防护措施，避免疾病传播。

（3）协助护士落实多重耐药菌感染患者工作，患者物品专人专用，并定时进行消毒，患者的所有垃圾（包括病房的生活垃圾）用双层黄色垃圾袋密封后均按照医疗垃圾处理，患者的个人衣物和物品集中消毒处理。

第二节 医疗机构感染防控技术

■ 一、手卫生

1. 手卫生概念

是指所有手部清洁行为的统称，包括洗手、卫生手消毒和外科手消毒。

2. 洗手概念

是指用肥皂或皂液和流动水洗手，清除手部皮肤污垢、碎屑和部分致病菌的过程。

3. 洗手指征

接触患者前、清洁或无菌操作前、接触患者后、接触患者物品后、接触患者的血液、体液、分泌物、排泄物、黏膜皮肤或伤口敷料后（两前三后）。

4. 洗手时机

（1）为患者做头部清洁（洗头）前后。

（2）口腔清洁前后。

（3）身体清洁前后。

（4）喂食 / 水前后。

（5）协助更衣前后。

（6）床单位整理前后等。

（一）洗手操作流程

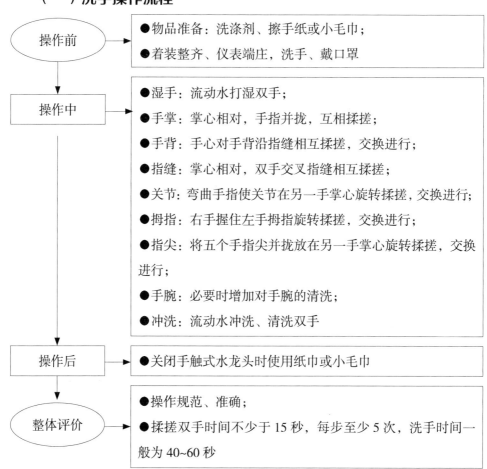

（二）注意事项

（1）洗手顺序：按照内、外、夹、弓、大、立、腕七步洗手法洗手。

（2）洗手时特别要注意彻底清洗指背、指尖、指缝等部位。

（3）从上至下冲洗，让污水从前臂流至手指尖，防止微生物污染手臂。

（4）衣袖卷至腕上 20cm，禁止戴戒指、手表等饰品。

（5）注意防止水溅到衣服和地面。

（6）手上有肉眼可见的血迹或分泌物污染时，必须洗手，不可用速干手消毒剂代替洗手。

二、卫生手消毒

1. 卫生手消毒概念

即医务人员使用速干手消毒剂揉搓双手，减少手部暂居菌的过程。

2. 速干手消毒剂

含有醇类和护肤成分的手消毒剂，包括凝胶、泡沫、水剂型等。

3. 卫生手消毒时机

医务人员的手无可见污染时，可用快速洗手消毒液消毒代替洗手。

（一）卫生手消毒操作流程

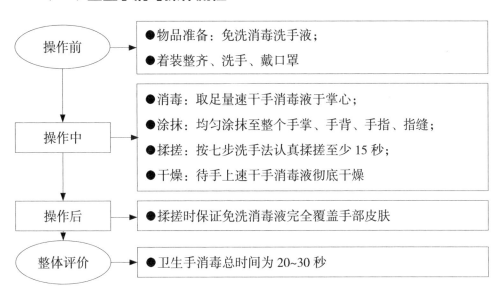

操作前	●物品准备：免洗消毒洗手液； ●着装整齐、洗手、戴口罩
操作中	●消毒：取足量速干手消毒液于掌心； ●涂抹：均匀涂抹至整个手掌、手背、手指、指缝； ●揉搓：按七步洗手法认真揉搓至少 15 秒； ●干燥：待手上速干手消毒液彻底干燥
操作后	●揉搓时保证免洗消毒液完全覆盖手部皮肤
整体评价	●卫生手消毒总时间为 20~30 秒

（二）注意事项

（1）手部无炎症、无破损及无对消毒液过敏。

（2）须待速干手消毒液自然干燥后才能进行下一步操作。

（3）当手上有血迹或分泌物等明显污染时，必须洗手。

三、手套的使用

1. 手套的分类

外科灭菌手套、一次性检查橡胶手套、一次性检查薄膜手套等，医疗护理员在照护工作中常选用一次性检查薄膜手套或一次性检查橡胶手套。

2. 戴手套时机

（1）接触患者的黏膜、血液、体液、分泌物、排泄物、呕吐物及污染物品时应佩戴一次性检查橡胶手套。

（2）接触经接触传播的感染性疾病患者如多重耐药菌感染患者应佩戴手套。

（3）在同时照顾两名以上患者且需要戴手套时，必须在每个患者之间更换手套，并且在脱手套后立即进行手卫生。

（一）清洁检查手套穿脱流程

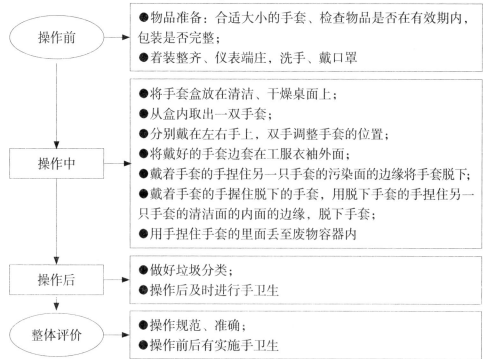

操作前 → ●物品准备：合适大小的手套、检查物品是否在有效期内，包装是否完整；
●着装整齐、仪表端庄，洗手、戴口罩

操作中 → ●将手套盒放在清洁、干燥桌面上；
●从盒内取出一双手套；
●分别戴在左右手上，双手调整手套的位置；
●将戴好的手套边套在工服衣袖外面；
●戴着手套的手捏住另一只手套的污染面的边缘将手套脱下；
●戴着手套的手握住脱下的手套，用脱下手套的手捏住另一只手套的清洁面的内面的边缘，脱下手套；
●用手捏住手套的里面丢至废物容器内

操作后 → ●做好垃圾分类；
●操作后及时进行手卫生

整体评价 → ●操作规范、准确；
●操作前后有实施手卫生

（二）注意事项

（1）戴手套前应确保手部彻底干燥。

（2）戴手套不能代替手卫生。

（3）诊疗护理不同的患者之间应更换手套。

（4）一次性检查橡胶手套只能一次性使用，如破损应及时更换，不可以清洗或消毒后重复使用。

（5）禁止戴手套接触公共设施和清洁物品，如电话、电梯、遥控器、门把、电源开关以及电话等。

（6）不管手套是否污染，摘除手套后都应实施手卫生。

（7）脱手套时，手套的外面不可触及手套的里面。

■ 四、口罩的使用

1. 口罩作用

口罩是用于保护医务人员避免接触感染性因子的屏障用品，可分为医用外科口罩、医用防护口罩。

2. 选择口罩

一般的生活护理照护时可佩戴医用外科口罩，接触经空气、飞沫传播的呼吸道感染患者，应佩戴医用防护口罩。

（一）外科口罩佩戴流程

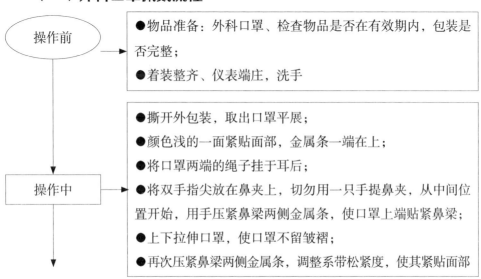

操作前
●物品准备：外科口罩、检查物品是否在有效期内，包装是否完整；
●着装整齐、仪表端庄，洗手

操作中
●撕开外包装，取出口罩平展；
●颜色浅的一面紧贴面部，金属条一端在上；
●将口罩两端的绳子挂于耳后；
●将双手指尖放在鼻夹上，切勿用一只手提鼻夹，从中间位置开始，用手压紧鼻梁两侧金属条，使口罩上端贴紧鼻梁；
●上下拉伸口罩，使口罩不留皱褶；
●再次压紧鼻梁两侧金属条，调整系带松紧度，使其紧贴面部

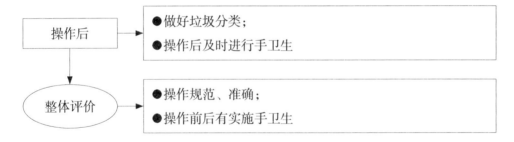

注意事项：

（1）分清楚口罩的内外、上下。

（2）戴好后检查口罩是否紧贴面部、是否漏气。

（3）在使用时，避免触摸口罩。

（4）外科口罩不可重复使用。

（5）口罩每隔 4 小时应更换 1 次，如被污染、浸湿、破损须及时更换。

（二）医用防护口罩佩戴流程

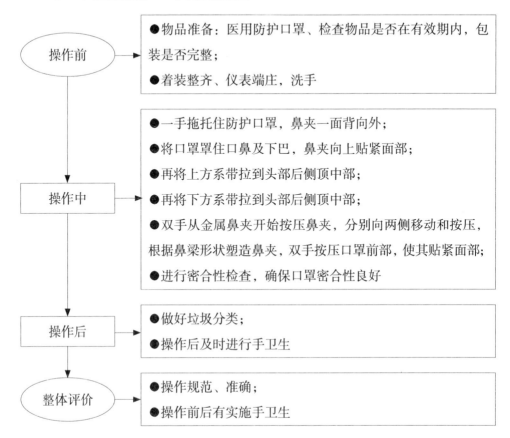

注意事项：

（1）检查外包装是否完整，有无破损，是否在有效期内。

（2）分清楚口罩的内外、上下。

（3）戴好后检查口罩是否紧贴面部、是否漏气。

（4）在使用时，避免触摸口罩。

（5）医用防护口罩不能重复使用。

（6）医用防护口罩的效能可持续应用6~8小时，如被污染或潮湿，应及时更换。

（三）摘口罩流程（外科口罩和医用防护口罩）

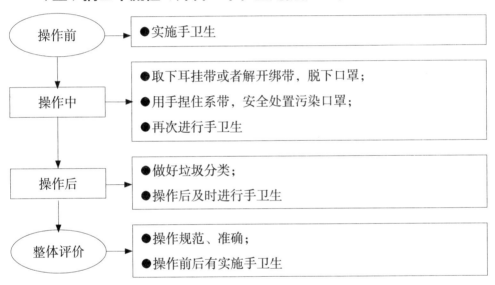

注意事项：

（1）摘口罩时不要用手触碰口罩朝外被污染的一面，防止二次污染。

（2）使用过的口罩扔入黄色垃圾桶内。

（3）接触呼吸道传播疾病患者后，在脱防护用品时，应确保口罩在所有防护用品脱掉后再摘掉。

■ 五、佩戴护目镜／面屏

1.护目镜及面屏的作用

护目镜及面屏是防止患者的体液、血液、分泌物溅入人体面部的工具。

2. 护目镜／面屏的选择

在给患者操作过程中可能会发生患者血液、体液、分泌物等喷溅时，要使用护目镜或者面屏。

3. 戴护目镜／面屏时机

（1）医疗护理员在照护患者的过程中可能会发生血液、体液、分泌物等喷溅时应佩戴护目镜／面屏。

（2）医疗护理员在近距离接触飞沫传播的传染病患者时建议佩戴护目镜或面屏。

（一）佩戴护目镜／面屏流程

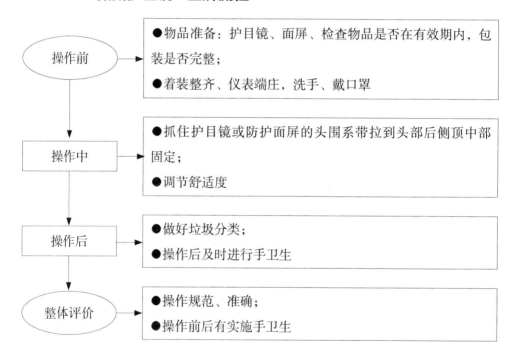

注意事项：

（1）佩戴前检查有无破损，佩戴装置有无松弛。

（2）如被体液、血液污染应立即清洗消毒或更换。

（3）重复使用护目镜、面屏时应清洁消毒。

（4）不要接触护目镜或面屏外面，因为外面可能被污染。

（5）护目镜和面屏二选一即可。

（二）脱护目镜 / 面屏流程

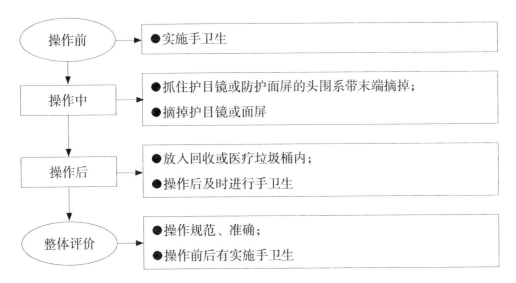

```
操作前  →  ●实施手卫生

操作中  →  ●抓住护目镜或防护面屏的头围系带末端摘掉；
          ●摘掉护目镜或面屏

操作后  →  ●放入回收或医疗垃圾桶内；
          ●操作后及时进行手卫生

整体评价 →  ●操作规范、准确；
          ●操作前后有实施手卫生
```

注意事项：

（1）需重复使用护目镜、防护面屏时应清洁消毒。

（2）注意切勿用手接触前面部。

六、穿脱隔离衣

1. 穿隔离衣和防护衣的作用

接触经接触传播的感染性疾病患者、为保护性隔离患者实施护理时防止患者的血液、体液、分泌物、排泄物喷溅到人体时使用。

2. 穿隔离衣时机

（1）操作中可能会发生患者血液、体液、分泌物、排泄物、呕吐物等喷溅时可穿隔离衣。

（2）接触经接触传播的感染性疾病患者如传染病患者、多重耐药菌感染等患者时应穿隔离衣。

（3）对患者实行保护性隔离时，如大面积烧伤患者、骨髓移植等患者的护理时应穿隔离衣。

（一）穿隔离衣流程

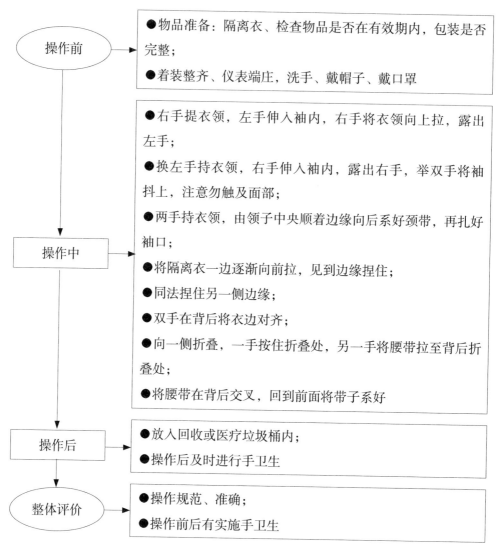

操作前
●物品准备：隔离衣、检查物品是否在有效期内，包装是否完整；
●着装整齐、仪表端庄，洗手、戴帽子、戴口罩

操作中
●右手提衣领，左手伸入袖内，右手将衣领向上拉，露出左手；
●换左手持衣领，右手伸入袖内，露出右手，举双手将袖抖上，注意勿触及面部；
●两手持衣领，由领子中央顺着边缘向后系好颈带，再扎好袖口；
●将隔离衣一边逐渐向前拉，见到边缘捏住；
●同法捏住另一侧边缘；
●双手在背后将衣边对齐；
●向一侧折叠，一手按住折叠处，另一手将腰带拉至背后折叠处；
●将腰带在背后交叉，回到前面将带子系好

操作后
●放入回收或医疗垃圾桶内；
●操作后及时进行手卫生

整体评价
●操作规范、准确；
●操作前后有实施手卫生

注意事项：

（1）隔离衣只限在规定区域内穿脱。

（2）穿前应检查隔离衣有无破损，有渗漏或破损应及时更换。

（3）穿时勿使衣袖触及面部及衣领。

（4）接触多个同类传染病患者时，隔离衣或若无明显污染可连续使用。

（5）接触疑似患者时，隔离衣或防护服应在接触每个患者之间进行更换。

（6）隔离衣被患者血液、体液、污物污染时，应及时更换。

（7）重复性使用的隔离衣应每天更换、清洗与消毒。

（二）脱隔离衣流程

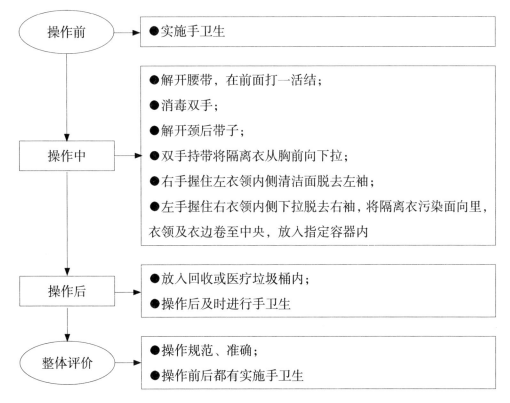

注意事项：

（1）保持衣领清洁，穿脱时要避免污染衣领及清洁面。

（2）如为一次性隔离衣，脱时应使清洁面朝外，衣领及衣边卷至中央，弃后消毒双手。

（3）隔离衣悬挂于污染区，污染面向外；悬挂于清洁区，则污染面向里。

■ 七、标准预防技术

（一）标准预防原则

1. 标准预防措施

包括手卫生、洗手、戴手套、穿隔离衣、戴护目镜、戴防护面屏、戴帽子、穿防护鞋、咳嗽礼仪、正确处置医疗废物、正确转运患者等措施，通过采取综合性防护措施及正确操作来减少医务人员以及医疗护理员受感染的机会。

2. 接触预防措施

包括患者安置、个人防护装置的使用、患者转运的管理、医疗器械的清洁与消毒、诊疗单元环境物体表面清洁消毒等。多重耐药菌感染在医疗机构内传播途径主要为接触传播，多重耐药菌感染患者应采取标准预防＋接触预防措施。

3. 空气传播疾病

空气传播患者应安置在定点医疗机构隔离病房。经空气传播疾病是指悬浮在空气中、能在空气中远距离传播，大于1m，并长期保持传染性的飞沫核传播的一类疾病，包括开放性肺结核、麻疹、水痘等。因此空气传播应采取标准预防加空气预防策略。

4. 飞沫传播疾病

带有病原菌微生物的飞沫核（>5μm）在空气中短距离1m内，移动到易感人群的口、鼻黏膜、眼结膜，从而导致传播。经飞沫传播的疾病有流行性感冒、SARS、百日咳、白喉、禽流感、新冠肺炎、病毒性腮腺炎等，其飞沫核可通过患者咳嗽、打喷嚏或讲话时产生，鼓励所有的患者、探视者及医务人员在任何时候都应遵循呼吸道卫生/咳嗽礼仪，以遏制呼吸道分泌物的播散，针对飞沫传播应实施标准预防加飞沫预防措施。个人防护措施：进入患者房间时应佩戴外科口罩，如可能发生血液、体液喷溅应佩戴护目镜或者防护面屏、穿隔离衣、戴手套，病房内无论是一名患者还是多名患者及医疗护理员应实施飞沫预防。

（二）医疗护理员防护原则

（1）医疗护理员应根据不同暴露风险级别选择分级防护，或按照医疗机构感染管理科给予的指引进行分级防护。

（2）医疗护理员应掌握防护用品选择的指征及使用方法，且能正确熟练地穿脱防护用品，脱去手套、隔离衣等防护用品后立即洗手，防护口罩、帽子、护目镜等物品被血液、体液、分泌物等污染时应立即予以更换及消毒。

（3）医疗护理员在为患者提供服务结束后，应按照防护用品穿脱流程脱掉防护用品，并进行手卫生，禁止穿隔离衣、医疗防护口罩等离开隔离病区。

第三节　医疗废物分类与管理

一、医疗废物分类

医疗废物指医疗卫生机构在医疗、预防、保健以及其他相关活动中产生的具有直接或者间接感染性、毒性以及其他危害性的废物。医疗废物共分为感染性、损伤性、病理性、药物性和化学性五大类，并列入《国家危险废物名录》。

1. 感染性废物（黄色垃圾桶）

是指携带病原微生物具有引发感染性疾病传播危险的医疗废物，如被患者血液、体液、排泄物污染的物品，包括：一次性卫生用品、一次性使用的医疗用品、一次性医疗器械、引流管、输液器、输血袋、一次性针头、手套、口罩、帽子、注射器、护理垫、一次性床单、消毒棉签、纱球、敷料、化疗药物的医疗器械等。

2. 损伤性废物（黄色锐器盒）

是指能够刺伤或者割伤人体的废弃的医用锐器，如裸露的针头、刀片、被体液、血液污染的输液瓶等。

3. 病理性废物（黄色垃圾桶）

是指诊疗过程中产生的人体废弃物和医学实验动物尸体等，如病理切片后废弃的人体组织、病理标本等。

4. 药物性废物（黄色垃圾桶）

是指过期、淘汰、变质或者被污染的废弃药品，废弃的一般性药品如抗生素、非处方类药物，废弃的细胞毒性和遗传毒性药物，如致癌性药物、可疑致癌性药物、免疫抑制剂，以及废弃的疫苗、血制品等。

5. 化学性废物（使用特定容器）

具有毒性、腐蚀性、易燃易爆性的废弃物，如医学实验室的废弃试剂、废弃的汞血压计、汞温度计等。

传染病患者或疑似传染病患者的生活垃圾均按医疗废物进行管理和处置。

二、医疗废物管理

（1）医疗机构组织人员每月定期、不定期检查各个病区医疗护理员有无落实医疗废物分类，发现问题及时指导及反馈，根据实际情况予以培训及落实奖惩。

（2）加强对医疗护理员医疗废物分类管理的培训，确保医疗废物安全管理，规范医疗护理员正确处置医疗废物。

（3）医疗护理员有责任督促患者及家属了解医疗废物分类管理，积极落实垃圾分类，防止疾病传播及环境污染。医疗废物袋推荐采用"鹅颈式"封口，用自封带扎紧，锐器盒一旦锁扣，不得强行打开。

（4）隔离的传染患者或者疑似传染病患者产生的医疗废物，应当使用双层黄色垃圾袋，及时密封，并注明科室、传染病名称，告知科室保洁员。

（5）医疗护理员可协助科室监督医疗垃圾去向，如发现医疗废物发生泄露、丢失、非法出售等事件，应立即向科室或医疗机构相关部门报告。

第四节　防控应急流程及措施

一、职业暴露防范与处理流程

（一）职业暴露

职业暴露 (occupational exposure) 是指从业人员由于职业关系而暴露在有害因素中，从而有可能损害健康或危及生命的一种状态。在照护工作过程中，因操作不当被刺伤、被患者体液、血液暴露黏膜或皮肤、患者躁动等原因有可能造成医疗护理员发生职业暴露。因此，医疗护理员须做好职业暴露防范，以减少对人体健康的损害。

（二）防范措施

（1）医疗护理员在进行有可能接触到患者血液、体液的操作中必须戴手套，操作完毕，脱去手套后立即洗手，必要时进行手消毒。

（2）禁止用手直接接触暴露的皮肤，当手部皮肤发生破损，在进行有可能接触患者血液、体液的操作时必须戴双层手套。

（3）禁止用手直接接触使用过的针头、刀片等医用锐器，以防刺伤。

（4）做好垃圾分类，禁止将锐器废弃物同其他废弃物混放在一起。

（三）处理流程

职业暴露根据发生暴露部位的不同，分完整皮肤污染、皮肤刺伤、黏膜损伤、溅入口腔、眼睛四种情况，发生职业暴露后，应先评估属于哪种情况再进行相应处理。

（1）完整皮肤污染：完整皮肤污染时，立即用肥皂水或清水反复冲洗10分钟以上再按照一般性消毒流程处理。

（2）皮肤刺伤：发生皮肤刺伤时，立即从伤口近心端向远心端轻轻挤压，尽量挤出损伤处的血液，禁止进行伤口的局部挤压，然后用肥皂水或清水反复冲洗10分钟以上，再用75％酒精、0.5％碘伏局部消毒后包扎伤口。同时上报科室，完整填写《职业暴露登记表》，24小时内根据有关规定做好相关的化验检查，必要时做好疫苗接种，最后专家评估，予处理意见和随访。

（3）黏膜损伤：发生黏膜损伤时，先用肥皂水清洗，再用生理盐水或清水反复冲洗10分钟以上，然后用75％乙醇、0.5％碘伏局部消毒。同时上报科室，完整填写《职业暴露登记表》，24小时内根据有关规定做好相关的化验检查，必要时做好疫苗接种，最后专家评估，予处理意见和随访。

（4）溅入口腔、眼睛：发生溅入口腔、眼睛时，用清水、自来水或生理盐水长时间彻底冲洗10分钟以上。同时上报科室，完整填写《职业暴露登记表》，24小时并根据有关规定做好相关的化验检查，必要时做好疫苗接种，最后专家评估，予处理意见和随访。

二、 防护口罩松脱防范措施

（一）口罩松脱

由于受工作时长和口罩质量等因素影响，防护口罩容易出现松紧带松脱，导致口罩密闭性差，从而增加污染风险。

（二）防范措施

（1）戴口罩前先检查口罩的完整性和质量（松紧带）及有效期，有异常不能使用。

（2）正确佩戴防护口罩，佩戴后应做气密性检查。

（3）当防护口罩出现松脱时，为了避免发生感染，应立即进行更换。

三、护目镜松脱防范与处理流程

（一）护目镜松脱

由于受工作时长和质量等因素影响，护目镜容易出现松紧带松脱，影响医护工作人员操作，同时也容易增加污染风险。

（二）防范措施

（1）戴护目镜前先检查护目镜的完整性和质量（松紧带）及有效期，有异常不能使用。

（2）正确佩戴护目镜，调整护目镜松紧带，直至已经牢固。

（三）应急流程

当护目镜出现松脱时，应当更换护目镜。处理流程如下：发现护目镜松脱，医疗护理员离开工作区域实施手卫生，脱外层手套后实施手卫生，然后取下护目镜后再一次实施手卫生，再戴外层手套，最后佩戴护目镜后进入工作区。

四、手套破损处理防范与流程

（一）手套破损

因佩戴手套大小不合、碰到尖锐的物品、佩戴时间过长或者质量等原因，手套容易出现破损。手套一旦出现破损，容易增加交叉感染，甚至发生职业暴露。

（二）防范措施

（1）佩戴手套前先检查手套是否漏气、破损，有漏气、破损不能使用。

（2）戴手套前应查看指甲是否过长，指甲不能超过指尖，必要时进行修剪。

（3）选择型号合适的手套，戴手套时，避免过度牵拉。

（4）严格按照各项操作规范进行操作，避免直接接触注射器、采血针等尖锐物尖端，同时使用后的锐器应直接放入锐器盒内，避免二次清理。

（5）操作人员熟知职业暴露处理流程，工作中随时检查手套的完整性，出现破损须立即更换。

（三）处理流程

（1）手套破损分为单层手套破损、双层手套破损、手套破损且有皮肤损伤三种情况，发现手套破损后，先评估属于哪种情况再决定处理流程。

（2）单层手套破损：发现手套破损，医疗护理员离开工作区域实施手卫生，然后脱手套，再一次实施手卫生，最后穿上手套后进入工作区。

（3）双层手套破损：发现手套破损，医疗护理员离开工作区域实施手卫生，先脱外层手套，实施手卫生，再脱内层手套，再一次实施手卫生，最后佩戴双层手套后进入工作区。

（4）手套破损且有皮肤损伤：发现手套破损且有皮肤损伤，医疗护理员离开工作区域实施手卫生，先脱外层手套，实施手卫生，再脱内层手套，然后伤口局部清洗、消毒、包扎（伤口轻轻由近心端向远心端挤压，尽可能挤出损伤处的血液，再用肥皂水和流动水进行冲洗，用75%乙醇或者0.5%碘伏进行消毒，并包扎伤口），最后登记、上报、追踪随访。

■ 五、护目镜起雾防范与处理流程

（一）护目镜起雾

护目镜因为不一定是防雾型、温差等原因，特别是戴上口罩后，有的护目镜会很快起雾，严重影响视线，增大操作难度，增加污染风险，给护理工作带来很大困扰。

（二）防护措施

（1）正确佩戴防护口罩，注意检查口罩的气密性。

（2）戴护目镜前，做好防雾处理，如可使用防雾喷剂、免洗手液涂抹镜片、碘伏内涂等方法。

（3）正确佩戴护目镜，拉紧护目镜橡皮固定好，避免大力呼气导致漏气到护目镜起雾。

（三）防雾措施

（1）防雾喷剂：对护目镜的内壁喷防雾剂或涂抹防雾剂，涂抹后晾干，待干燥后可放入清水中浸泡2秒，清水浸泡能使防雾剂和镜片增加亲和力，晾干即可使用。

（2）免洗手消毒液涂抹镜片：在佩戴前，将足量免洗手消毒液均匀地涂抹在护目镜内层，待消毒液变干，再用纱布擦净已经变干的消毒液。

（3）碘伏内涂：用碘伏溶液进行护目镜内涂，注意不要涂抹太厚，涂薄薄的一层即可，以不影响视线不染色为宜，涂抹后晾干、待用。

（4）涂肥皂法：用带肥皂水的手指涂抹眼镜片两面，用纸巾轻轻擦去湿水，可形成肥皂水涂层。

（5）洗洁精：用洗洁精把护目镜的内面进行均匀涂抹，自然待干。

（四）处理流程

当护目镜上的水雾模糊视线影响工作时，应当更换护目镜。处理流程如下：护目镜起雾影响工作时，医疗护理员离开工作区域实施手卫生，先脱外层手套，实施手卫生，取下护目镜后再一次实施手卫生，再戴外层手套，最后重新戴护目镜后进入工作区。

■ 六、防护服破损防范与应急流程

（一）防护服开裂或破损

因防护服质量问题出现开裂，或操作过程中操作不当，引起防护服出现破损的现象，易增加职业暴露风险。

（二）防范措施

（1）穿防护服前检查身上是否有尖锐物并去除，以免在工作中造成防护服的损坏。

（2）穿着前要确认防护服的尺码是否适合，太大或太小都会造成工作过程中行动不便或意外刮坏、撕裂。

（3）检查防护服的整体完整性，如缝线处有无开裂等，有破损不能使用。

（4）在穿好防护服之后，可通过上举双臂、弯腰、下蹲等动作，评估所选防护服是否合适。

（5）工作中关注防护服的完整性，及时发现开裂与破损并进行更换。

（三）处理流程

当防护服出现开裂或破损而增加职业暴露风险时，应当尽快撤离隔离区，立即更换全套防护用品。处理流程如下：发现防护服破损，先用 75% 乙醇喷洒或速干手消毒剂涂抹破损处（喷洒或涂抹范围大于破损处直径的 3 倍），然后告知科室医护人员，做好与同班人员交接工作后撤离隔离区，再按流程脱摘防护用品，然后脱工作服、沐浴更衣，最后根据工作需要重新穿戴防护用品后入隔离区。

第五节　防护用品并发症的预防

一、口罩过敏

（一）口罩过敏

因长时间佩戴口罩，加上天气因素，容易导致面部出现红肿、丘疹、瘙痒等不适，从而引发接触性皮炎。

（二）预防措施

（1）避开过敏材质，避开假冒伪劣产品，佩戴松紧合适的口罩。

（2）佩戴时间不宜过长，如卫生条件允许，2~3 小时摘下口罩或适度变换口罩位置使局部减压。

（3）注意合理使用化妆品，减少皮肤刺激。

（4）注意面部清洁，使用温和无刺激性的洗面奶清洁皮肤。

二、乳胶手套过敏

（一）乳胶手套过敏

因长时间使用乳胶手套，或对乳胶手套中某种化学成分过敏，导致接触部位出现水疱、红斑、肿胀、皮肤开裂和瘙痒甚至糜烂。

（二）预防措施

（1）可使用无粉乳胶手套。

（2）脱除手套后，立刻用温和的洗手液、肥皂洗手，并完全擦干手部。

（3）尽可能缩短戴手套时间。

（4）可先戴一层薄膜手套，再穿戴乳胶手套，隔绝传染源。

（5）如已发生过敏，可先在手上先涂一层氧化锌软膏、凡士林软膏等，然后穿戴一层薄膜手套，再穿戴乳胶手套。

三、洗手液、消毒液过敏

（一）洗手液、消毒液过敏

部分洗手液、消毒液中具有比较强的刺激性成分，频繁、大量地与皮肤接触可能引起皮肤过敏。

（二）预防措施

（1）洗手液过敏可改用肥皂洗手。

（2）消毒液过敏应停止使用可疑消毒液，更换为其他非过敏产品。

四、医疗器械相关压力性损伤

（一）医疗器械相关压力性损伤

由于长时间穿戴防护用具，皮肤相继出现压痕、红斑、水疱、破溃等医疗器械相关压力性损伤，好发于鼻部、脸颊、额部、耳廓后部。

（二）预防措施

（1）根据工作岗位特点评估防护级别需求，选择尺寸合适、型号正确的口罩、护目镜等防护用品。

（2）佩戴防护用品前，检查皮肤的完整度，查看有无压力性相关损伤迹象。在佩戴防护用品前，在易受压部位使用液体敷料，形成皮肤保护膜。

（3）按标准要求佩戴相关防护用品，调整好松紧度和舒适度，并注意必须保证密闭性。

（4）在防护用品与皮肤接触位置，预防性地使用辅料进行局部减压，以保护好发易受损部位。

第十章

医疗护理员技能操作流程

第一节　基础生命体征异常判断及报告流程

【概述】

基础生命体征是衡量机体身心状况的可靠指标，包括体温、脉搏、呼吸和血压，是患者健康状况的一种客观反映，也是照护患者需关注的重要内容之一。

【目的】

及时发现患者基础生命体征异常情况，为医护人员提供患者病情变化的依据。

【流程图】

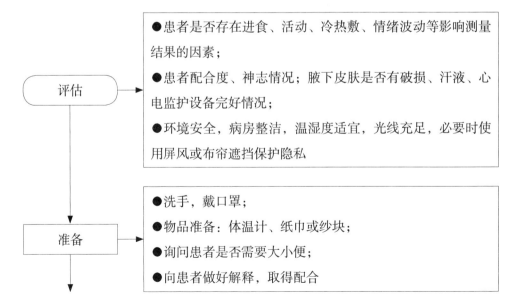

评估
- ●患者是否存在进食、活动、冷热敷、情绪波动等影响测量结果的因素；
- ●患者配合度、神志情况；腋下皮肤是否有破损、汗液、心电监护设备完好情况；
- ●环境安全，病房整洁，温湿度适宜，光线充足，必要时使用屏风或布帘遮挡保护隐私

准备
- ●洗手，戴口罩；
- ●物品准备：体温计、纸巾或纱块；
- ●询问患者是否需要大小便；
- ●向患者做好解释，取得配合

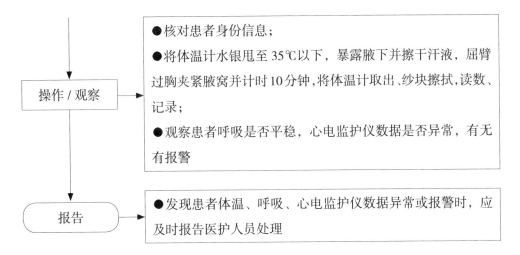

操作 / 观察
- 核对患者身份信息；
- 将体温计水银甩至 35℃以下，暴露腋下并擦干汗液，屈臂过胸夹紧腋窝并计时 10 分钟,将体温计取出、纱块擦拭,读数、记录；
- 观察患者呼吸是否平稳，心电监护仪数据是否异常，有无有报警

报告
- 发现患者体温、呼吸、心电监护仪数据异常或报警时，应及时报告医护人员处理

【注意事项】

（1）为婴幼儿、意识不清或不合作的患者测量体温时，操作者应守护在患者身旁。

（2）如患者存在紧张、剧烈活动、哭闹等情况，需稳定后再测量。

（3）使用水银体温计前须检查体温计的完好，将水银柱甩至 35℃以下。

（4）如发现心电监护仪袖带、连接线脱落应及时通知医护人员，不能自行处理。

（5）测腋温时擦拭腋窝勿太用力，避免使用冷或热的毛巾擦拭，以免影响体温值。注意屈肘臂过胸夹紧腋窝。

【相关知识】

（1）成人基础生命体征的正常值：体温（腋温）：36~37℃；心率：60~100 次 / 分；呼吸 16~20 次 / 分；血压：收缩压 90~139mmHg，舒张压 60~89mmHg。

（2）儿童基础生命体征正常值：体温：可略高于成人，随着年龄增长，大约每增长 10 岁，体温约降低 0.05℃，到 14~16 岁与成人接近。

年龄	平均脉搏（次／分）	呼吸	平均血压（mmHg）
新生儿	120	30~60	84/54
1~3 岁	110	30~40	90/60
3~6 岁	100	25~30	105/65
4~7 岁	95	20~25	110/65
8~14 岁	90	18~20	110/65

第二节　出入量观察、登记流程

【概述】

出入量的观察和记录是医疗护理员照护患者的日常工作之一。24 小时出入量包括患者在 24 小时内所摄入的（包括饮食、输液等）和排出的（尿液、大便、呕吐物、引流液等）液体总量，反映患者体内液体代谢的状况。

【目的】

及时、准确记录患者的出入量，为医护人员观察患者病情变化提供参考信息，以调整合理的治疗方案。

【流程图】

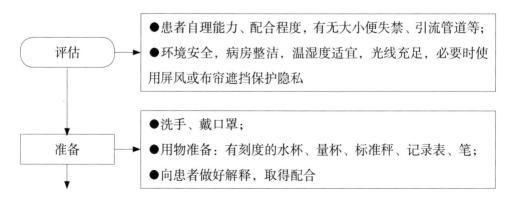

评估 → ●患者自理能力、配合程度，有无大小便失禁、引流管道等；
●环境安全，病房整洁，温湿度适宜，光线充足，必要时使用屏风或布帘遮挡保护隐私

准备 → ●洗手、戴口罩；
●用物准备：有刻度的水杯、量杯、标准秤、记录表、笔；
●向患者做好解释，取得配合

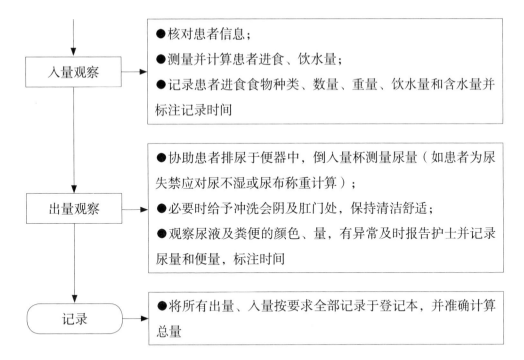

【注意事项】

记录出入量时每次应写上时间列表记录，以免出入量混记。

【相关知识】

（1）尿量：正常成人 24 小时尿量为 1000~2000ml。尿量的多少与摄入的液体相关。大量出汗或腹泻也导致尿量减少。如果 24 小时尿量超过 2500ml 为多尿，少于 400ml 为少尿，少于 100ml 为无尿，均为尿量异常。

（2）尿色：正常尿的颜色为淡黄色至深褐色，澄清透明。如出现尿液混浊、有泡沫、有絮状物、血尿或尿的颜色呈浓茶色或酱油色，均为尿色异常。

（3）尿的气味：正常尿液的气味来自尿液中挥发的酸性物质，也受食物影响，如食用大蒜、大葱后会产生特殊气味。长时间放置后可出现氨臭味，糖尿病酸中毒时为烂苹果味。

（4）排尿频率：排尿频率个体差异会有些不同，主要因个人的膀胱容量、液体摄入量相关。一般日间 3~5 次、夜间 0~1 次。如果排尿间隔小于 1.5 小时或大于 12 小时，应考虑是否发生异常。

（5）大便的量与次数：正常成人每日排便 1~3 次，平均量为 100~300g，粪便量的多少与食物的种类、数量及消化器官功能状况有关。

（6）大便的性状及颜色：正常粪便为成形软便，呈黄褐色。如出现柏油样、暗红色、陶土色、果酱样等则为异常。

附：常见食物含水量表

食物名称	单位 / 原材料重量	含水量（ml）
米粥	1 碗（500g）/100g	400~440
米饭	1 碗（170g）/100g	70
面条（带汤）	1 碗（170g）/100g	70（汤另计）
馄饨	100g	300~350
饺子	50g	60~80
包子	50g	40~50
馒头	50g	20~25
煮鸡蛋	1 个	25~30
橘子	100g	87
苹果	100g	85
香蕉	100g	77
梨	100g	89
桃	100g	88
葡萄	100g	88
黄瓜	100g	96

第三节　尿常规标本的采集流程

【概述】

尿常规检查是诊断疾病的重要手段。尿常规标本的采集是留取患者的普通尿样标本并送检的过程。

【目的】

为尿常规检查采集尿液标本，以对尿液进行实验室的物理、化学、细菌学检查，协助医疗诊断。

【流程图】

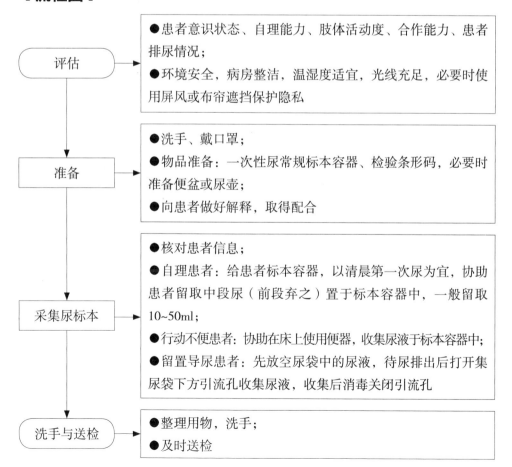

评估
● 患者意识状态、自理能力、肢体活动度、合作能力、患者排尿情况；
● 环境安全，病房整洁，温湿度适宜，光线充足，必要时使用屏风或布帘遮挡保护隐私

准备
● 洗手、戴口罩；
● 物品准备：一次性尿常规标本容器、检验条形码，必要时准备便盆或尿壶；
● 向患者做好解释，取得配合

采集尿标本
● 核对患者信息；
● 自理患者：给患者标本容器，以清晨第一次尿为宜，协助患者留取中段尿（前段弃之）置于标本容器中，一般留取10~50ml；
● 行动不便患者：协助在床上使用便器，收集尿液于标本容器中；
● 留置导尿患者：先放空尿袋中的尿液，待尿排出后打开集尿袋下方引流孔收集尿液，收集后消毒关闭引流孔

洗手与送检
● 整理用物，洗手；
● 及时送检

【注意事项】

（1）嘱患者留取尿标本前不宜过多饮水，过多饮水可致尿液稀释，影响检查结果。

（2）嘱患者清晨留取尿标本，留取前不宜剧烈运动，因会使尿液中红细胞、白细胞、蛋白质增加。

（3）留取尿标本时，不可将粪便混于尿液中，以防粪便中的微生物使尿液变质。

（4）女性患者在月经期不宜留取尿标本。

（5）尿标本必须清洁，患者留取标本前先洗手并清洁外生殖器、尿道口及周围皮肤。

（6）女性患者避免阴道分泌物或月经血污染尿液。

（7）男性患者避免精液混入尿液。

（8）尿标本需及时送检。

第四节　粪便常规标本的采集流程

【概述】

为患者采集粪便标本并送检进行颜色和显微镜检查的过程。

【目的】

提供检验科人员通过检查粪便的性状、颜色、粪便里的细胞，以协助医生诊断。

【流程图】

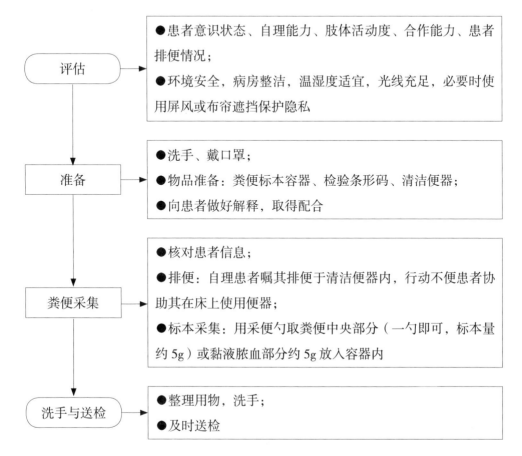

【注意事项】

（1）粪便常规标本有异常时应取有脓血、黏液或颜色异常部分；潜血标本应取异常部分，特别是有血液部分。

（2）粪便标本不可混有尿液，因为尿液可使粪便中的原虫死亡。

（3）检查肠内原虫滋养体，需留取标本后立即送检。

【相关知识】

留取隐血试验标本应注意：

（1）检查前3天内需停止服用干扰检测的药物，如维生素C、阿司匹林及含铁剂药等。禁食动物肉类、肝类、血类、叶绿类食物。

（2）应在粪便多部位进行采集。

（3）不宜采集直肠指检标本和便池中标本，避免月经血、血尿混入粪便。

第五节　人工排便法操作流程

【概述】

使用开塞露等药物塞入便秘的患者直肠内（肛门内），帮助便秘患者排便，解除患者腹痛、腹胀。

【目的】

协助便秘患者排便，满足患者排泄需要，增进舒适，预防并发症。

【流程图】

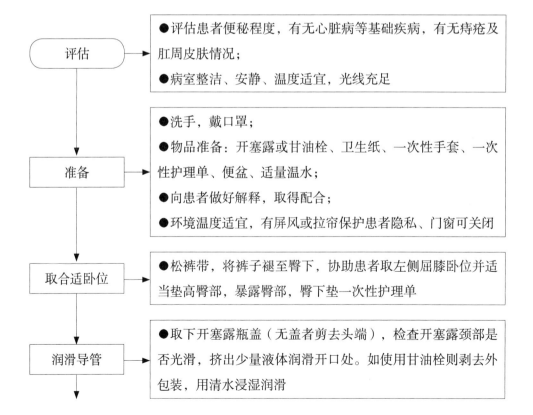

评估 ● 评估患者便秘程度，有无心脏病等基础疾病，有无痔疮及肛周皮肤情况；
● 病室整洁、安静、温度适宜，光线充足

准备 ● 洗手，戴口罩；
● 物品准备：开塞露或甘油栓、卫生纸、一次性手套、一次性护理单、便盆、适量温水；
● 向患者做好解释，取得配合；
● 环境温度适宜，有屏风或拉帘保护患者隐私、门窗可关闭

取合适卧位 ● 松裤带，将裤子褪至臀下，协助患者取左侧屈膝卧位并适当垫高臀部，暴露臀部，臀下垫一次性护理单

润滑导管 ● 取下开塞露瓶盖（无盖者剪去头端），检查开塞露颈部是否光滑，挤出少量液体润滑开口处。如使用甘油栓则剥去外包装，用清水浸湿润滑

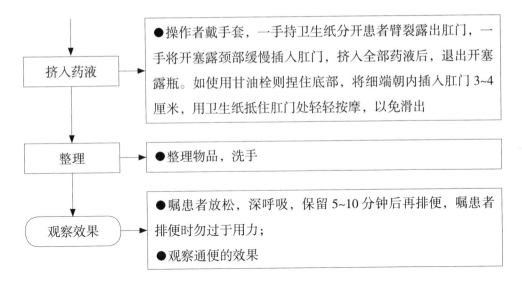

挤入药液	●操作者戴手套，一手持卫生纸分开患者臀裂露出肛门，一手将开塞露颈部缓慢插入肛门，挤入全部药液后，退出开塞露瓶。如使用甘油栓则捏住底部，将细端朝内插入肛门3~4厘米，用卫生纸抵住肛门处轻轻按摩，以免滑出
整理	●整理物品，洗手
观察效果	●嘱患者放松，深呼吸，保留5~10分钟后再排便，嘱患者排便时勿过于用力； ●观察通便的效果

【注意事项】

（1）使用开塞露纳肛时要掌握好使用时机，在患者已经出现便意，但又未能排出大便时使用效果最理想。

（2）操作时嘱患者深呼吸放松，使用过程中动作要轻柔，开塞露颈部开口应光滑，以免划伤肛门或直肠黏膜。

（3）成人一次用量约20ml，儿童约10ml。

（4）使用前应询问患者是否对开塞露（甘油栓）过敏，过敏者禁用。

（5）使用前检查开塞露（甘油栓）性状，发生改变时禁止使用。

第六节　失禁性皮炎的预防流程

【概述】

预防失禁性皮炎是为了避免患者皮肤长期接触排泄物，从而引起局部皮肤过敏和表皮炎症反应而采取的一系列措施。

【目的】

预防失禁性皮炎的发生，保持皮肤清洁，预防感染，增进患者舒适。

【流程图】

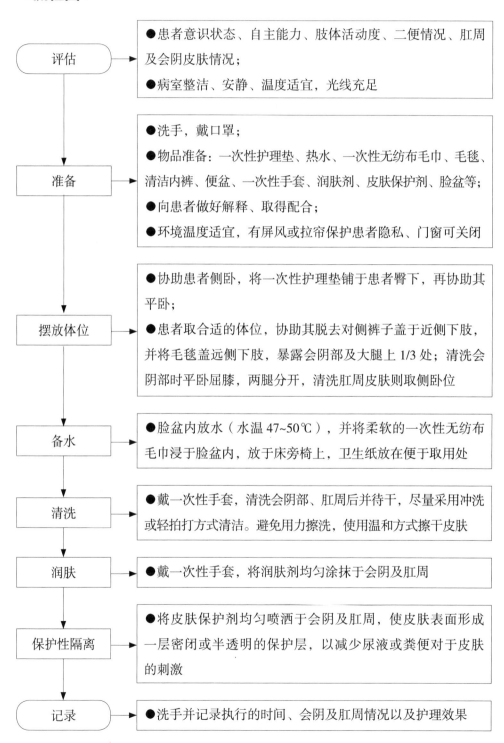

评估 → ●患者意识状态、自主能力、肢体活动度、二便情况、肛周及会阴皮肤情况；
●病室整洁、安静、温度适宜，光线充足

准备 → ●洗手，戴口罩；
●物品准备：一次性护理垫、热水、一次性无纺布毛巾、毛毯、清洁内裤、便盆、一次性手套、润肤剂、皮肤保护剂、脸盆等；
●向患者做好解释、取得配合；
●环境温度适宜，有屏风或拉帘保护患者隐私、门窗可关闭

摆放体位 → ●协助患者侧卧，将一次性护理垫铺于患者臀下，再协助其平卧；
●患者取合适的体位，协助其脱去对侧裤子盖于近侧下肢，并将毛毯盖远侧下肢，暴露会阴部及大腿上 1/3 处；清洗会阴部时平卧屈膝，两腿分开，清洗肛周皮肤则取侧卧位

备水 → ●脸盆内放水（水温 47~50℃），并将柔软的一次性无纺布毛巾浸于脸盆内，放于床旁椅上，卫生纸放在便于取用处

清洗 → ●戴一次性手套，清洗会阴部、肛周后并待干，尽量采用冲洗或轻拍打方式清洁。避免用力擦洗，使用温和方式擦干皮肤

润肤 → ●戴一次性手套，将润肤剂均匀涂抹于会阴及肛周

保护性隔离 → ●将皮肤保护剂均匀喷洒于会阴及肛周，使皮肤表面形成一层密闭或半透明的保护层，以减少尿液或粪便对于皮肤的刺激

记录 → ●洗手并记录执行的时间、会阴及肛周情况以及护理效果

【注意事项】

（1）为患者选择合适的护理用具，避免皮肤长期接触、浸润刺激物。

（2）清洁皮肤时动作温和轻柔，不可强拉拖拽，尽量减少相关性的摩擦。

（3）应用接近皮肤酸碱值的清洗液，不建议使用肥皂来清洁会阴部皮肤。如使用湿纸巾则需选择无酒精成分湿纸巾。

第七节　晨间照料服务流程

【概述】

晨间照料服务是指医疗护理员通过晨间整理病室、保持病室、床单位整洁、美观，协助患者清洁保持舒适，减少并发症的发生。

【目的】

使患者清洁舒适，预防并发症；保持床单位、病室整洁；观察和了解患者的病情和心理状态，满足患者身心需要。

【流程图】

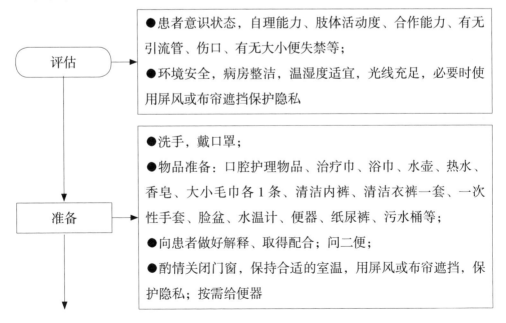

评估
●患者意识状态，自理能力、肢体活动度、合作能力、有无引流管、伤口、有无大小便失禁等；
●环境安全，病房整洁，温湿度适宜，光线充足，必要时使用屏风或布帘遮挡保护隐私

准备
●洗手，戴口罩；
●物品准备：口腔护理物品、治疗巾、浴巾、水壶、热水、香皂、大小毛巾各1条、清洁内裤、清洁衣裤一套、一次性手套、脸盆、水温计、便器、纸尿裤、污水桶等；
●向患者做好解释、取得配合；问二便；
●酌情关闭门窗，保持合适的室温，用屏风或布帘遮挡，保护隐私；按需给便器

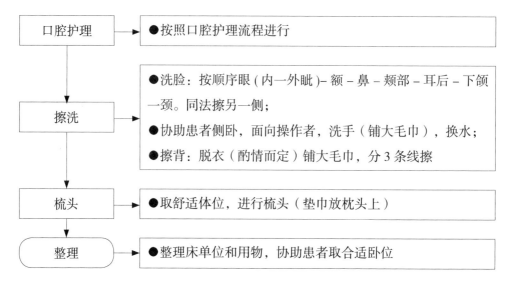

口腔护理 → ●按照口腔护理流程进行

擦洗 → ●洗脸：按顺序眼（内一外眦）- 额 - 鼻 - 颊部 - 耳后 - 下颌 - 颈。同法擦另一侧；
●协助患者侧卧，面向操作者，洗手（铺大毛巾），换水；
●擦背：脱衣（酌情而定）铺大毛巾，分 3 条线擦

梳头 → ●取舒适体位，进行梳头（垫巾放枕头上）

整理 → ●整理床单位和用物，协助患者取合适卧位

【注意事项】

（1）操作过程中注意观察患者病情，进行心理护理和卫生宣教，注意管道固定良好。

（2）操作后对躁动、易发生坠床的患者拉好床挡或采取其他安全措施，帮助患者取舒适体位。

（3）注意保暖，防止患者受凉，操作后酌情开窗通风。

（4）梳头过程中避免强行梳拉，造成患者疼痛。如头发纠集成团，可用 30% 乙醇湿润后小心梳理，根据患者需要编辫或扎成束。

（5）洗脸时注意洗净耳后、耳廓等处。

第八节　晚间照料服务流程

【概述】

晚间照料服务是指医疗护理员在晚间为患者进行清洁、如厕等生活照护，使患者放松、舒适、清洁、促进睡眠，利于疾病的恢复。

【目的】

协助生活不能自理的患者做好晚间卫生，促进患者睡眠，增进患者舒适度。

【流程图】

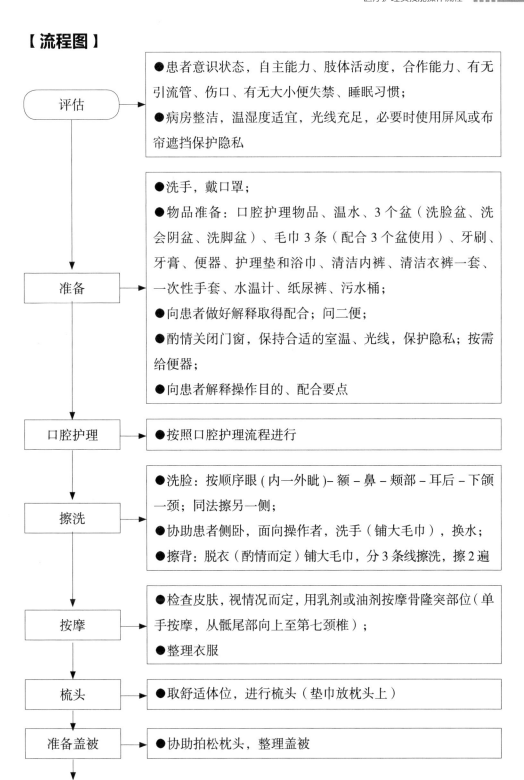

评估
- 患者意识状态，自主能力、肢体活动度，合作能力、有无引流管、伤口、有无大小便失禁、睡眠习惯；
- 病房整洁，温湿度适宜，光线充足，必要时使用屏风或布帘遮挡保护隐私

准备
- 洗手，戴口罩；
- 物品准备：口腔护理物品、温水、3个盆（洗脸盆、洗会阴盆、洗脚盆）、毛巾3条（配合3个盆使用）、牙刷、牙膏、便器、护理垫和浴巾、清洁内裤、清洁衣裤一套、一次性手套、水温计、纸尿裤、污水桶；
- 向患者做好解释取得配合；问二便；
- 酌情关闭门窗，保持合适的室温、光线，保护隐私；按需给便器；
- 向患者解释操作目的、配合要点

口腔护理
- 按照口腔护理流程进行

擦洗
- 洗脸：按顺序眼（内一外眦）–额–鼻–颊部–耳后–下颌一颈；同法擦另一侧；
- 协助患者侧卧，面向操作者，洗手（铺大毛巾），换水；
- 擦背：脱衣（酌情而定）铺大毛巾，分3条线擦洗，擦2遍

按摩
- 检查皮肤，视情况而定，用乳剂或油剂按摩骨隆突部位（单手按摩，从骶尾部向上至第七颈椎）；
- 整理衣服

梳头
- 取舒适体位，进行梳头（垫巾放枕头上）

准备盖被
- 协助拍松枕头，整理盖被

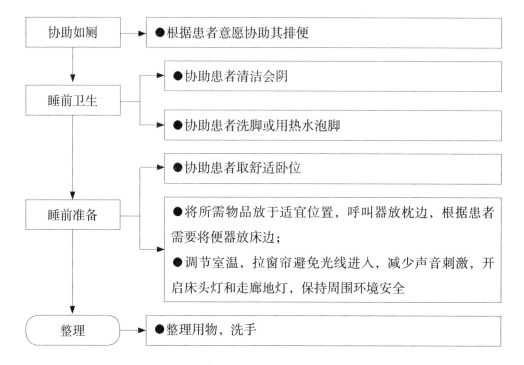

【注意事项】

（1）操作过程中注意观察患者病情，进行心理护理和卫生宣教，注意管道固定良好。

（2）操作后对躁动、易发生坠床的患者拉好床挡或采取其他安全措施，帮助患者采取舒适体位。

（3）操作过程中注意保暖，防止受凉。

（4）关注患者睡眠情况，如患者入睡困难，应报告值班护士。

（5）帮助患者建立良好的睡眠习惯，如白天尽量少睡觉，午睡时间不宜过长，下午4时以后避免饮用咖啡、浓茶等含刺激性物质的饮料。

（6）嘱患者夜间避免过多饮水，减少夜间如厕频率。

第九节　协助患者更换卧位操作流程

【概述】

协助患者更换卧位是指为不能自行移动的患者更换卧位，减轻局部组织的压力和卧床并发症的发生。

【目的】

减少局部皮肤长期受压，促进血液循环，增加肌肉活动，提高肺活量，从而促进患者舒适，避免压力性损伤、坠积性肺炎等并发症的发生。

【流程图】

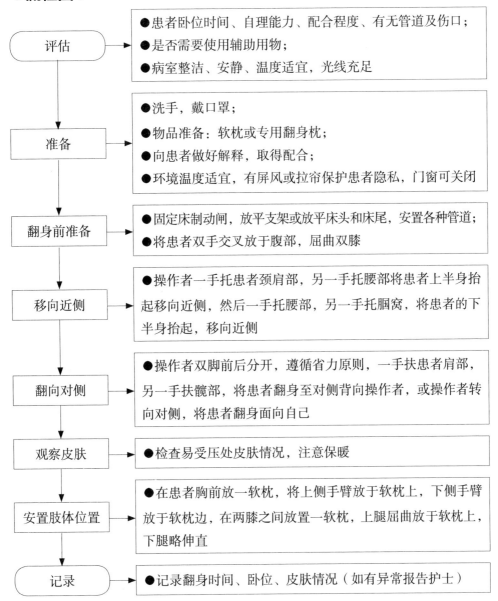

评估	●患者卧位时间、自理能力、配合程度、有无管道及伤口； ●是否需要使用辅助用物； ●病室整洁、安静、温度适宜，光线充足
准备	●洗手，戴口罩； ●物品准备：软枕或专用翻身枕； ●向患者做好解释，取得配合； ●环境温度适宜，有屏风或拉帘保护患者隐私，门窗可关闭
翻身前准备	●固定床制动闸，放平支架或放平床头和床尾，安置各种管道； ●将患者双手交叉放于腹部，屈曲双膝
移向近侧	●操作者一手托患者颈肩部，另一手托腰部将患者上半身抬起移向近侧，然后一手托腰部，另一手托腘窝，将患者的下半身抬起，移向近侧
翻向对侧	●操作者双脚前后分开，遵循省力原则，一手扶患者肩部，另一手扶髋部，将患者翻身至对侧背向操作者，或操作者转向对侧，将患者翻身面向自己
观察皮肤	●检查易受压处皮肤情况，注意保暖
安置肢体位置	●在患者胸前放一软枕，将上侧手臂放于软枕上，下侧手臂放于软枕边，在两膝之间放置一软枕，上腿屈曲放于软枕上，下腿略伸直
记录	●记录翻身时间、卧位、皮肤情况（如有异常报告护士）

【注意事项】

（1）协助患者翻身时，不可拖拉硬拽，应将患者身体稍抬起后再行翻身。移动后须用软枕垫好背部及膝下。两人协助翻身时，注意动作协调轻稳。

（2）对有导管的患者，应在护士指导下先将导管安置妥当，翻身后检查导管，保持通畅。

（3）特殊患者（如颈椎和颅骨牵引者）及大手术后等患者，翻身时应在护士指导或协助下翻身。

（4）颈椎和颅骨牵引者，翻身时应牵引不可放松，并须使头、颈、躯干保持在同一水平翻动。石膏固定和伤口较大的患者翻身后应将患处放于适当的位置，防止受压。

（5）为手术后患者翻身时，应先检查敷料是否干燥、有无脱落，如分泌物浸湿敷料，应先报告护士更换敷料再行翻身。

（6）翻身时注意节力原则，让患者尽量靠近操作者，使重力线通过支撑面保持平衡。

第十节　协助患者叩背操作流程

【概述】

协助患者叩背是指为久病体弱，长期卧床，排痰无力者进行背部叩击。

【目的】

促进卧床患者血液循环，预防压疮和肺部感染。通过振动作用，使痰液松动，利于咳出，保持呼吸道通畅。减轻患者呼吸肌做功，减少耗氧。

【流程图】

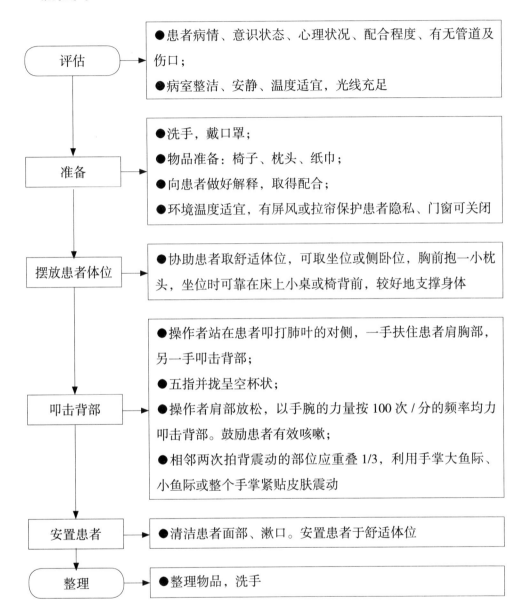

评估 → ●患者病情、意识状态、心理状况、配合程度、有无管道及伤口；
●病室整洁、安静、温度适宜，光线充足

准备 → ●洗手，戴口罩；
●物品准备：椅子、枕头、纸巾；
●向患者做好解释，取得配合；
●环境温度适宜，有屏风或拉帘保护患者隐私、门窗可关闭

摆放患者体位 → ●协助患者取舒适体位，可取坐位或侧卧位，胸前抱一小枕头，坐位时可靠在床上小桌或椅背前，较好地支撑身体

叩击背部 → ●操作者站在患者叩打肺叶的对侧，一手扶住患者肩胸部，另一手叩击背部；
●五指并拢呈空杯状；
●操作者肩部放松，以手腕的力量按 100 次 / 分的频率均力叩击背部。鼓励患者有效咳嗽；
●相邻两次拍背震动的部位应重叠 1/3，利用手掌大鱼际、小鱼际或整个手掌紧贴皮肤震动

安置患者 → ●清洁患者面部、漱口。安置患者于舒适体位

整理 → ●整理物品，洗手

【注意事项】

（1）遵循节力、安全的原则。

（2）禁止为有禁忌证的患者进行背部叩击。

（3）翻身过程中避免拖拉，保护好患者局部皮肤，正确使用床挡（烦躁

者选用约束带)。

（4）叩击力量要适中，以患者不感到疼痛为宜，避开乳房、心脏、骨突部位 (如脊柱、肩胛骨、胸骨)。

（5）叩背时间应在餐后 2 小时至餐前 30 分钟，注意患者的反应，以免发生呕吐引起窒息。

（6）应按照按照自下而上、自外而内的顺序叩击，避开脊柱、骨突部位和伤口处。

（7）叩击后协助患者排痰、漱口，以去除痰液、口腔气味，询问患者的感受，观察痰液情况等。

（8）叩击时间约为每次 10~15 分钟。

第十一节　协助患者移向床头操作流程

【概述】

为卧床不能自行移动的患者整理卧床位置。

【目的】

协助滑向床尾而不能自移动的患者，恢复舒适、安全的体位。

【流程图】

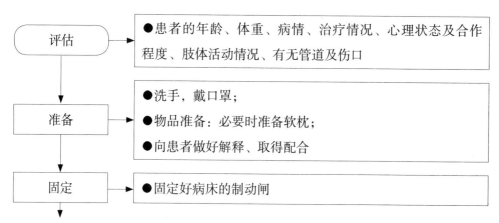

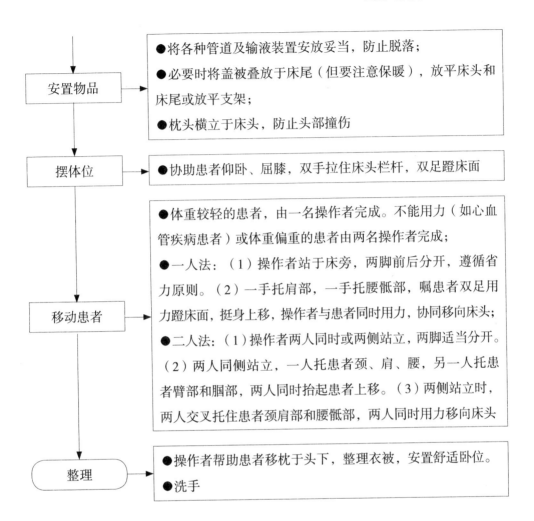

安置物品
●将各种管道及输液装置安放妥当，防止脱落；
●必要时将盖被叠放于床尾（但要注意保暖），放平床头和床尾或放平支架；
●枕头横立于床头，防止头部撞伤

摆体位
●协助患者仰卧、屈膝，双手拉住床头栏杆，双足蹬床面

移动患者
●体重较轻的患者，由一名操作者完成。不能用力（如心血管疾病患者）或体重偏重的患者由两名操作者完成；
●一人法：（1）操作者站于床旁，两脚前后分开，遵循省力原则。（2）一手托肩部，一手托腰骶部，嘱患者双足用力蹬床面，挺身上移，操作者与患者同时用力，协同移向床头；
●二人法：（1）操作者两人同时或两侧站立，两脚适当分开。（2）两人同侧站立，一人托患者颈、肩、腰，另一人托患者臀部和腘部，两人同时抬起患者上移。（3）两侧站立时，两人交叉托住患者颈肩部和腰骶部，两人同时用力移向床头

整理
●操作者帮助患者移枕于头下，整理衣被，安置舒适卧位。
●洗手

【注意事项】

（1）注意遵循节力原则，两名医疗护理员协同工作时动作应协调统一。

（2）医疗护理员移动患者时应动作轻稳，避免对患者有拖、拉、推等动作，防止擦伤患者皮肤及造成关节脱位。

第十二节　口腔清洁操作流程

【概述】

口腔清洁是指为生活不能自理的患者擦拭口腔表面及清洁义齿，去除口

腔异味和牙齿上残留物。

【目的】

保持口腔清洁、无感染，去除口腔内残留物和异味，增加患者舒适感。

【流程图】

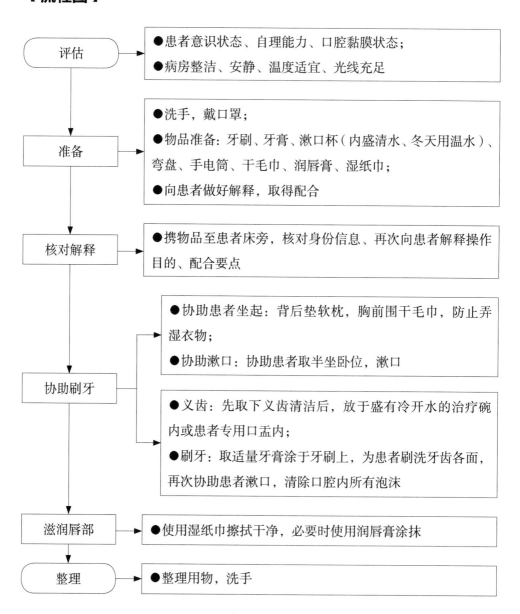

评估 ● 患者意识状态、自理能力、口腔黏膜状态；
● 病房整洁、安静、温度适宜、光线充足

准备 ● 洗手，戴口罩；
● 物品准备：牙刷、牙膏、漱口杯（内盛清水、冬天用温水）、弯盘、手电筒、干毛巾、润唇膏、湿纸巾；
● 向患者做好解释，取得配合

核对解释 ● 携物品至患者床旁，核对身份信息、再次向患者解释操作目的、配合要点

协助刷牙 ● 协助患者坐起：背后垫软枕，胸前围干毛巾，防止弄湿衣物；
● 协助漱口：协助患者取半坐卧位，漱口

● 义齿：先取下义齿清洁后，放于盛有冷开水的治疗碗内或患者专用口盂内；
● 刷牙：取适量牙膏涂于牙刷上，为患者刷洗牙齿各面，再次协助患者漱口，清除口腔内所有泡沫

滋润唇部 ● 使用湿纸巾擦拭干净，必要时使用润唇膏涂抹

整理 ● 整理用物，洗手

【注意事项】

（1）操作过程中，密切观察患者呼吸频率和节律。

（2）若患者出现躁动或病情变化，及时暂停操作。

（3）义齿清洁后暂不用时，放于冷开水中浸泡，每日换水一次。不可将义齿浸泡在热水或有腐蚀性消毒剂（酒精）内。

（4）口腔护理需在良好的光线下进行，以便观察口腔情况。操作物伸入口腔不宜过深，以免刺激咽反射；擦洗时勿触及软腭、咽部，以免引起患者恶心。

第十三节　床上擦浴操作流程

【概述】

床上擦浴是指为需要卧床或不能进行淋浴的患者在床上进行皮肤清洁工作。

【目的】

清洁卧床患者皮肤，增进舒适，促进血液循环，维护患者自尊。

【流程图】

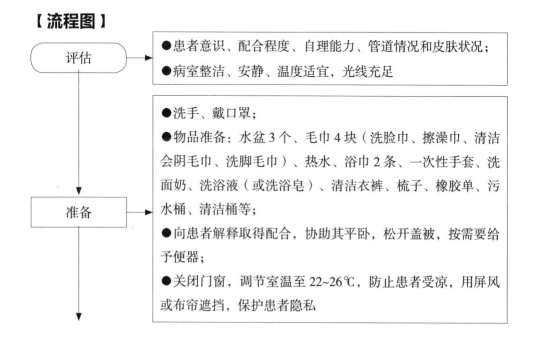

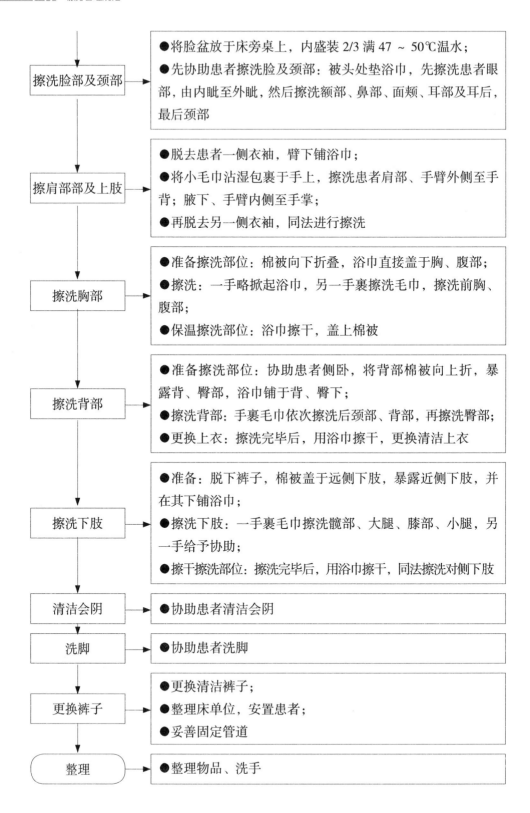

擦洗脸部及颈部	●将脸盆放于床旁桌上，内盛装 2/3 满 47 ~ 50℃温水； ●先协助患者擦洗脸及颈部：被头处垫浴巾，先擦洗患者眼部，由内眦至外眦，然后擦洗额部、鼻部、面颊、耳部及耳后，最后颈部
擦肩部部及上肢	●脱去患者一侧衣袖，臂下铺浴巾； ●将小毛巾沾湿包裹于手上，擦洗患者肩部、手臂外侧至手背；腋下、手臂内侧至手掌； ●再脱去另一侧衣袖，同法进行擦洗
擦洗胸部	●准备擦洗部位：棉被向下折叠，浴巾直接盖于胸、腹部； ●擦洗：一手略掀起浴巾，另一手裹擦洗毛巾，擦洗前胸、腹部； ●保温擦洗部位：浴巾擦干，盖上棉被
擦洗背部	●准备擦洗部位：协助患者侧卧，将背部棉被向上折，暴露背、臀部，浴巾铺于背、臀下； ●擦洗背部：手裹毛巾依次擦洗后颈部、背部，再擦洗臀部； ●更换上衣：擦洗完毕后，用浴巾擦干，更换清洁上衣
擦洗下肢	●准备：脱下裤子，棉被盖于远侧下肢，暴露近侧下肢，并在其下铺浴巾； ●擦洗下肢：一手裹毛巾擦洗髋部、大腿、膝部、小腿，另一手给予协助； ●擦干擦洗部位：擦洗完毕后，用浴巾擦干，同法擦洗对侧下肢
清洁会阴	●协助患者清洁会阴
洗脚	●协助患者洗脚
更换裤子	●更换清洁裤子； ●整理床单位，安置患者； ●妥善固定管道
整理	●整理物品、洗手

【注意事项】

（1）擦洗过程中要加强患者皮肤皱褶部位清洁，注意擦洗耳后、腋窝、乳房下、腹股沟等皮肤皱褶处。

（2）擦洗前要检查水温，擦洗过程中注意保暖，不要暴露患者。

（3）操作过程要注意观察患者反应，皮肤有无异常。如有发抖、面色苍白、呼吸变快或变慢，应立即停止并通知护士。

（4）操作者在操作中应遵循节力原则，动作轻柔，注意保护患者隐私。

（5）擦浴完毕，检查和妥善固定各管道。

第十四节　床上洗脚操作流程

【概述】

床上洗脚是指为长期卧床的患者在床上进行双足皮肤清洁。

【目的】

为卧床患者清洁足部，去除异味，增强血液运行，增进患者舒适感。

【流程图】

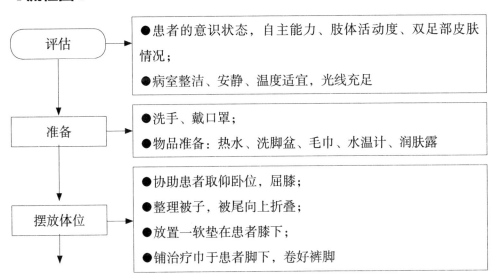

评估	●患者的意识状态，自主能力、肢体活动度、双足部皮肤情况； ●病室整洁、安静、温度适宜，光线充足
准备	●洗手、戴口罩； ●物品准备：热水、洗脚盆、毛巾、水温计、润肤露
摆放体位	●协助患者取仰卧位，屈膝； ●整理被子，被尾向上折叠； ●放置一软垫在患者膝下； ●铺治疗巾于患者脚下，卷好裤脚

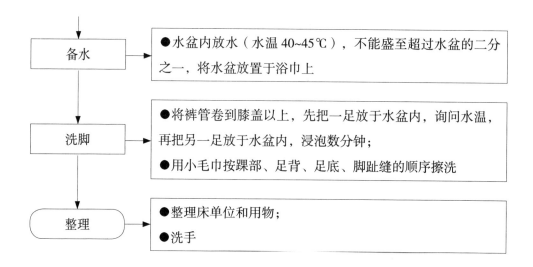

备水 ●水盆内放水（水温 40~45℃），不能盛至超过水盆的二分之一，将水盆放置于浴巾上

洗脚 ●将裤管卷到膝盖以上，先把一足放于水盆内，询问水温，再把另一足放于水盆内，浸泡数分钟；
●用小毛巾按踝部、足背、足底、脚趾缝的顺序擦洗

整理 ●整理床单位和用物；
●洗手

【注意事项】

（1）擦洗前要检查水温，擦洗过程中注意患者保暖。

（2）擦洗过程中要加强患者脚趾缝的清洁。

（3）操作者在操作中应遵循节力原则，动作轻柔。

（4）擦洗完毕，及时整理床单位。

第十五节　成人沐浴操作流程

【概述】

协助生活不能自理的患者进行身体皮肤清洁工作。

【目的】

清洁患者全身皮肤，去除污迹和异味，增进患者舒适度。

【流程图】

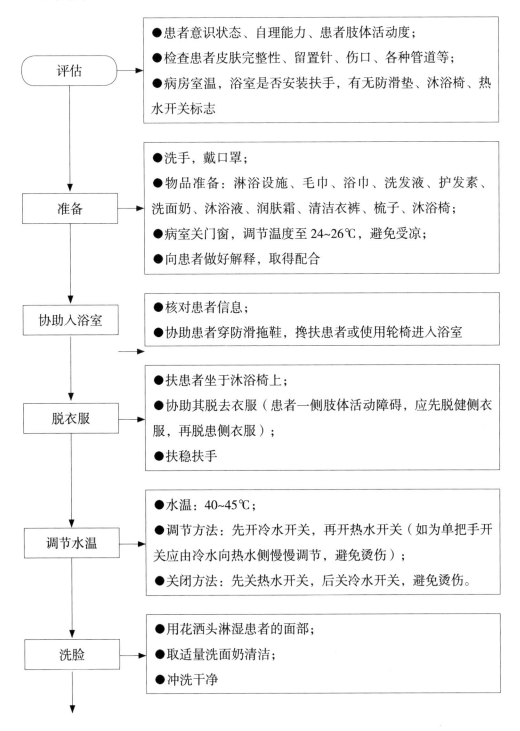

评估 →
- 患者意识状态、自理能力、患者肢体活动度；
- 检查患者皮肤完整性、留置针、伤口、各种管道等；
- 病房室温，浴室是否安装扶手，有无防滑垫、沐浴椅、热水开关标志

准备 →
- 洗手，戴口罩；
- 物品准备：淋浴设施、毛巾、浴巾、洗发液、护发素、洗面奶、沐浴液、润肤霜、清洁衣裤、梳子、沐浴椅；
- 病室关门窗，调节温度至24~26℃，避免受凉；
- 向患者做好解释，取得配合

协助入浴室 →
- 核对患者信息；
- 协助患者穿防滑拖鞋，搀扶患者或使用轮椅进入浴室

脱衣服 →
- 扶患者坐于沐浴椅上；
- 协助其脱去衣服（患者一侧肢体活动障碍，应先脱健侧衣服，再脱患侧衣服）；
- 扶稳扶手

调节水温 →
- 水温：40~45℃；
- 调节方法：先开冷水开关，再开热水开关（如为单把手开关应由冷水向热水侧慢慢调节，避免烫伤）；
- 关闭方法：先关热水开关，后关冷水开关，避免烫伤。

洗脸 →
- 用花洒头淋湿患者的面部；
- 取适量洗面奶清洁；
- 冲洗干净

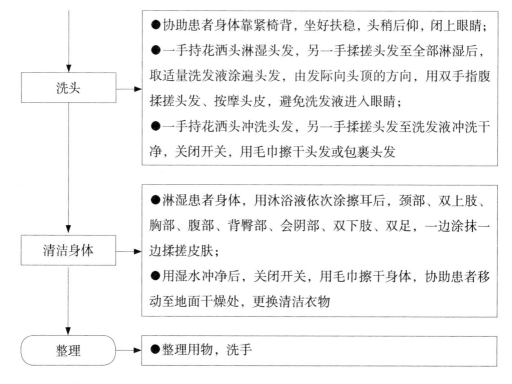

洗头
●协助患者身体靠紧椅背，坐好扶稳，头稍后仰，闭上眼睛；
●一手持花洒头淋湿头发，另一手揉搓头发至全部淋湿后，取适量洗发液涂遍头发，由发际向头顶的方向，用双手指腹揉搓头发、按摩头皮，避免洗发液进入眼睛；
●一手持花洒头冲洗头发，另一手揉搓头发至洗发液冲洗干净，关闭开关，用毛巾擦干头发或包裹头发

清洁身体
●淋湿患者身体，用沐浴液依次涂擦耳后、颈部、双上肢、胸部、腹部、背臀部、会阴部、双下肢、双足，一边涂抹一边揉搓皮肤；
●用湿水冲净后，关闭开关，用毛巾擦干身体，协助患者移动至地面干燥处，更换清洁衣物

整理
●整理用物，洗手

【注意事项】

（1）若患者感到身体不适时暂不进行沐浴。

（2）饭后1小时才能进行沐浴，以免影响消化。

（3）糖尿病患者严禁在空腹和注射胰岛素后空腹沐浴。

（4）对行动不便、身体虚弱的患者可以选择坐位淋浴。

（5）对肢体活动受限、长期卧床、生活不能自理的患者选择擦浴或使用沐浴床/椅给予清洁。

（6）沐浴过程中注意防滑、防跌倒、防烫伤；发现患者头晕、心悸等不适时应及时呼叫，防止发生晕厥、跌倒等意外，若发生，应立即进行呼叫医护人员。

（7）使用防水膜或敷料覆盖留置针、伤口、引流管等。

（8）自行沐浴者，嘱患者不要关闭浴室的门，建议在门外挂牌示意。

第十六节 床上洗头操作流程

【概述】

帮助卧床患者进行头部护理，包括洗头，梳头。

【目的】

清洁头发，去除污物异味，预防感染，增进舒适，维护患者自尊。

【流程图】

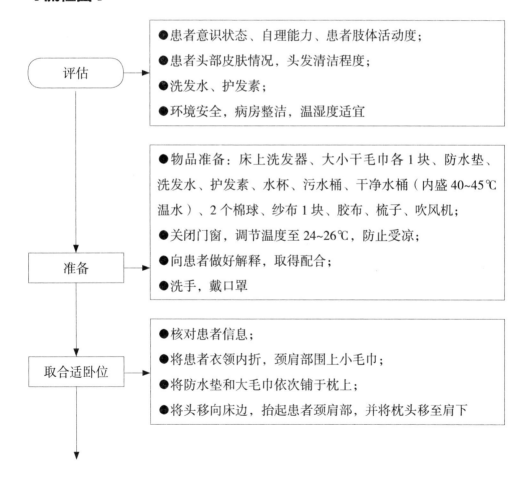

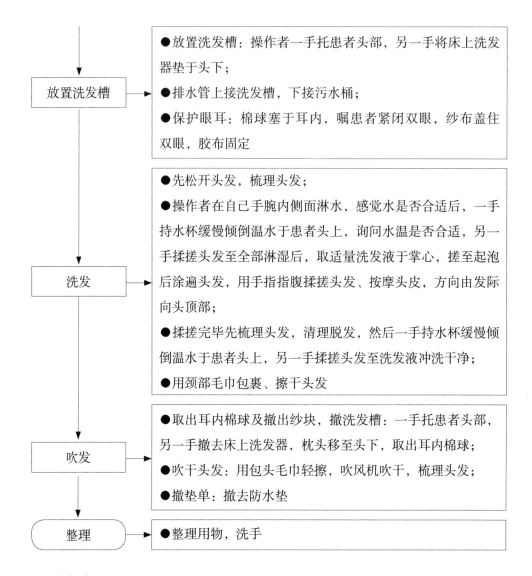

【注意事项】

（1）长期卧床患者要在护士指导下给予床上洗头。饭后半小时内不宜立即进行床上洗头，过于虚弱、头部伤口未愈合的患者不宜洗头。

（2）洗头前要检查水温，保持在 40~45℃，操作者可先在自己手腕内侧面淋水，确定水温合适后，再用少量水淋湿患者头皮，并询问水温是否合适，洗完后及时吹干头发。

（3）用指尖指腹部揉搓头皮和头发，力量适中，避免用指甲，以防抓伤头皮。

（4）洗头过程中，保持衣服、床单位清洁干燥。

（5）洗头时应避免水流进患者眼、耳。

（6）冬天注意关门窗，避免受凉。

第十七节　尿壶使用操作流程

【概述】

协助行动不便或者需要卧床休息的患者使用尿壶进行排尿。

【目的】

协助卧床患者使用尿壶排尿，满足患者排泄需要，保持衣被清洁干燥，增进舒适，预防并发症。

【流程图】

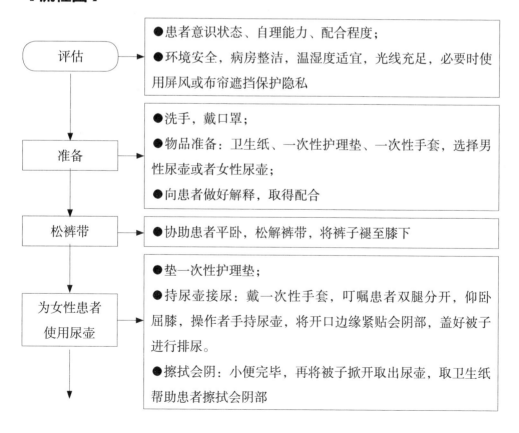

评估
●患者意识状态、自理能力、配合程度；
●环境安全，病房整洁，温湿度适宜，光线充足，必要时使用屏风或布帘遮挡保护隐私

准备
●洗手，戴口罩；
●物品准备：卫生纸、一次性护理垫、一次性手套，选择男性尿壶或者女性尿壶；
●向患者做好解释，取得配合

松裤带
●协助患者平卧，松解裤带，将裤子褪至膝下

为女性患者使用尿壶
●垫一次性护理垫；
●持尿壶接尿：戴一次性手套，叮嘱患者双腿分开，仰卧屈膝，操作者手持尿壶，将开口边缘紧贴会阴部，盖好被子进行排尿。
●擦拭会阴：小便完毕，再将被子掀开取出尿壶，取卫生纸帮助患者擦拭会阴部

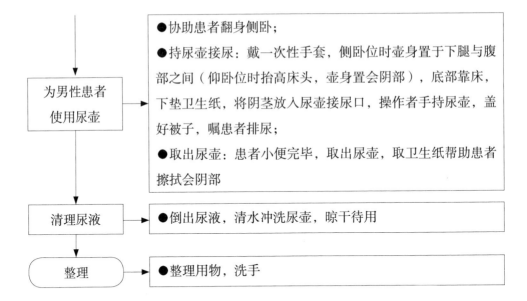

为男性患者
使用尿壶

● 协助患者翻身侧卧；

● 持尿壶接尿：戴一次性手套，侧卧位时壶身置于下腿与腹部之间（仰卧位时抬高床头，壶身置会阴部），底部靠床，下垫卫生纸，将阴茎放入尿壶接尿口，操作者手持尿壶，盖好被子，嘱患者排尿；

● 取出尿壶：患者小便完毕，取出尿壶，取卫生纸帮助患者擦拭会阴部

清理尿液

● 倒出尿液，清水冲洗尿壶，晾干待用

整理

● 整理用物，洗手

【注意事项】

（1）注意遮挡患者，防止受凉，保护隐私。

（2）嘱患者自行扶住尿壶口（不能自理的患者由医疗护理员操作），避免尿液溢出。

（3）尿壶专人专用，及时倒除尿液，保持清洁，定期消毒。

（4）尿壶使用时，注意压力适当，特别是为女性患者使用尿壶时，过轻易致尿液外溢，过重易致局部受压损伤，均应注意避免。

（5）予女性患者垫一次性护理垫方法：被子折向远侧，一手准备好一次性护理垫，另一手协助患者抬高臀部，将一次性护理垫垫于患者臀下（或让患者先侧卧，铺好一次性护理垫）。

（6）协助男性患者翻身侧卧方法：将患者双手交叉放于腹部，操作者一手扶患者肩部，另一手扶髋部，将患者轻轻翻身面向自己侧卧，下腿伸直，上腿略屈曲前倾。

（7）需要记录出入量的患者，医疗护理员在操作完毕后记录尿液量、性状、颜色，报告护士。

第十八节　便盆使用操作流程

【概述】

为生活不能自理、需要卧床的患者使用便盆在床上进行排便。

【目的】

协助卧床患者排便，满足排泄需要，增进舒适。

【流程图】

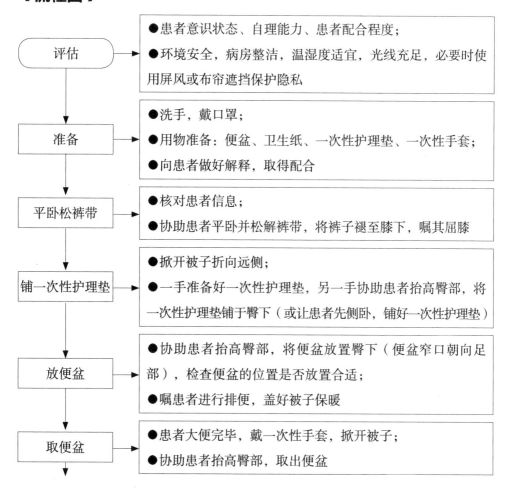

评估	●患者意识状态、自理能力、患者配合程度； ●环境安全，病房整洁，温湿度适宜，光线充足，必要时使用屏风或布帘遮挡保护隐私
准备	●洗手，戴口罩； ●用物准备：便盆、卫生纸、一次性护理垫、一次性手套； ●向患者做好解释，取得配合
平卧松裤带	●核对患者信息； ●协助患者平卧并松解裤带，将裤子褪至膝下，嘱其屈膝
铺一次性护理垫	●掀开被子折向远侧； ●一手准备好一次性护理垫，另一手协助患者抬高臀部，将一次性护理垫铺于臀下（或让患者先侧卧，铺好一次性护理垫）
放便盆	●协助患者抬高臀部，将便盆放置臀下（便盆窄口朝向足部），检查便盆的位置是否放置合适； ●嘱患者进行排便，盖好被子保暖
取便盆	●患者大便完毕，戴一次性手套，掀开被子； ●协助患者抬高臀部，取出便盆

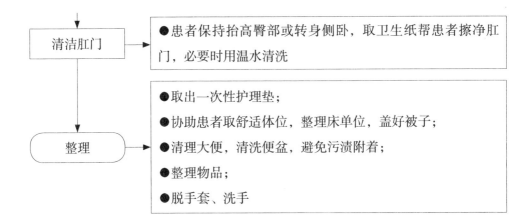

【注意事项】

（1）患者便后室内通风要适当，防止受凉。气温较低时，可将便盆用温水冲洗，减轻不舒适感。

（2）协助衰弱的患者排便时，应给予患者适当的身体支托。

（3）放置便盆时注意抬高患者臀部，不可硬塞或硬拉便器，避免损伤皮肤。

（4）便后用温水清洁时要注意水温，按照从上向下，由前到后的顺序擦洗，以免粪便污染尿道造成泌尿系统感染。

（5）便盆专人专用，及时倒除大便，保持清洁，定期消毒。

（6）便秘的患者应注意指导其多喝水，多吃含粗纤维丰富食物，必要时协助患者进行腹部按摩。

（7）盆骨骨折患者使用便盆应在护士的指导下进行。

（8）发现异常通知护士。

（9）需要记录出入量的患者，医疗护理员在操作完毕后记录大便量、性状、颜色，报告护士。

第十九节　体位垫的应用操作技能流程

【概述】

体位垫是垫在患者身体下方，对患者进行体位支撑，以方便对患者实行治疗、护理的医用器具。体位垫按可分为：上肢垫、下肢垫、三角垫（翻身垫）、梯形垫、俯卧位垫、侧卧位垫、踝骨垫等。

【目的】

用于长期卧床及康复期患者的体位支撑和骨突出处皮肤组织的保护，有效预防压疮发生。

【流程图】

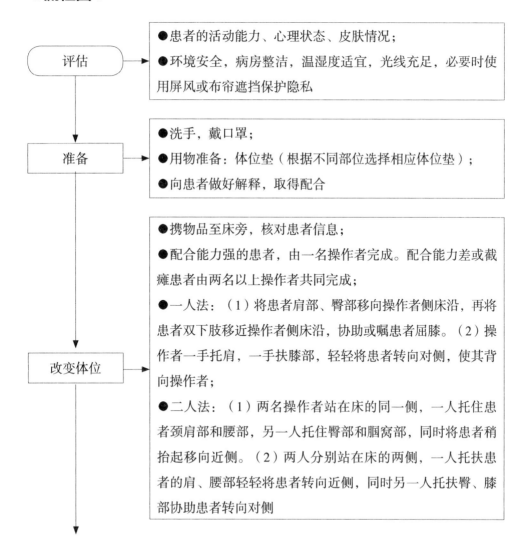

评估 ➔
- 患者的活动能力、心理状态、皮肤情况；
- 环境安全，病房整洁，温湿度适宜，光线充足，必要时使用屏风或布帘遮挡保护隐私

准备 ➔
- 洗手，戴口罩；
- 用物准备：体位垫（根据不同部位选择相应体位垫）；
- 向患者做好解释，取得配合

改变体位 ➔
- 携物品至床旁，核对患者信息；
- 配合能力强的患者，由一名操作者完成。配合能力差或截瘫患者由两名以上操作者共同完成；
- 一人法：（1）将患者肩部、臀部移向操作者侧床沿，再将患者双下肢移近操作者侧床沿，协助或嘱患者屈膝。（2）操作者一手托肩，一手扶膝部，轻轻将患者转向对侧，使其背向操作者；
- 二人法：（1）两名操作者站在床的同一侧，一人托住患者颈肩部和腰部，另一人托住臀部和腘窝部，同时将患者稍抬起移向近侧。（2）两人分别站在床的两侧，一人托扶患者的肩、腰部轻轻将患者转向近侧，同时另一人托扶臀、膝部协助患者转向对侧

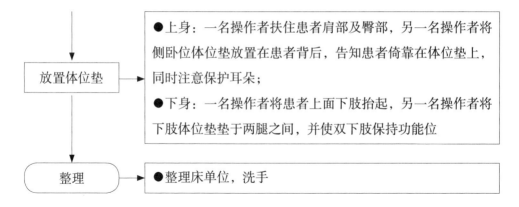

放置体位垫 → ●上身：一名操作者扶住患者肩部及臀部，另一名操作者将侧卧位体位垫放置在患者背后，告知患者倚靠在体位垫上，同时注意保护耳朵；
●下身：一名操作者将患者上面下肢抬起，另一名操作者将下肢体位垫垫于两腿之间，并使双下肢保持功能位

整理 → ●整理床单位，洗手

【注意事项】

（1）协助患者更换体位时要注意安全节力原则，动作轻柔，协调配合，避免拖、拉、推等，以免擦伤皮肤。

（2）避免在患者进食后半小时内更换体位。

（3）更换体位垫时注意保暖，防坠床。

（4）注意患者身体各部位摆放舒适。

（5）更换体位垫时应注意保护患者隐私。

（6）骨折患者需在护士指导下使用体位垫更换患者体位。

（7）改变体位过程中观察患者全身皮肤情况，如有异常立即告知护士。

第二十节　热水袋使用操作流程

【概述】

热水袋是以橡胶或防水材料制成的袋子，通过装入加热的液体，从而达到取暖，缓解疼痛等目的。

【目的】

医疗护理员使用热水袋为患者保暖、解除痉挛、缓解疼痛、促进浅表炎症消散，保持舒适。

【 流程图 】

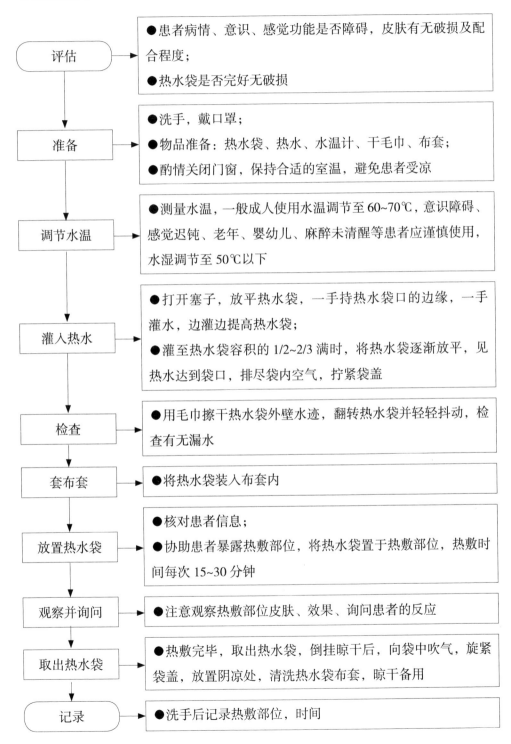

评估 → ●患者病情、意识、感觉功能是否障碍，皮肤有无破损及配合程度；
●热水袋是否完好无破损

准备 → ●洗手，戴口罩；
●物品准备：热水袋、热水、水温计、干毛巾、布套；
●酌情关闭门窗，保持合适的室温，避免患者受凉

调节水温 → ●测量水温，一般成人使用水温调节至60~70℃，意识障碍、感觉迟钝、老年、婴幼儿、麻醉未清醒等患者应谨慎使用，水湿调节至50℃以下

灌入热水 → ●打开塞子，放平热水袋，一手持热水袋口的边缘，一手灌水，边灌边提高热水袋；
●灌至热水袋容积的1/2~2/3满时，将热水袋逐渐放平，见热水达到袋口，排尽袋内空气，拧紧袋盖

检查 → ●用毛巾擦干热水袋外壁水迹，翻转热水袋并轻轻抖动，检查有无漏水

套布套 → ●将热水袋装入布套内

放置热水袋 → ●核对患者信息；
●协助患者暴露热敷部位，将热水袋置于热敷部位，热敷时间每次15~30分钟

观察并询问 → ●注意观察热敷部位皮肤、效果、询问患者的反应

取出热水袋 → ●热敷完毕，取出热水袋，倒挂晾干后，向袋中吹气，旋紧袋盖，放置阴凉处，清洗热水袋布套，晾干备用

记录 → ●洗手后记录热敷部位，时间

【注意事项】

（1）水温的选择：清醒合作无感觉障碍者，60~70℃的温水；意识障碍、感觉迟钝、老年、婴幼儿、麻醉未清醒等患者，应谨慎使用热水袋，水温＜50℃。

（2）热水灌到 1/2~2/3 容量，除去袋中空气，塞紧袋盖或袋塞，检查有无漏水。

（3）在使用过程中操作者经常巡视并询问患者的感受。

（4）检查患者用热水袋部位皮肤情况，发现皮肤潮红或感觉疼痛，立即停止使用热水袋，立即告知护士协助进行相应处理。

（5）热水袋用于解痉、镇痛时，不宜超过 30 分钟；用于保暖时，应保持水温。

（6）热水袋不能直接接触患者皮肤。

（7）热水袋使用过程中注意避免受压，以防热水或热内充物漏出烫伤患者。

（8）热水袋使用完毕后，应倒挂晾干后，向袋中吹气，旋紧袋盖，阴凉处放置。

第二十一节　冰袋使用操作流程

【概述】

冰袋的使用是一种冷敷疗法，是通过低于人体温度的物质作用于体表，引起皮肤和内脏血管的收缩，改变机体体液循环与新陈代谢。

【目的】

冰袋使局部毛细血管收缩，起到消除局部肿胀，减轻充血或出血，限制炎症扩散或化脓，减轻疼痛等作用。

【流程图】

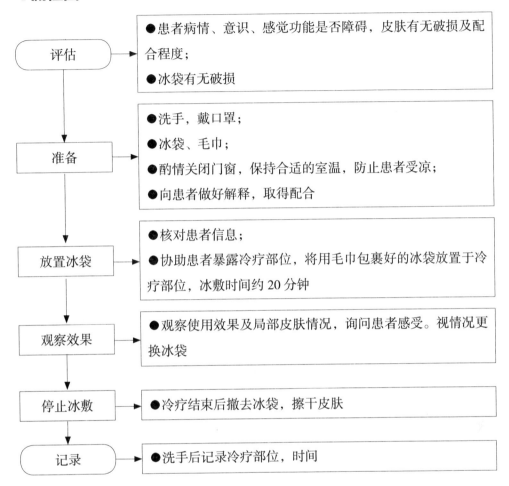

评估	●患者病情、意识、感觉功能是否障碍，皮肤有无破损及配合程度； ●冰袋有无破损
准备	●洗手，戴口罩； ●冰袋、毛巾； ●酌情关闭门窗，保持合适的室温，防止患者受凉； ●向患者做好解释，取得配合
放置冰袋	●核对患者信息； ●协助患者暴露冷疗部位，将用毛巾包裹好的冰袋放置于冷疗部位，冰敷时间约20分钟
观察效果	●观察使用效果及局部皮肤情况，询问患者感受。视情况更换冰袋
停止冰敷	●冷疗结束后撤去冰袋，擦干皮肤
记录	●洗手后记录冷疗部位，时间

【注意事项】

（1）每10分钟观察冷疗部位皮肤状况，如患者感觉不适立即停止使用。

（2）严禁直接使用冰袋接触患者皮肤，可外加毛巾或布套，注意随时观察冰袋、有无漏水，布套湿或冰块融化后应立即更换。

（3）使用时间一般为20分钟或遵医嘱执行。

（4）如果是橡胶袋冰袋，冰块装入冰袋约1/2~2/3满，排气后夹紧袋口。冰袋不宜过满，过满对冷敷局部的压力过大，影响局部血液循环。

（5）如用以降温，冰袋使用后30分钟需测体温，不宜在放置冰袋的腋下测量体温。

【相关知识】

（1）冷疗禁用部位为耳后、心前区、腹部、阴囊及足底处。

（2）冰袋放置的位置：高热降温时，冰袋置于前额、体表大血管处；控制炎症扩散、减轻局部水肿和疼痛时，置于所需部位；预防扁桃体摘除手术后出血，可以将冰袋置于患者颈前、颔下。

（3）降温的同时可在足底置热水袋，减轻脑组织充血，促进散热，增加舒适感。

第二十二节　双人使用过床板（易）的操作流程

【概述】

过床板（易）是一种借助过床板和过床板外套之间的摩擦滑动而使过床板外套循环滚动的原理，将患者在手术台、推车、病床、CT 台之间换床、移位的辅助工具。

【目的】

使患者平稳、安全地过床，并减轻其被搬运时所产生的痛苦，既避免在搬运患者过程中造成不必要的损伤，又降低护理人员的劳动强度和搬运风险。

【流程图】

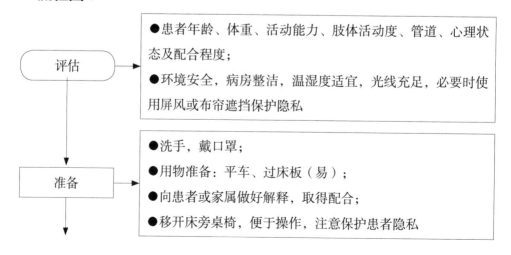

评估
●患者年龄、体重、活动能力、肢体活动度、管道、心理状态及配合程度；
●环境安全，病房整洁，温湿度适宜，光线充足，必要时使用屏风或布帘遮挡保护隐私

准备
●洗手，戴口罩；
●用物准备：平车、过床板（易）；
●向患者或家属做好解释，取得配合；
●移开床旁桌椅，便于操作，注意保护患者隐私

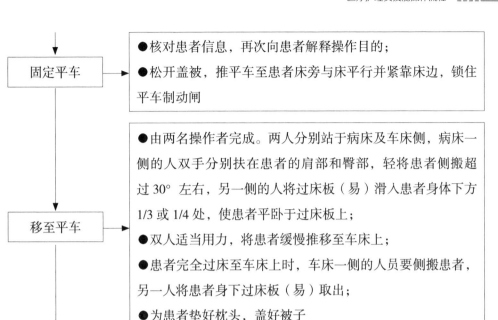

固定平车	●核对患者信息，再次向患者解释操作目的； ●松开盖被，推平车至患者床旁与床平行并紧靠床边，锁住平车制动闸
移至平车	●由两名操作者完成。两人分别站于病床及车床侧，病床一侧的人双手分别扶在患者的肩部和臀部，轻将患者侧搬超过 30° 左右，另一侧的人将过床板（易）滑入患者身体下方 1/3 或 1/4 处，使患者平卧于过床板上； ●双人适当用力，将患者缓慢推移至车床上； ●患者完全过床至车床上时，车床一侧的人员要侧搬患者，另一人将患者身下过床板（易）取出； ●为患者垫好枕头，盖好被子
运送患者	●拉上车床两侧护栏，松开平车制动闸，送患者至目的地

【注意事项】

（1）过床时病床和平车之间相互紧靠，其距离不能超过 15cm。

（2）过床时需将平车的四轮锁定，以免过床时平车移位。

（3）利用患者身体下的中单过床时，可拉起中单一侧两角，放入过床板（易），过床时两人同时拉起中单四角，一侧向前推，另一侧轻拉患者，过床后取出过床板（易），注意操作时不能太大力提拉中单，以免发生意外。

第二十三节　协助偏瘫（卧床）患者更衣操作流程

【概述】

协助偏瘫（卧床）患者更衣是指为不能自己穿衣服的患者进行选择衣服、穿脱衣服。

【目的】

协助不能自行更衣的患者更换整洁衣物，使患者保持舒适。

【流程图】

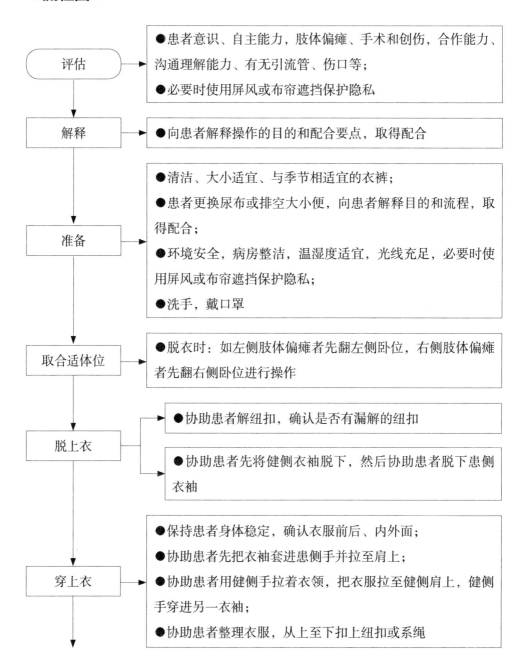

评估 → ●患者意识、自主能力，肢体偏瘫、手术和创伤，合作能力、沟通理解能力、有无引流管、伤口等；
●必要时使用屏风或布帘遮挡保护隐私

解释 → ●向患者解释操作的目的和配合要点，取得配合

准备 → ●清洁、大小适宜、与季节相适宜的衣裤；
●患者更换尿布或排空大小便，向患者解释目的和流程，取得配合；
●环境安全，病房整洁，温湿度适宜，光线充足，必要时使用屏风或布帘遮挡保护隐私；
●洗手，戴口罩

取合适体位 → ●脱衣时：如左侧肢体偏瘫者先翻左侧卧位，右侧肢体偏瘫者先翻右侧卧位进行操作

脱上衣 → ●协助患者解纽扣，确认是否有漏解的纽扣

→ ●协助患者先将健侧衣袖脱下，然后协助患者脱下患侧衣袖

穿上衣 → ●保持患者身体稳定，确认衣服前后、内外面；
●协助患者先把衣袖套进患侧手并拉至肩上；
●协助患者用健侧手拉着衣领，把衣服拉至健侧肩上，健侧手穿进另一衣袖；
●协助患者整理衣服，从上至下扣上纽扣或系绳

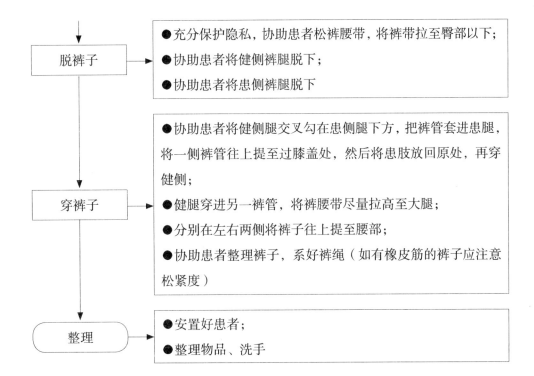

【注意事项】

（1）协助带管道患者更衣时或护理时，选择宽松舒适的衣服，更换衣服过程中，保证引流袋低于伤口部位，避免管道打折、弯曲、受压、脱出。给保护性隔离患者准备无菌的衣裤。

（2）对肌张力高或关节挛缩的患者，不能强行拉开关节或用力按压肢体，可按摩放松后再进行更换衣物。

（3）翻身更换衣服时，上半身不能太靠近床栏，否则翻身时会撞到栏杆上，引起身体不适。

（4）协助更换衣物过程中，保持有效的沟通，关注患者一般情况、反应及皮肤情况，如有异常应立即通知护士。

（5）注意保暖，保护患者隐私。妥善处置患者贵重物品。

第二十四节　协助偏瘫患者体位转移流程

【概述】

协助偏瘫患者体位转移是指医疗护理员帮助因肢体偏瘫致无法或者不愿意进行体位转移的患者进行身体的移动。

【目的】

协助患者翻身，促进血液循环，减少局部皮肤长期受压，增加肌肉活动，提高肺活量，从而促进患者舒适，避免压疮等并发症的发生。

【流程图】

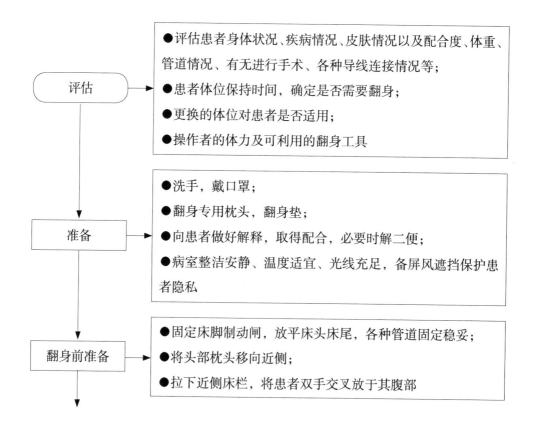

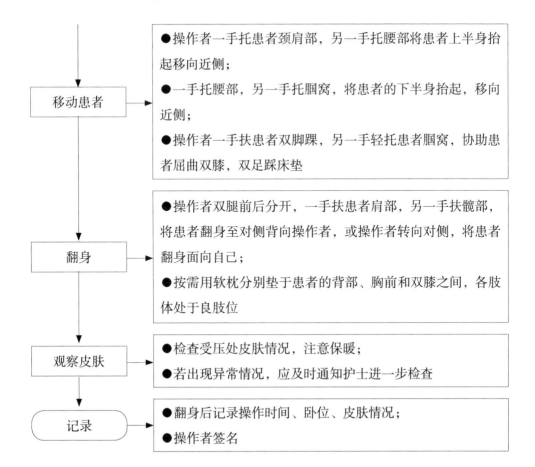

移动患者	●操作者一手托患者颈肩部，另一手托腰部将患者上半身抬起移向近侧； ●一手托腰部，另一手托腘窝，将患者的下半身抬起，移向近侧； ●操作者一手扶患者双脚踝，另一手轻托患者腘窝，协助患者屈曲双膝，双足踩床垫
翻身	●操作者双腿前后分开，一手扶患者肩部，另一手扶髋部，将患者翻身至对侧背向操作者，或操作者转向对侧，将患者翻身面向自己； ●按需用软枕分别垫于患者的背部、胸前和双膝之间，各肢体处于良肢位
观察皮肤	●检查受压处皮肤情况，注意保暖； ●若出现异常情况，应及时通知护士进一步检查
记录	●翻身后记录操作时间、卧位、皮肤情况； ●操作者签名

【注意事项】

（1）医疗护理员注意省力原则，帮助翻身时，前后脚要分开，膝盖顶着床缘。

（2）患者身上有管道，翻身前应确认各管道情况，保持管道固定良好，避免管道脱落、扭曲、受折等情况影响引流。

（3）翻身过程中与患者保持良好沟通，让其愿意配合操作。

（4）翻身过程注意安全，局部皮肤无擦伤，卧位摆放正确并得以维持。

（5）病情危重、肥胖、脊柱疾病、带气管导管、呼吸机辅助呼吸等的患者，应在护士的协助下进行。

（6）翻身后应检查各管道固定情况，避免管道脱落、扭曲、受折；烦躁患者做好约束，拉床栏，防止患者坠床。

第二十五节　平车运送患者的操作流程

【概述】

医用平车是用于行走不方便的人群的一种转运工具，主要用于检查、术前术后及有肢体功能障碍患者的搬运。

【目的】

运送行走不方便的患者出、入院，做各种特殊检查、治疗、手术或转运。

【流程图】

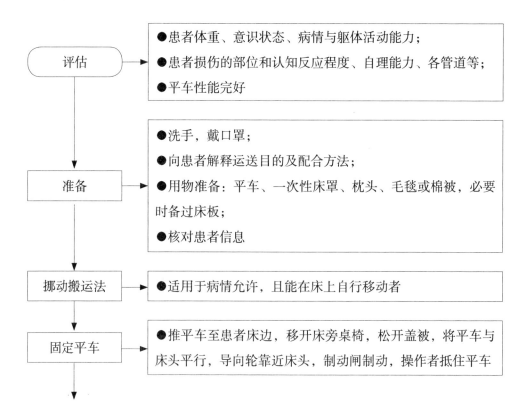

评估 ●患者体重、意识状态、病情与躯体活动能力；
●患者损伤的部位和认知反应程度、自理能力、各管道等；
●平车性能完好

准备 ●洗手，戴口罩；
●向患者解释运送目的及配合方法；
●用物准备：平车、一次性床罩、枕头、毛毯或棉被，必要时备过床板；
●核对患者信息

挪动搬运法 ●适用于病情允许，且能在床上自行移动者

固定平车 ●推平车至患者床边，移开床旁桌椅，松开盖被，将平车与床头平行，导向轮靠近床头，制动闸制动，操作者抵住平车

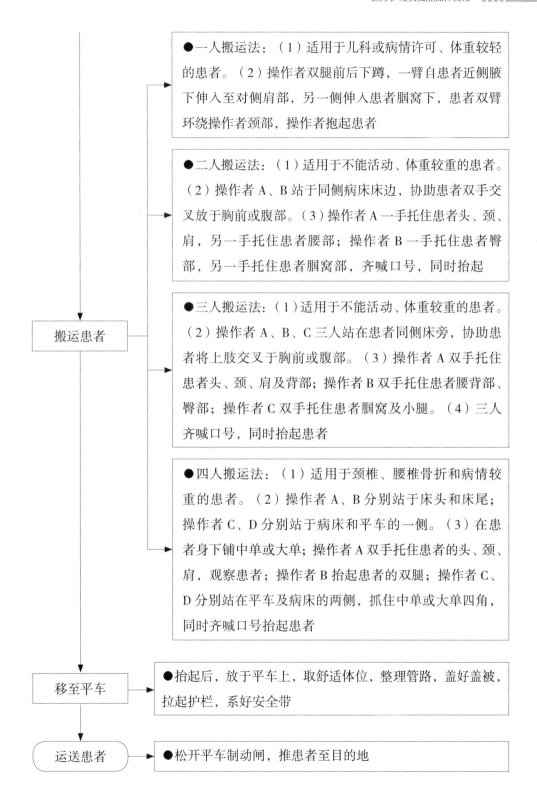

●一人搬运法：（1）适用于儿科或病情许可、体重较轻的患者。（2）操作者双腿前后下蹲，一臂自患者近侧腋下伸入至对侧肩部，另一侧伸入患者腘窝下，患者双臂环绕操作者颈部，操作者抱起患者

●二人搬运法：（1）适用于不能活动、体重较重的患者。（2）操作者A、B站于同侧病床床边，协助患者双手交叉放于胸前或腹部。（3）操作者A一手托住患者头、颈、肩，另一手托住患者腰部；操作者B一手托住患者臀部，另一手托住患者腘窝部，齐喊口号，同时抬起

●三人搬运法：（1）适用于不能活动、体重较重的患者。（2）操作者A、B、C三人站在患者同侧床旁，协助患者将上肢交叉于胸前或腹部。（3）操作者A双手托住患者头、颈、肩及背部；操作者B双手托住患者腰背部、臀部；操作者C双手托住患者腘窝及小腿。（4）三人齐喊口号，同时抬起患者

●四人搬运法：（1）适用于颈椎、腰椎骨折和病情较重的患者。（2）操作者A、B分别站于床头和床尾；操作者C、D分别站于病床和平车的一侧。（3）在患者身下铺中单或大单；操作者A双手托住患者的头、颈、肩，观察患者；操作者B抬起患者的双腿；操作者C、D分别站在平车及病床的两侧，抓住中单或大单四角，同时齐喊口号抬起患者

搬运患者

移至平车　→　●抬起后，放于平车上，取舒适体位，整理管路，盖好盖被，拉起护栏，系好安全带

运送患者　→　●松开平车制动闸，推患者至目的地

【注意事项】

（1）使用前应检查平车，保证完好无损方可应用。平车放置位置合理，移动患者前应先固定制动闸。

（2）骨折患者应协助护士固定好骨折部位再搬运。脊柱损伤患者应在护士指导下完成。以保持脊柱的平直为原则，禁止扭转、弯曲脊柱，以免造成不可逆伤害。

（3）充分评估患者情况，选择合适医疗护理员人数，搬运过程中注意节力原则。

（4）保持管道固定良好，避免折管、脱管。

（5）上好护栏，不合作者或躁动不安者，应使用约束用具。

（6）搬运过程中密切观察患者情况，如有异常立即报告护士。

（7）运送过程中保持均匀、缓慢的车速。上下坡时，患者头部应处于高位。

（8）进出门时，先将门打开，避免碰撞，减少震动。

（9）进入电梯时，应倒退进入。

第二十六节 偏瘫患者摆放良肢位操作流程

【概述】

医疗护理员定时为无法自行进行肢体及关节功能摆放的患者进行恰当的肢体及关节功能摆放。

【目的】

使卧床患者全身处于放松、舒适和协调的状态，使肢体发挥最大功能。

【流程图】

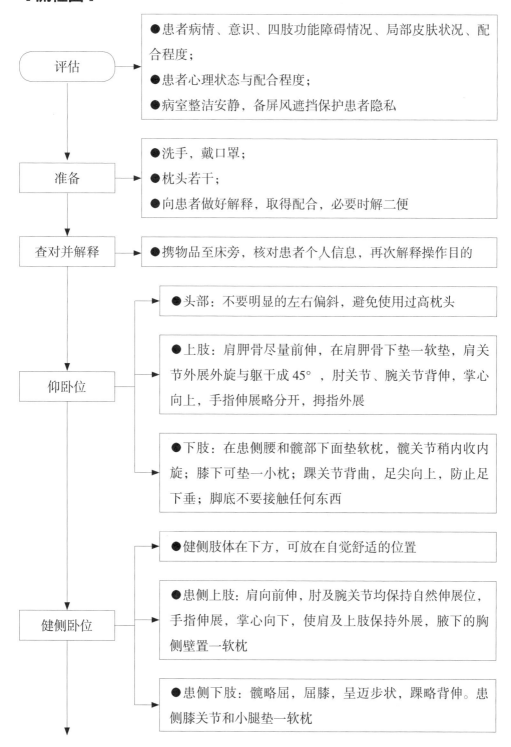

评估 → ●患者病情、意识、四肢功能障碍情况、局部皮肤状况、配合程度；
●患者心理状态与配合程度；
●病室整洁安静，备屏风遮挡保护患者隐私

准备 → ●洗手，戴口罩；
●枕头若干；
●向患者做好解释，取得配合，必要时解二便

查对并解释 → ●携物品至床旁，核对患者个人信息，再次解释操作目的

仰卧位 →
●头部：不要明显的左右偏斜，避免使用过高枕头

●上肢：肩胛骨尽量前伸，在肩胛骨下垫一软垫，肩关节外展外旋与躯干成45°，肘关节、腕关节背伸，掌心向上，手指伸展略分开，拇指外展

●下肢：在患侧腰和髋部下面垫软枕，髋关节稍内收内旋；膝下可垫一小枕；踝关节背曲，足尖向上，防止足下垂；脚底不要接触任何东西

健侧卧位 →
●健侧肢体在下方，可放在自觉舒适的位置

●患侧上肢：肩向前伸，肘及腕关节均保持自然伸展位，手指伸展，掌心向下，使肩及上肢保持外展，腋下的胸侧壁置一软枕

●患侧下肢：髋略屈，屈膝，呈迈步状，踝略背伸。患侧膝关节和小腿垫一软枕

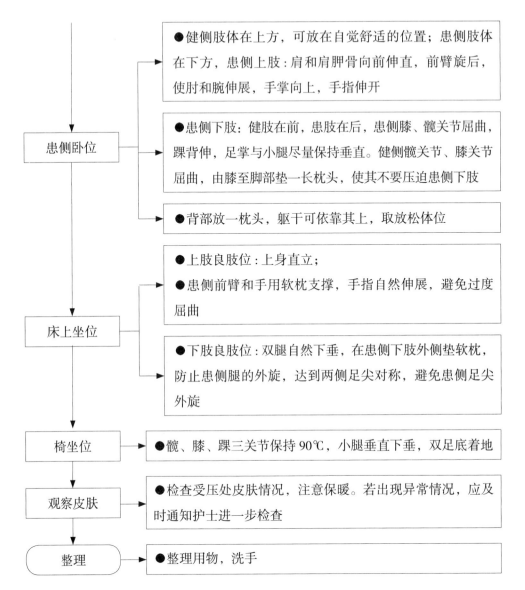

患侧卧位
● 健侧肢体在上方，可放在自觉舒适的位置；患侧肢体在下方，患侧上肢：肩和肩胛骨向前伸直，前臂旋后，使肘和腕伸展，手掌向上，手指伸开

● 患侧下肢：健肢在前，患肢在后，患侧膝、髋关节屈曲，踝背伸，足掌与小腿尽量保持垂直。健侧髋关节、膝关节屈曲，由膝至脚部垫一长枕头，使其不要压迫患侧下肢

● 背部放一枕头，躯干可依靠其上，取放松体位

床上坐位
● 上肢良肢位：上身直立；
● 患侧前臂和手用软枕支撑，手指自然伸展，避免过度屈曲

● 下肢良肢位：双腿自然下垂，在患侧下肢外侧垫软枕，防止患侧腿的外旋，达到两侧足尖对称，避免患侧足尖外旋

椅坐位
● 髋、膝、踝三关节保持 90℃，小腿垂直下垂，双足底着地

观察皮肤
● 检查受压处皮肤情况，注意保暖。若出现异常情况，应及时通知护士进一步检查

整理
● 整理用物，洗手

【注意事项】

（1）为患者摆放良肢位禁止拖拉患侧肢体，尤其肩关节。

（2）对于无法维持稳定性卧位的患者，应使用合适的支持物及保护性设施。

（3）保护患者隐私，身体进行适当遮挡。

（4）操作者要注意矫正患者头与躯干的姿势。

（5）定时更换卧位，一般每 2 小时更换卧位 1 次。

第二十七节 剪指（趾）甲操作流程

【概述】

指（趾）甲容易藏污纳垢，定时修剪指（趾）甲能美化、保护手（脚）指同时为患者做好个人清洁卫生。

【目的】

保持患者清洁，增加患者舒适感，维持患者形象，避免划伤自己。

【流程图】

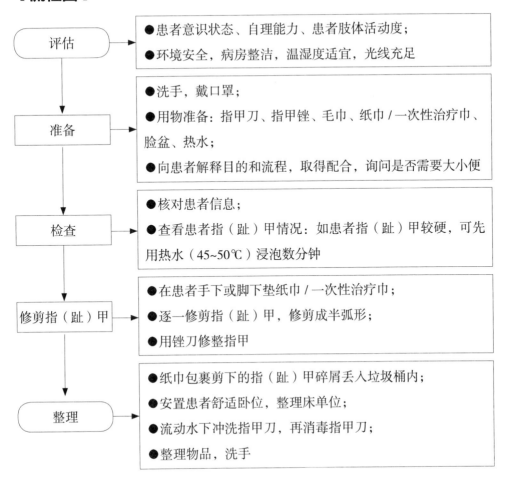

评估
●患者意识状态、自理能力、患者肢体活动度；
●环境安全，病房整洁，温湿度适宜，光线充足

准备
●洗手，戴口罩；
●用物准备：指甲刀、指甲锉、毛巾、纸巾 / 一次性治疗巾、脸盆、热水；
●向患者解释目的和流程，取得配合，询问是否需要大小便

检查
●核对患者信息；
●查看患者指（趾）甲情况：如患者指（趾）甲较硬，可先用热水（45~50℃）浸泡数分钟

修剪指（趾）甲
●在患者手下或脚下垫纸巾 / 一次性治疗巾；
●逐一修剪指（趾）甲，修剪成半弧形；
●用锉刀修整指甲

整理
●纸巾包裹剪下的指（趾）甲碎屑丢入垃圾桶内；
●安置患者舒适卧位，整理床单位；
●流动水下冲洗指甲刀，再消毒指甲刀；
●整理物品，洗手

【注意事项】

（1）指（趾）甲不可修剪过短或过深，以免剪伤皮肤或者甲床。

（2）如果指甲内有污垢，不可用锉刀尖或其他锐利的东西清除，应在剪完指甲后用温水洗干净，以防感染。

（3）指甲修剪后需打磨，避免锋利的甲端划伤皮肤。

第二十八节　剃胡须操作流程

【概述】

为男性患者剃去过长的胡须，做好面部清洁卫生。

【目的】

保持患者清洁，增加患者舒适感，维持患者形象。

【流程图】

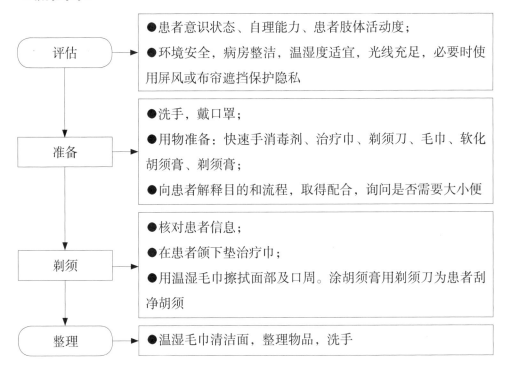

评估 → ●患者意识状态、自理能力、患者肢体活动度；
●环境安全，病房整洁，温湿度适宜，光线充足，必要时使用屏风或布帘遮挡保护隐私

准备 → ●洗手，戴口罩；
●用物准备：快速手消毒剂、治疗巾、剃须刀、毛巾、软化胡须膏、剃须膏；
●向患者解释目的和流程，取得配合，询问是否需要大小便

剃须 → ●核对患者信息；
●在患者颌下垫治疗巾；
●用温湿毛巾擦拭面部及口周。涂胡须膏用剃须刀为患者刮净胡须

整理 → ●温湿毛巾清洁面，整理物品，洗手

【注意事项】

（1）必要时用热毛巾捂热胡须，等待5~10分钟，待其软化。胡须软化后，可涂上剃须膏，以减轻剃须时对皮肤的刺激。

（2）剃须时应紧绷皮肤，以减少剃须刀在皮肤上运行时的阻力。应轻轻顺着纹理刮，尽可能减少回刮，以减轻对皮肤的刺激，避免引起局部的疼痛、红肿。

第二十九节　卧床患者更换床单操作流程

【概述】

卧床患者更换床单是指卧床患者被服被污染，患者不能离床活动，病情允许其更换体位时，医疗护理员所采取的更换清洁床上被服的技术。

【目的】

为卧床患者更换脏污床单，保持床单位清洁，增加患者舒适度，预防并发症。

【流程图】

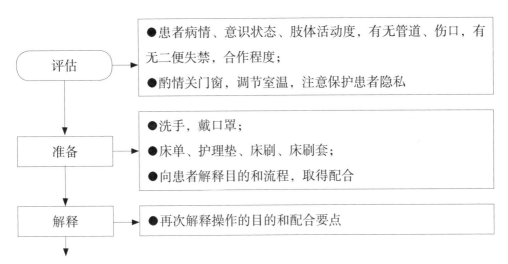

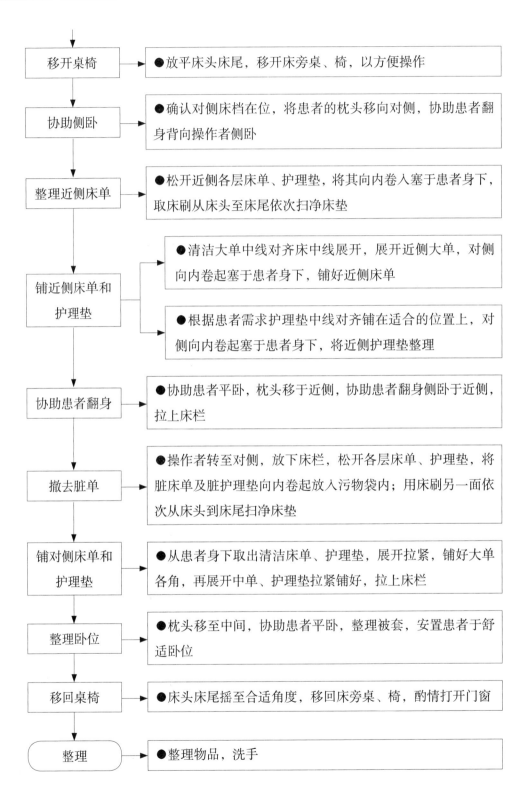

移开桌椅	●放平床头床尾，移开床旁桌、椅，以方便操作
协助侧卧	●确认对侧床档在位，将患者的枕头移向对侧，协助患者翻身背向操作者侧卧
整理近侧床单	●松开近侧各层床单、护理垫，将其向内卷入塞于患者身下，取床刷从床头至床尾依次扫净床垫
铺近侧床单和护理垫	●清洁大单中线对齐床中线展开，展开近侧大单，对侧向内卷起塞于患者身下，铺好近侧床单
	●根据患者需求护理垫中线对齐铺在适合的位置上，对侧向内卷起塞于患者身下，将近侧护理垫整理
协助患者翻身	●协助患者平卧，枕头移于近侧，协助患者翻身侧卧于近侧，拉上床栏
撤去脏单	●操作者转至对侧，放下床栏，松开各层床单、护理垫，将脏床单及脏护理垫向内卷起放入污物袋内；用床刷另一面依次从床头到床尾扫净床垫
铺对侧床单和护理垫	●从患者身下取出清洁床单、护理垫，展开拉紧，铺好大单各角，再展开中单、护理垫拉紧铺好，拉上床栏
整理卧位	●枕头移至中间，协助患者平卧，整理被套，安置患者于舒适卧位
移回桌椅	●床头床尾摇至合适角度，移回床旁桌、椅，酌情打开门窗
整理	●整理物品，洗手

【注意事项】

（1）物品准备符合患者病情需要。

（2）提前向患者和（或）家属解释工作。

（3）病室内有患者进行用餐或治疗时应暂缓操作。

（4）做好手卫生，操作前后应洗手。

第三十节　使用轮椅转运操作流程

【概述】

使用轮椅转运是安全转运的有效的方法之一，指使用轮椅将行动不便或卧床不起的患者进行转运的过程。

【目的】

运送行动不便或卧床不起的患者出、入院，做各种特殊检查、治疗、手术或转运。

【流程图】

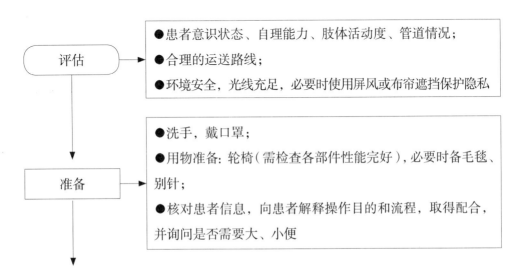

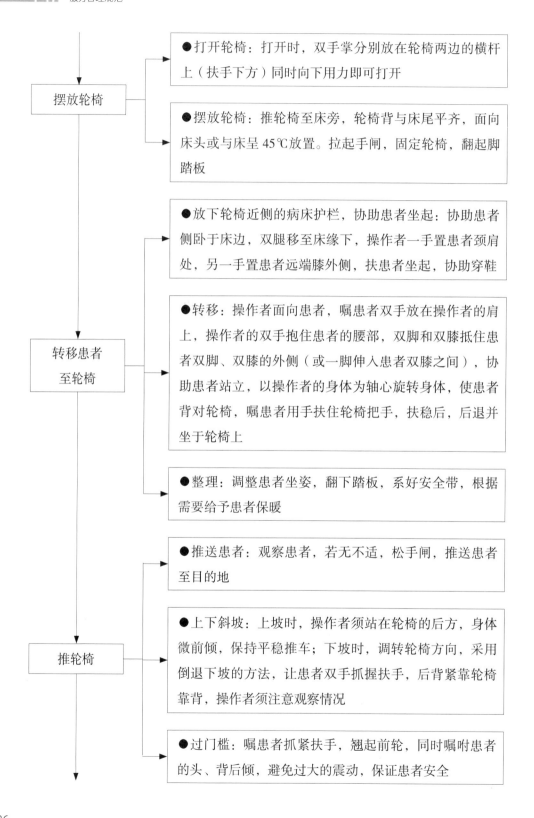

摆放轮椅

●打开轮椅：打开时，双手掌分别放在轮椅两边的横杆上（扶手下方）同时向下用力即可打开

●摆放轮椅：推轮椅至床旁，轮椅背与床尾平齐，面向床头或与床呈45℃放置。拉起手闸，固定轮椅，翻起脚踏板

转移患者
至轮椅

●放下轮椅近侧的病床护栏，协助患者坐起：协助患者侧卧于床边，双腿移至床缘下，操作者一手置患者颈肩处，另一手置患者远端膝外侧，扶患者坐起，协助穿鞋

●转移：操作者面向患者，嘱患者双手放在操作者的肩上，操作者的双手抱住患者的腰部，双脚和双膝抵住患者双脚、双膝的外侧（或一脚伸入患者双膝之间），协助患者站立，以操作者的身体为轴心旋转身体，使患者背对轮椅，嘱患者用手扶住轮椅把手，扶稳后，后退并坐于轮椅上

●整理：调整患者坐姿，翻下踏板，系好安全带，根据需要给予患者保暖

推轮椅

●推送患者：观察患者，若无不适，松手闸，推送患者至目的地

●上下斜坡：上坡时，操作者须站在轮椅的后方，身体微前倾，保持平稳推车；下坡时，调转轮椅方向，采用倒退下坡的方法，让患者双手抓握扶手，后背紧靠轮椅靠背，操作者须注意观察情况

●过门槛：嘱患者抓紧扶手，翘起前轮，同时嘱咐患者的头、背后倾，避免过大的震动，保证患者安全

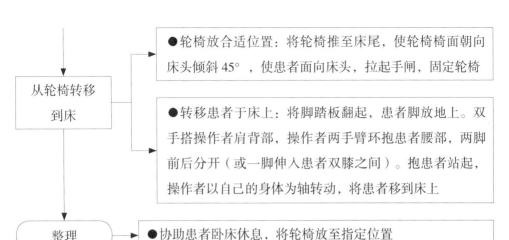

```
从轮椅转移    ●轮椅放合适位置：将轮椅推至床尾，使轮椅椅面朝向
到床          床头倾斜45°，使患者面向床头，拉起手闸，固定轮椅

              ●转移患者于床上：将脚踏板翻起，患者脚放地上。双
              手搭操作者肩背部，操作者两手臂环抱患者腰部，两脚
              前后分开（或一脚伸入患者双膝之间）。抱患者站起，
              操作者以自己的身体为轴转动，将患者移到床上

整理          ●协助患者卧床休息，将轮椅放至指定位置
```

【注意事项】

（1）协助患者坐轮椅时系安全带，提醒患者身体不可前倾，不可自行站起或下轮椅，以免摔倒。

（2）下坡时，倒转轮椅，采用倒退下坡的方法，轮椅缓慢下行，患者头及背部应向后靠近轮椅背。

（3）推送过程中，嘱患者抓紧扶手。过门槛，翘起前轮，避免过大的震动，保证患者安全。

（4）使用前应检查轮椅，保证完好无损方可应用。

（5）轮椅放置位置合理，移动患者前应先拉起手闸固定轮椅。

第三十一节　协助患者喂食操作流程

【概述】

当患者因疾病、年龄、手术等原因导致生活自理能力下降时，会出现不能自行进食等问题，此时需要医疗护理员协助护士完成患者的进食照护。医疗护理员根据患者情况（生活自理、生活部分自理、生活完全不能自理）协助患者进食，确保患者用餐的清洁度和用餐过程的舒适感，增进食欲，经口获得身体所需的营养物质。

【目的】

帮助患者顺利完成经口进食的过程，满足人体所需的营养物质，保证进食安全、预防疾病，减少疾病期间并发症的发生并促进康复。

【流程图】

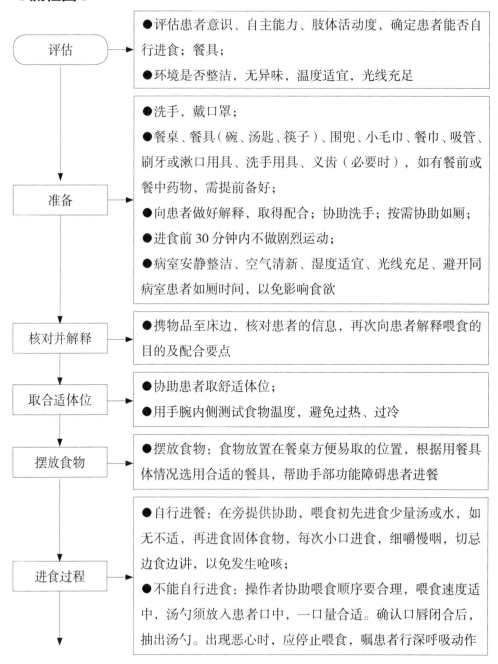

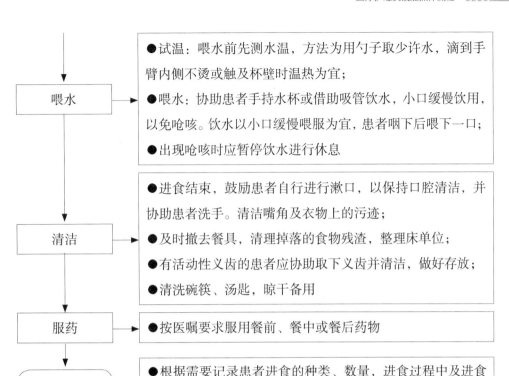

喂水	●试温：喂水前先测水温，方法为用勺子取少许水，滴到手臂内侧不烫或触及杯壁时温热为宜； ●喂水：协助患者手持水杯或借助吸管饮水，小口缓慢饮用，以免呛咳。饮水以小口缓慢喂服为宜，患者咽下后喂下一口； ●出现呛咳时应暂停饮水进行休息
清洁	●进食结束，鼓励患者自行进行漱口，以保持口腔清洁，并协助患者洗手。清洁嘴角及衣物上的污迹； ●及时撤去餐具，清理掉落的食物残渣，整理床单位； ●有活动性义齿的患者应协助取下义齿并清洁，做好存放； ●清洗碗筷、汤匙，晾干备用
服药	●按医嘱要求服用餐前、餐中或餐后药物
记录	●根据需要记录患者进食的种类、数量，进食过程中及进食后的反应等

【注意事项】

（1）注意食物温度，避免发生食物烫伤。

（2）进行喂食时应注意观察患者进食情况，有无出现吞咽缓慢、呛咳、进食后咳嗽等吞咽障碍表现，出现异常立即告知护士。

（3）特殊饮食须遵医嘱给予。

（4）视力障碍者进食：向患者介绍食物种类，按其喜好摆放位置。叮嘱患者缓慢进食，进食带有骨头的食物，操作者应特别小心进食，进食鱼类应协助剔除鱼刺后再进食。

（5）体现人文关怀精神，随时帮助擦拭口周，维持患者自身尊严。进食时不催促患者，防止噎食，多鼓励食欲差患者进食。进食时间不宜过长，患者劳累可适当休息后再进食。

（6）俯视患者是对患者的不够尊重的体现，尽量不在比患者高的位置进行喂食/喂药。

（7）饭后避免立即平卧。病情允许的情况下嘱患者保持坐位或半卧位至少 30 分钟；能下床活动者，协助饭后散步。

第三十二节 多管道患者的生活照护操作流程

【概述】

医疗护理员在日常生活护理中要配合做好患者的管理安全管理，要注意管道的维护，保证管道标识清晰、位置正确、引流通畅、不被扭曲、不受压、不脱落。

【目的】

提高患者生活舒适度，保持各管道妥善固定，防止管道滑脱或误拔。

【流程图】

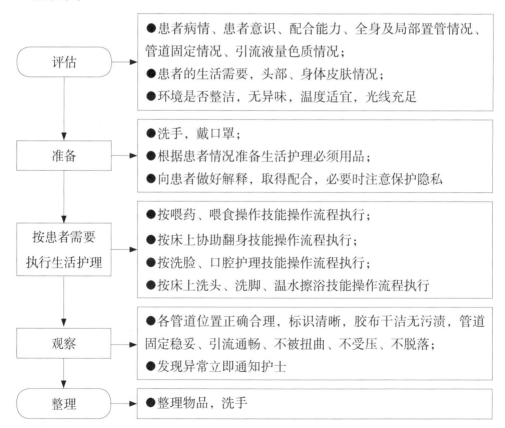

评估 → ●患者病情、患者意识、配合能力、全身及局部置管情况、管道固定情况、引流液量色质情况；
●患者的生活需要，头部、身体皮肤情况；
●环境是否整洁，无异味，温度适宜，光线充足

准备 → ●洗手，戴口罩；
●根据患者情况准备生活护理必须用品；
●向患者做好解释，取得配合，必要时注意保护隐私

按患者需要执行生活护理 → ●按喂药、喂食操作技能操作流程执行；
●按床上协助翻身技能操作流程执行；
●按洗脸、口腔护理技能操作流程执行；
●按床上洗头、洗脚、温水擦浴技能操作流程执行

观察 → ●各管道位置正确合理，标识清晰，胶布干洁无污渍，管道固定稳妥、引流通畅、不被扭曲、不受压、不脱落；
●发现异常立即通知护士

整理 → ●整理物品，洗手

【注意事项】

（1）操作过程中应密切观察患者情况，保持有效沟通，注意观察管道情况。若遇患者不配合情况应及时停止操作。

（2）注意防止管道脱落，观察引流口的皮肤状况，有无渗血、渗液，有无异味等。

（3）注意观察管道是否通畅，若出现分泌物增多，患者咳嗽不断、辅助通气不适等症状，应立刻报告护士，切勿自行处理。

第三十三节 协助患者使用步行器操作流程

【概述】

在医学上把辅助人体支撑体重，保持平衡和行走的工具称为步行器。针对于行动不便、老年人、残疾人等，用来支撑体重、保持平衡、锻炼行走，是保障患者安全的情况下有效的康复锻炼器材。

【目的】

协助一侧下肢无力或功能障碍的患者离床活动，保持身体平衡，最大限度地支持保护患肢。

【流程图】

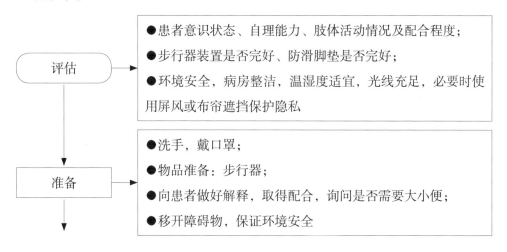

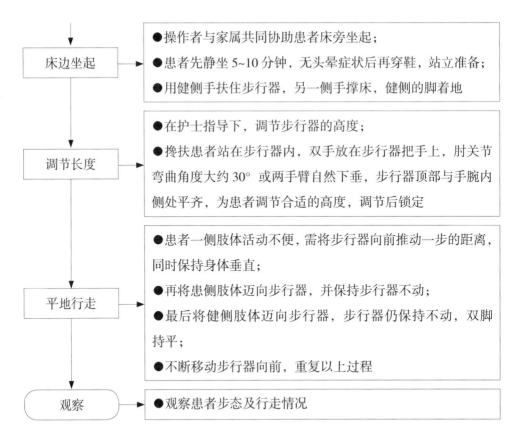

床边坐起	●操作者与家属共同协助患者床旁坐起； ●患者先静坐 5~10 分钟，无头晕症状后再穿鞋，站立准备； ●用健侧手扶住步行器，另一侧手撑床，健侧的脚着地
调节长度	●在护士指导下，调节步行器的高度； ●搀扶患者站在步行器内，双手放在步行器把手上，肘关节弯曲角度大约 30° 或两手臂自然下垂，步行器顶部与手腕内侧处平齐，为患者调节合适的高度，调节后锁定
平地行走	●患者一侧肢体活动不便，需将步行器向前推动一步的距离，同时保持身体垂直； ●再将患侧肢体迈向步行器，并保持步行器不动； ●最后将健侧肢体迈向步行器，步行器仍保持不动，双脚持平； ●不断移动步行器向前，重复以上过程
观察	●观察患者步态及行走情况

【注意事项】

（1）嘱患者迈步时不要过于靠近步行器，否则会有向后跌倒的风险。

（2）行走时不要把步行器放得离患者太远，否则会干扰平衡。

（3）将步行器调节到合适高度，增加患者舒适度，降低摔倒风险。

（4）坐下和起身时，不要倚靠在步行器上，否则容易随步行器一起摔倒。

（5）确保患者衣着宽松，鞋子防滑舒适。

第三十四节　配合医务人员使用约束带操作流程

【概述】

约束带能控制患者危险性行为的发生（如自杀、自伤、极度兴奋冲动，有明显攻击行为），避免患者伤害他人或自伤。防止小儿、高热、谵妄、昏迷、躁动及危重患者因虚弱、意识不清或其他原因而发生坠床、撞伤、抓伤等意外，确保患者安全，确保治疗、护理的顺利进行。

【目的】

通过使用约束带，控制患者危险行为的发生（自杀、自伤、极度兴奋冲动、有明显攻击行为），避免患者伤害他人或自伤。

【流程图】

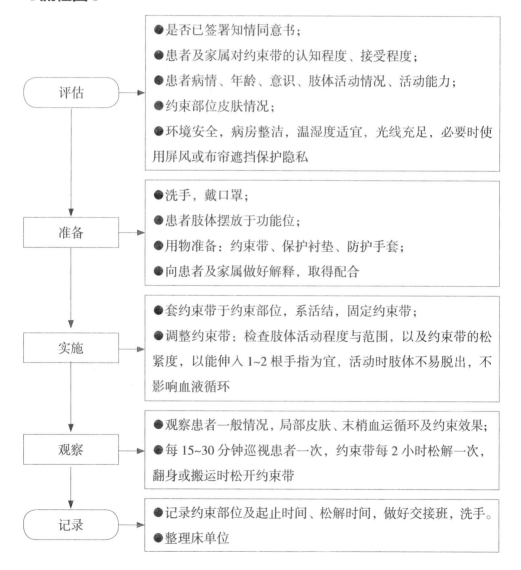

评估
- ●是否已签署知情同意书；
- ●患者及家属对约束带的认知程度、接受程度；
- ●患者病情、年龄、意识、肢体活动情况、活动能力；
- ●约束部位皮肤情况；
- ●环境安全，病房整洁，温湿度适宜，光线充足，必要时使用屏风或布帘遮挡保护隐私

准备
- ●洗手，戴口罩；
- ●患者肢体摆放于功能位；
- ●用物准备：约束带、保护衬垫、防护手套；
- ●向患者及家属做好解释，取得配合

实施
- ●套约束带于约束部位，系活结，固定约束带；
- ●调整约束带：检查肢体活动程度与范围，以及约束带的松紧度，以能伸入 1~2 根手指为宜，活动时肢体不易脱出，不影响血液循环

观察
- ●观察患者一般情况，局部皮肤、末梢血运循环及约束效果；
- ●每 15~30 分钟巡视患者一次，约束带每 2 小时松解一次，翻身或搬运时松开约束带

记录
- ●记录约束部位及起止时间、松解时间，做好交接班，洗手。
- ●整理床单位

【注意事项】

（1）约束带使用时必须得到医护人员的同意方可执行。

（2）正确使用约束带是防止患者发生意外，确保患者生命安全而采取的必要手段，使用前应该耐心向患者及家属做好解释。

（3）保护性约束属于制动措施，故使用时间不宜太长，病情稳定或治疗结束后应及时解除约束。需较长时间约束者应定时更换约束肢体，每 2 小时活动肢体或放松一次。

（4）约束时，患者平卧，四肢舒展，保持肢体功能体位。约束带的打结处和约束带另一端不得让患者的双手触及，以免患者解开套结发生意外。

（5）做好被约束患者的生活护理，保证入量，协助患者大小便，保持床单位清洁干燥。15~30 分钟观察一次约束部位的血液循环情况以及约束带的松紧程度，并及时调整。

第十一章

医疗护理员服务应急流程

第一节　患者失窃应急流程

【应急预案】

（1）办理住院时向患者介绍安全知识，嘱患者保管好贵重物品与现金。

（2）加强巡视，做好安全工作。

（3）一旦发生失窃，做好现场保护工作。

（4）协助护士维持好病房秩序，对可疑人员进行询问。

（5）应马上现场抓获盗窃者。如人力不够，寻求科室护士及值班医生等人的帮助，立即通知保卫科或总值班。

【流程图】

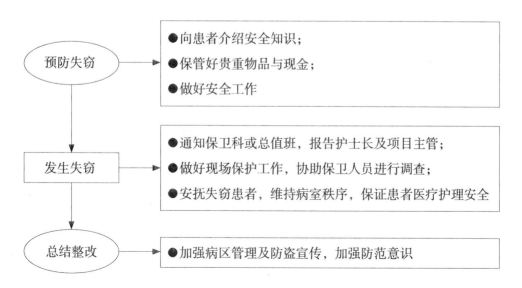

第二节　患者走失应急流程

【确定患者走失】

医疗护理员发现患者未经请假离开病区，立即电话联系患者本人及家属，如未联系上，立即（2小时内）报告病区护士，由病区护士报告科主任、护士长，发动病区人员在病区及其周围寻找（1小时），未找寻到则报保卫科，由保卫科组织人员在全院区范围搜寻（特别对重点区域如水塘、隐秘点等）（1小时）未找寻到，确定患者走失，立即报警，请求警方帮助。

【应急预案】

（1）医疗护理员发现患者走失，应立即报告病区护士，并通知公司主管，主管上报经理和监管部门，启动患者走失应急预案。

（2）由科室主任担任组长，负责指挥、决策、调度，各部门协助并及时向组长汇报进展。

（3）联系患者家属及单位。

（4）报告医生、护士、护士长和医院行政值班人员，组织协助寻找。

（5）协助护士分析患者走失原因，查看监控，确定患者离院或离开病区时间。

（6）保卫科积极找寻患者（院区周边请车队协助），必要时报警。

（7）事后详细如实记录事情经过，及时组织医疗护理员进行讨论、总结，提出防范措施，以提高认识，吸取教训，改进工作。

【流程图】

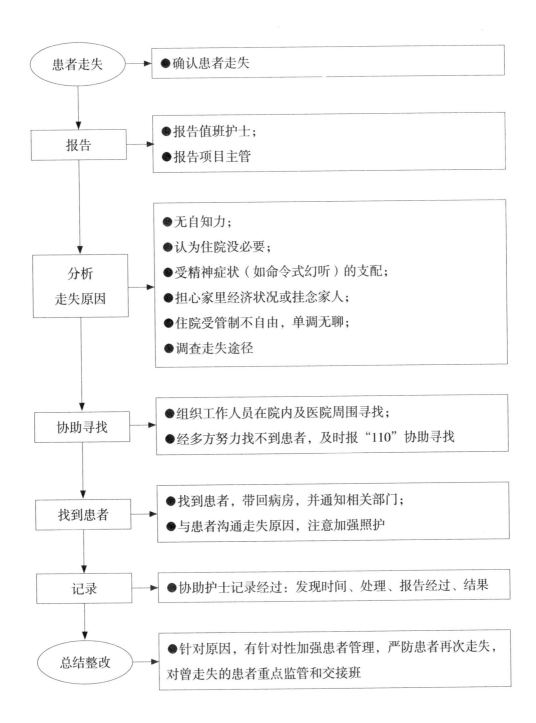

第三节　患者自伤、自杀预防及应急流程

　　自伤、自杀是一个人以自己的意愿与手段伤害、结束自己的生命，它是一种人类生理、心理、家庭、社会关系及精神等各种因素混杂而产生的偏差社会行为。本应急流程中的自伤、自杀特指住院患者在不明情况下根据自己的意愿与手段，做出伤害、结束自己生命的行为。

【 患者有自伤、自杀倾向时的预防措施 】

　　医疗护理员 24 小时陪护患者身旁，（了解患者心理状况，对自伤、自杀倾向的患者给予心理疏导）并了解患者状态，如出现异常及时报告护士、主管医生和护士长，进行重点交接班。

　　及时与家属沟通，争取患者家属配合 24 小时陪护，与家属一起密切观察患者心理状态、情绪变化，共同做好患者心理护理，尽量减少不良刺激。

　　（1）检查患者室内环境、用物，消除不安全的器具和药品，必要时对患者给予针对性约束。

　　（2）患者上厕所不要锁门，医疗护理员应每隔10分钟确认患者是否安全，必要时可强制开门。

【 患者发生自伤时的应急预案 】

　　（1）加强病房管理，定时做好安全检查，杜绝病室不安全因素。

　　（2）关心患者，对有自伤企图的患者，要经常主动与其接触，态度和蔼，语气亲切，了解其思想动态及心理活动，消除患者的悲观情绪。

　　（3）密切观察患者心理动态，发现消极观念必须及时报告医师，重点交接班，加强监护。

　　（4）当发现患者自伤时，立即制止患者的自伤行为，稳定患者情绪，报告医生。

　　（5）协助医生、护士评估受伤情况，迅速采取消毒包扎、止血等措施。

　　（6）协助护士严密观察相关症状。

　　（7）总结经验，分析原因，杜绝类似情况再次发生。

【流程图】

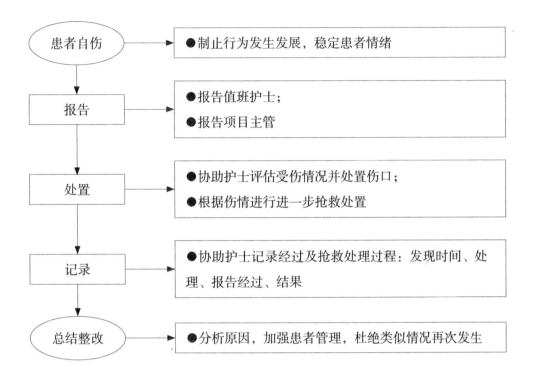

【患者自杀后的应急流程】

（1）医疗护理员发现患者自杀，应立即通知值班护士、值班医生，公司主管，公司主管上报经理和监管部门，并协助护士携带抢救物品及药品赶赴现场。

（2）保护病房内及病房外现场，禁止其他人员围观。

（3）对于自杀未遂者，协助医务人员进行心理疏导。

（4）协助护士通知医务处、护理部或院总值班、患者家属，服从领导安排处理。

（5）协助料理自杀身亡者，配合相关部门调查工作。

（6）协助护士做好记录，及时上报。

（7）事后详细、如实反映事情经过并记录，及时组织医疗护理员进行讨论、总结，提出防范措施，以提高认识，吸取教训，改进工作。

【**流程图**】

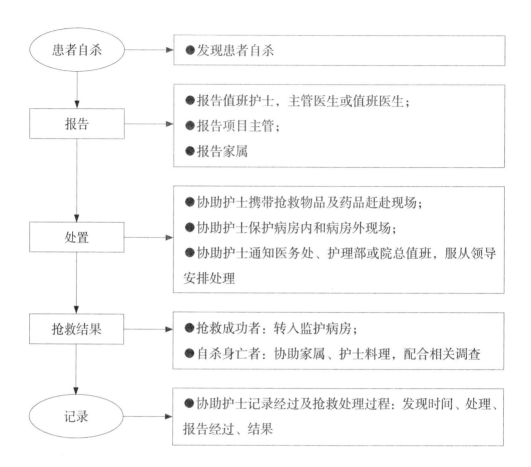

第四节　患者冻伤、烫伤预防及应急流程

冻伤是低温袭击所引起的全身性或局部性损伤。引起冻伤的原因主要是低温、身体长时间暴露、潮湿、风、水所造成的大量热量流失。烫伤是指由高温液体（例如沸水、热油）、高温固体（烧热的金属等）或高温蒸气等所致的损伤。本应急流程适用于患者在医院发生的冻伤和烫伤。

【**冻伤、烫伤预防措施**】

（1）评估患者年龄、意识、自理能力、肌力、皮肤黏膜、有无感觉迟钝和障碍以及患者用药情况等。对于婴幼儿、高龄老人、意识／精神障碍、视力障碍、皮肤感觉障碍、麻醉术后6小时内等患者，应特别注意防止冻伤和烫伤。

（2）医疗护理员协助护士做好宣教，告知患者及家属不可擅自使用冰袋、热水袋及暖宝宝等设施，必要时在医护人员指导下使用。

（3）告知患者使用热水壶、热水器、微波炉、电暖炉等的方法及注意事项，防止烫伤。

（4）根据患者情况，采取相应的防范措施，并对患者和家属进行安全告知和健康指导及有关注意事项，加以防范。

（5）在给患者使用相关物品前，告知患者及家属使用的目的、注意事项及必要的配合。

（6）每天检查维护保养相关设施，及时排除安全隐患。

【患者冻伤应急流程图】

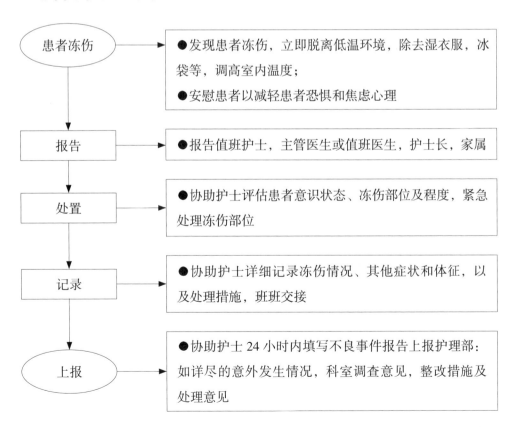

患者冻伤 → ●发现患者冻伤，立即脱离低温环境，除去湿衣服，冰袋等，调高室内温度；
●安慰患者以减轻患者恐惧和焦虑心理

报告 → ●报告值班护士，主管医生或值班医生，护士长，家属

处置 → ●协助护士评估患者意识状态、冻伤部位及程度，紧急处理冻伤部位

记录 → ●协助护士详细记录冻伤情况、其他症状和体征，以及处理措施，班班交接

上报 → ●协助护士24小时内填写不良事件报告上报护理部：如详尽的意外发生情况，科室调查意见，整改措施及处理意见

【 患者烫伤应急流程图 】

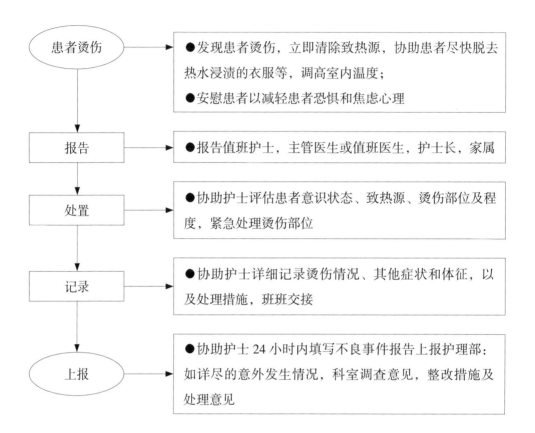

误吸是指进食（或非进食）时在吞咽过程中有数量不一的液体或固体食物（分泌物或血液）进入到声门以下的气道；噎食是指食物完全堵塞声门或气管而引起的窒息甚至死亡。

【 误吸、噎食的预防措施 】

（1）协助护士向可能发生误吸的患者及家属进行预防误吸、噎食的有关知识宣教。

（2）进食前，选择合适的餐具，检查食物是否适合患者（质地、种类），协助患者调整好进食姿势，必要时询问患者是否需要如厕。

（3）进食时，喂饲者不能与患者谈笑，慢慢进食，给予患者充足的时间咀嚼及吞咽。

（4）进食后，保持舒适的坐姿不少于1小时，清洁口腔，必要时做好记录。

（5）精神障碍患者一般采用集体用餐方式，开饭期间医疗护理员应严密观察患者进食情况，并劝导患者细嚼慢咽，酌情协助，防止噎食，或力争对噎食者早发现、早急救。

（6）对暴食和抢食患者，安排单独进餐，劝其放慢进食速度，禁止患者将馒头带回病室。

（7）对老年或药物反应严重、吞咽动作迟缓的患者给予软食或无牙饮食，必要时予以每口少量喂食，专人照顾。

（8）对神志不清、疲倦或不合作者切勿喂食。

【误吸、噎食的应急流程】

（1）当发现患者发生误吸、噎食时，立即将患者采取俯卧位，头低脚高，叩拍背部，尽可能使吸入物排出，并请旁边患者或家属帮助呼叫值班护士和医生，不可随意离开患者。

（2）及时清理口腔内痰液、呕吐物等。取出活动性义齿。

（3）协助护士做好记录，备好抢救仪器和物品。

（4）患者病情好转，神志清醒，生命体征逐渐平稳后，协助护士向患者详细了解。

【流程图】

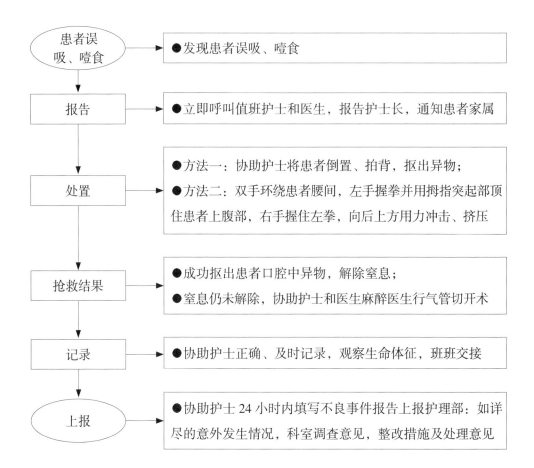

第六节　患者坠床、跌倒预防及应急流程

跌倒（坠床）是指突发、不自主的、非故意的体位改变，倒在地上或更低的平面上。本应急流程适用于患者在医院发生的跌倒（坠床）。

【高危跌倒患者】

（1）最近 3 个月曾有不明原因跌倒经历。

（2）意识障碍、活动障碍、肢体偏瘫。

（3）视力障碍（单盲、双盲、弱视、白内障、青光眼、眼底病、复视等）。

（4）年龄（大于等于65岁或小于10岁）。

（5）静脉输液或留置套管针者。

（6）认知能力：高估自己的能力；忘记自己受限制。

（7）体能虚弱（生活部分自理，白天过半时间要卧床或坐椅）。

（8）头晕、眩晕、体位性低血压。

（9）使用影响意识或活动的药物如：散瞳药、镇静安眠药、抗抑郁药、降压利尿药、降糖药、麻醉止痛药等。

【针对高危跌倒患者落实预防措施】

（1）为患者和家属提供书面的预防跌倒/坠床的健康教育宣传单。

（2）告知患者跌倒/坠床的高危因素，使其认识跌倒的危险。

（3）一对一专人医疗护理员（24小时陪护），密切观察患者生命体征及病情变化，医疗护理员外出时做好交班工作。

（4）监督患者按时服药，提醒服药后注意事项，密切观察用药后的反应。

（5）将呼叫器、便器等常用物品放在患者易取处；协助患者生活护理，并予以床栏保护。

（6）告知患者穿尺码合适的服装、防滑鞋，指导行动不便者正确使用助行设备，如拐杖、轮椅等。

（7）创造良好的病室安全环境：易致跌倒处（餐室、洗漱间、卫生间、浴室）有防滑、防跌倒安全标识；走廊、病室、卫生间的地面保持整洁、通畅、无水迹、无障碍物，光线明亮；特定场所（走廊、卫生间）有扶手；灯光照明装置性能完好，夜间和需要时能及时打开照明灯。

【患者跌倒后的处理】

（1）患者跌倒（坠床）时，医疗护理员应立即到患者身边，并通知护士，同时做好患者情绪的安抚工作。协助护士检查患者坠床时的着力点，迅速查看全身状况和局部受伤情况，初步判断患者跌倒（坠床）的原因。

（2）协助护士测量患者的生命体征，根据伤情采取必要的急救措施。

（3）协助护士通知护士长、科主任及患者家属，同时上报公司主管、经理。

（4）加强陪护至病情稳定。陪护中严密观察病情变化，发现病情变化，及时向医生、护士汇报。

（5）外包公司项目部应及时组织医疗护理员进行讨论、总结，提出防范措施，以提高认识，吸取教训，改进工作。

【流程图】

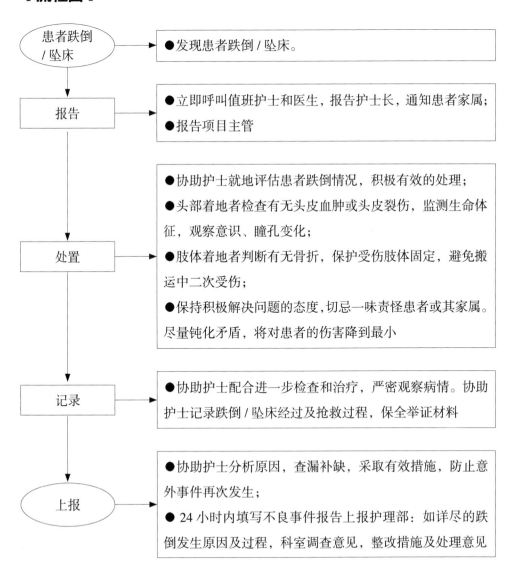

第七节　患者压力性损伤预防及应急流程

压力性损伤是由于剧烈和（或）长期的压力或压力联合剪切力，造成骨隆突处或医疗器械设备接触处的皮肤和（或）潜在皮下软组织发生局限性损伤。可表现为局部组织受损但表皮完整或开放性溃疡，可能伴有疼痛。皮下软组织对压力和剪切力的耐受性受微环境、营养、灌注、并发症和软组织条件的影响。

【压力性损伤的预防】

（一）适用人群

昏迷、瘫痪、长期卧床、活动障碍、发热、营养不良、身体衰弱、皮肤潮湿、肥胖、老年、水肿、石膏固定、循环障碍的患者，以及患有慢性神经系统疾病以及手术时间长的患者。

（二）预防措施

1. 体位转换与早期活动

（1）鼓励患者自主变换体位。

（2）协助患者变换体位。

（3）长期卧床的患者每日可在合适的椅子或轮椅上就座，但时间不能过长。

（4）病情允许的情况下尽早下床活动。

2. 减少摩擦力和剪切力

（1）移动患者时正确使用移动技巧，避免拖、拉、拽，禁止独自搬动危重患者。

（2）摩擦点处粘贴保护膜。

（3）选择侧卧位或侧倾 30° 位。

（4）避免摇高床头 >30° 、半坐卧位和 90° 侧卧位，特殊情况除外。

（5）对镇静中的新生儿或婴儿头部受压部位的改变，避免患儿与医疗设备直接接触，保证患儿在侧卧位时骶尾部和大转子不受压。

3. 压力减缓用具的使用

（1）气垫床、翻身床、悬浮床、波浪床。

（2）翻身枕、水垫等。

（3）对有压力性损伤风险的患者考虑使用记忆性充气床垫或床罩。

（4）骨隆突处使用压力减缓装置。

4. 皮肤护理

（1）每天定时检查皮肤情况，特别是受压部位，使用柔软的硅胶多层泡沫敷料保护患者存在压力性损伤风险的皮肤。

（2）保持床单位的清洁干燥，帮助个人卫生，例如床上浴、更换衣物。

（3）保护病人的皮肤清洁干燥，当皮肤弄脏时及时清洁。

（4）避免频繁、过度清洁皮肤，避免用热水或酒精等消毒剂拭擦皮肤。

（5）干性皮肤使用皮肤保湿、润肤产品，受刺激浸润区域使用皮肤保护剂。

（6）明确失禁患者失禁原因并进行处理：尿失禁患者使用高吸收性纸尿片、纸尿裤或留置导尿管，大便失禁者安装造口袋或收集器/袋。

（7）使用低摩擦系数的纺织品。

（8）禁止对受压部位用力按摩。

5. 加强营养

（1）白蛋白 < 35g/L 或体重减轻超过 15% 即可认为存在营养不良，加强丰富蛋白质摄入。

（2）尽量通过消化道提供足够的营养，进食困难者可通过鼻饲或静脉补充。

（3）维生素在损伤组织愈合中起到很重要的作用。

6. 健康教育

根据病人的参与意愿程度给予针对性的安全指导，让患者主动关注自身的安全问题，参与压力性损伤的预防过程，有效实现病人安全目标。

【 压力性损伤的应急流程图 】

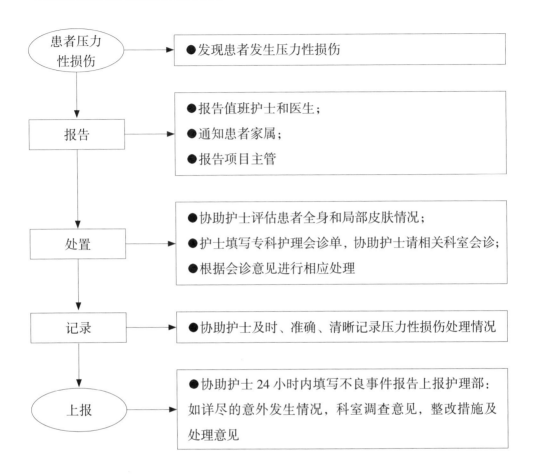

第八节　患者管道滑脱预防及应急流程

管道滑脱主要是指胃管、尿管、各种引流管、气管插管、气管切开、中心静脉导管、PICC 导管、透析管、及各种造瘘管等的脱落。

【 预防管道滑脱措施 】

（1）认真评估患者意识状态及合作程度，确定患者是否存在管道滑脱的危险。

（2）了解导管插入深度，做好标识，妥善固定，防止管道脱出。

（3）协助护士作好宣教，告知患者及家属留置管道的目的、意义、注意事项，使其充分了解预防管道滑脱的重要性，取得配合。

（4）对意识不清、躁动、小儿等不配合的患者，在家属同意情况下适当使用约束带，防止将管道拔出。

（5）给患者实施各种护理时，如翻身、床上擦浴时应先固定好管道。

（6）对外出做检查或下床活动的患者，应认真检查管道接口处是否衔接牢固，并告知患者及家属注意避免牵拉。

（7）仔细观察管道接口处是否固定良好及检查约束部位，管道各连接处是否连接紧密、牢固。保持管道通畅，避免扭曲、受压、活动时扯脱。

【患者发生管道滑脱的应急流程图】

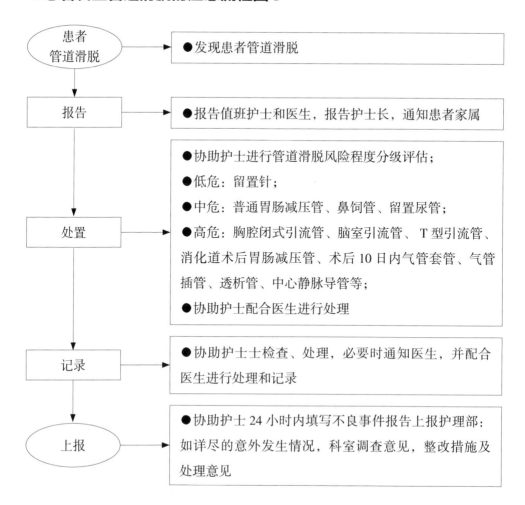

第九节　患者转运途中意外事件处理流程

【应急预案】

（1）患者转运途中应有医护人员陪同，发生意外如：擦伤、跌倒，病情突发变化等，应立即呼救，并采取相应措施，将损害降至最低。

（2）判断患者瞳孔意识等初步情况，若发生病情变化，以就地抢救为原则。

（3）保持呼吸道通畅，配合医生、护士救治，注意观察生命体征变化，必要时立即将病人送入途中最近的病区实施救治。

（4）协助通知病房科主任，护士长，必要时报告医务科或院总值班。

（5）若病情进一步加重，由主管医生告知家属情况做出相关处理并签字。

（6）协助护士做好家属的安抚工作，消除患者及家属的恐惧焦虑心理。协助记录患者意外发生经过及抢救过程，并报告相关部门。

【患者转运中意外事件处理流程图】

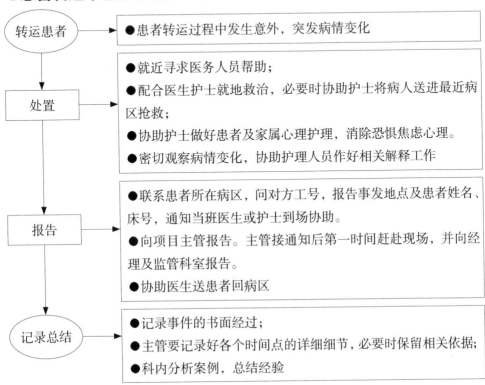

第十节 医疗护理员服务投诉事件应急处理流程

【应急预案】

（1）收到患者或者患者家属投诉时，行政主管或项目主管应礼貌接待，倾听投诉情况，与投诉者沟通。

（2）调查投诉原因，如矛盾问题不能解决，报告所在病区护士长或科主任协助解决。如投诉情况属实，与被投诉人员共同解决矛盾；如投诉情况不符事实，可将事实与患者沟通。

（3）分析投诉环节及原因，提出有效整改措施，总结教训。

（4）记录并整理事件经过，保存相关资料。

【服务投诉事件应急流程图】

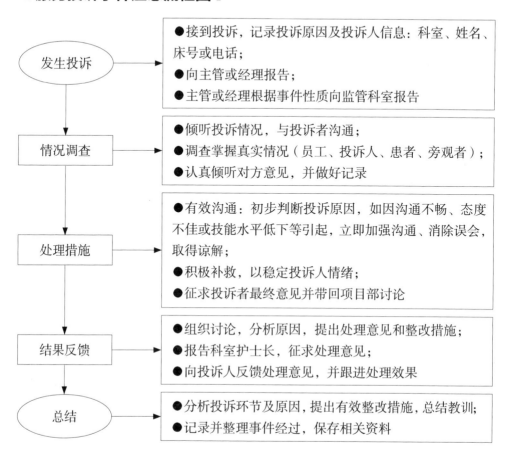

发生投诉	●接到投诉，记录投诉原因及投诉人信息：科室、姓名、床号或电话； ●向主管或经理报告； ●主管或经理根据事件性质向监管科室报告
情况调查	●倾听投诉情况，与投诉者沟通； ●调查掌握真实情况（员工、投诉人、患者、旁观者）； ●认真倾听对方意见，并做好记录
处理措施	●有效沟通：初步判断投诉原因，如因沟通不畅、态度不佳或技能水平低下等引起，立即加强沟通、消除误会，取得谅解； ●积极补救，以稳定投诉人情绪； ●征求投诉者最终意见并带回项目部讨论
结果反馈	●组织讨论，分析原因，提出处理意见和整改措施； ●报告科室护士长，征求处理意见； ●向投诉人反馈处理意见，并跟进处理效果
总结	●分析投诉环节及原因，提出有效整改措施，总结教训； ●记录并整理事件经过，保存相关资料

第十一节 病区发生停电应急流程

【计划停电准备】

（1）接到计划停电通知后，协助护士做好停电准备。备好应急灯、手电筒等，如有使用呼吸机的患者，应随时备好简易呼吸器。

（2）停电后，立即协助医护人员安全运转患者。

（3）维持抢救工作，并开启应急灯照明等。

（4）协助护士安抚病房内患者和家属的情绪，以防造成恐慌及混乱。

（5）电话联系电工班，查询停电原因、停电时间。

（6）协助医护人员维护病室秩序，保证患者医疗安全。

（7）陪伴患者身旁，安抚患者，同时注意防火、防盗。

【非计划停电准备】

（1）每日巡查：应急灯、手电筒是否能正常使用，简易呼吸气囊在备用状态。

（2）突然停电后，立即协助医护人员查找停电原因，联系电工。

（3）开辟应急灯照明，协助医护人员安全转运患者，维持抢救工作。

（4）协助医护人员维持病室秩序，保证患者医疗安全。

（5）陪护患者身旁，安抚患者及家属的情绪。

（6）联系保安加强巡视，注意防火、防盗。

【病区发生停电的应急流程图】

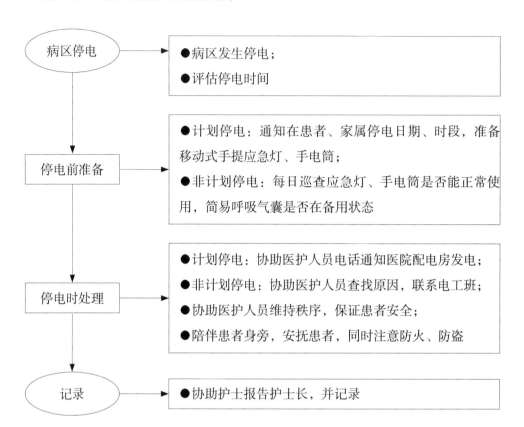

病区停电 → ●病区发生停电；
●评估停电时间

停电前准备 → ●计划停电：通知在患者、家属停电日期、时段，准备移动式手提应急灯、手电筒；
●非计划停电：每日巡查应急灯、手电筒是否能正常使用，简易呼吸气囊是否在备用状态

停电时处理 → ●计划停电：协助医护人员电话通知医院配电房发电；
●非计划停电：协助医护人员查找原因，联系电工班；
●协助医护人员维持秩序，保证患者安全；
●陪伴患者身旁，安抚患者，同时注意防火、防盗

记录 → ●协助护士报告护士长，并记录

第十二节　病区火灾的预防及应急流程

【 火灾的预防 】

（1）参加消防知识培训，学会正确使用灭火器、预防火灾、报告火警的方法，维护消防安全、保护消防设施。

（2）工作场所应该设有安全通道指示标识。定期检查病室环境，告知患者不得进行非医疗用电，保持安全通道畅通，消除火灾隐患。协助定期检查消防设施，保证其功能完善。

【 发生火灾的处理 】

（1）发现火情后立即呼叫周围人员，评估火势大小，协助医护人员安全疏散、转移患者到安全区域。

（2）火势较小时，在值班医护人员指导下使用现有的灭火器材并组织人员积极扑救。

（3）发现火情无法扑救，马上拨打"119"报警，并告知准确的方位。

（4）关闭邻近房间的门窗，以减慢火势扩散速度。

（5）稳定患者情绪，协助医护人员对危重患者和不能行走的患者进行有序疏散和照护，保证患者生命安全。

（6）尽可能切断电源，撤出易燃易爆物品，抢救贵重仪器设备及有价值的资料。

（7）指导患者撤离时，不要乘坐电梯，可走安全通道，叮嘱患者用湿毛巾捂住口鼻，尽可能以最低的姿势或匍匐快速前进。

（8）协助护士及时清点患者及员工人数，向现场指挥汇报。

【病区火灾的应急流程图】

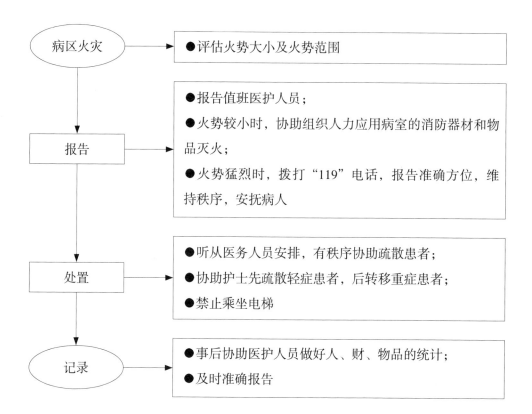

病区火灾 → ●评估火势大小及火势范围

报告 →
●报告值班医护人员;

●火势较小时,协助组织人力应用病室的消防器材和物品灭火;

●火势猛烈时,拨打"119"电话,报告准确方位,维持秩序,安抚病人

处置 →
●听从医务人员安排,有秩序协助疏散患者;

●协助护士先疏散轻症患者,后转移重症患者;

●禁止乘坐电梯

记录 →
●事后协助医护人员做好人、财、物品的统计;

●及时准确报告

第十二章

习题和参考答案

题型说明：本章共设有单选题 80 题，多选题 60 题，是非题 85 题，思考题 32 题，案例分析题 57 题，内容涵盖本书所有章节。

一、单选题

1.医疗护理员总则中要求医疗护理员做到（　　　）

A.随意进入治疗室

B.想来就来想走就走

C.经常串岗闲聊

D.洁身自爱、忠诚老实、服务周到、态度和蔼

2.医疗护理员的站立姿势要做到（　　　）

A.轻快、稳定

B.前倾、后仰

C.探脖、耸肩

D.端正、挺拔

3.下列关于医疗护理员仪表要求叙述不正确的是（　　　）

A.头发洁净无头屑

B.可适当佩戴首饰，如戒指

C.不穿奇装异服

D.女士可化淡妆、男士面容洁净

4.医疗护理员对患者的隐私如生理缺陷、精神病、性病等要做到（　　　）

A.保密

B. 大肆宣扬

C. 与别的护工窃窃私语

D. 嘲笑

5. 在与患者语言交流过程中，应该禁忌（　　　）

A. 禁忌谈及个人隐私的话题

B. 忌用不文明的言语

C. 忌用伤人的话、恶语

D. 以上皆是

6. 关于暂空床的描述不正确的一项是（　　　）

A. 外出检查或离床活动时铺置

B. 将备用床的盖被上端向内折 1/4，然后扇形三折于床尾，使之平齐

C. 病室内患者在进食和治疗时不影响铺床操作

D. 按备用床准备用物，必要时备橡胶单或中单

7. 为行头部手术的患者准备麻醉床时，橡胶单和中单应铺在（　　　）

A. 床头部

B. 床中部

C. 床尾部

D. 整床通铺

8. 为患者修剪指甲时，以下操作正确的是（　　）

A. 紧贴指甲弧度修剪

B. 离指甲根部留有一点距离再修剪

C. 修剪完整理用物即可，不用再打磨

D. 任何时候修剪指甲都一样

9. 帮助有假牙的患者进行口腔清洁时，取下的假牙应放在（　　　）

A. 热水

B. 冷开水

C. 酒精

D. 漱口液

10. 为老年患者洗头时使用的水温多少度为宜（　　　）

A. 20~25℃

B. 25~30℃

C. 30~35℃

D. 40~45℃

11. 下列哪类患者不宜在床上洗头（　　　）

A. 腹部手术后恢复期

B. 下肢活动不利

C. 颅内出血

D. 老年患者

12. 为患者进行床上擦浴时，水温应调节为（　　　）

A. 20~25℃

B. 25~30℃

C. 30~40℃

D. 50~52℃

13. 为患者泡脚的水温以＿＿＿摄氏度为宜（　　　）

A. 20~25

B. 25~30

C. 30~40

D. 38~40

14. 为患者进行床上擦浴的次序是（　　　　）

A. 颈→肩→上肢→下肢

B. 颈外→上肢→背→下肢

C. 上肢→胸腹→背臀→下肢→外阴

D. 脸→胸腹→上肢→背臀→下肢→外阴

15. 帮助患者进行床上擦浴时，错误的做法是（　　　　）

A. 将备齐的用物置于护理车上推至患者床边

B. 置盆具于床旁椅上，水桶内盛热水倒入盆具内三分之二满

C. 擦洗下肢时用稍湿的毛巾由膝关节向下擦洗

D. 洗脚时将浴巾垫于双足下，盆具置浴巾上

16. 协助偏瘫患者脱衣服应注意（　　　　）

A. 先脱健侧

B. 先脱患侧

C. 先脱左侧

D. 先脱右侧

17. 右上肢骨折患者脱穿衣服的顺序应是（　　　　）

A. 先脱右肢．先穿左肢

B. 先脱左肢，先穿左肢

C. 先脱左肢，先穿右肢

D. 先脱右肢，先穿右肢

18. 当患者腹部疼痛时，不适宜进食哪类食物（　　　　）

A. 油腻的食物

B. 清淡的食物

C. 易消化的食物

D. 温度适宜的食物

19. 卧床患者进食前____分钟内不做剧烈运动（　　　）

A. 20

B. 30

C. 45

D. 60

20. 协助老年人饮水，应做到（　　　）

A. 老年人一律使用吸管饮水

B. 使用汤匙喂水时，装满汤匙

C. 见老年人咽下后再喂下一汤匙

D. 协助老年人饮水后立即取平卧位

21. 偏瘫患者需从____喂水和喂食（　　　）

A. 健侧

B. 患侧

C. 中间

D. 健侧患侧都好

22. 给吞咽困难患者喂食需抬高床头至少____度，喂食后至少保持半卧位____分钟（　　　）

A. 30；10

B. 45；20

C. 30；30

D. 30；20

23. 为仰卧位患者放置便盆的注意事项中，错误的是（　　　）

A. 将患者裤子脱至便盆外

B. 叮嘱患者配合屈膝抬高臀部

C. 不盖被子

D. 在会阴上部覆盖护理垫

24. 为卧床老年人使用便器排便注意（   ）

A. 便器倾倒后即可使用

B. 使用便器时，将便盆器置于老年人臀下

C. 协助老年人使用便器排便，避免长时间暴露老年人身体

D. 冬季便器较凉时，可将温水倒入便器放置老年人臀下

25. 成人使用开塞露一次用量约多少 ml（   ）

A. 40ml

B. 20ml

C. 100ml

D. 60ml

26. 开塞露的使用，下列不正确的是（   ）

A. 使用前要检查前端是否光滑圆润

B. 有痔疮患者，前端要充分润滑，动作轻柔

C. 有便意时可使用

D. 开塞露药液挤进肛门后，要立即排大便，不能保留

27. 便秘时大便形状是（   ）

A. 坚果状

B. 颗粒状

C. 香蕉状

D. 水样便

28. 为患者留取尿液标本时，以下哪项是错误的（   ）

A. 对患者做好解释

B. 嘱患者留取标本前不宜饮过多水

C. 嘱女患者月经期可以留取标本

D. 不可将粪便混于尿液中

29. 卧床患者使用纸尿裤不及时更换，易出现（　　）

A. 尿失禁

B. 失禁性皮炎

C. 皮肤擦伤

D. 排便不畅

30. 成年人 24 小时正常尿量为（　　）

A. 100~400ml

B. 500~1000ml

C. 1000~2000ml

D. 3000~4000ml

31. 失禁性皮炎清洗皮肤的方式为（　　）

A. 用力擦洗

B. 拍拭

C. 用力揉搓

D. 来回擦洗

32. 为患者使用热水袋解痉、镇痛时，不宜超过多少分钟（　　）

A. 30

B. 40

C. 20

D. 60

33. 发生软组织损伤或扭伤后的患者，多少小时以内禁用热水袋热敷（　　）

A. 12 小时

B. 24 小时

C. 36 小时

D. 48 小时

34. 使用热水袋，不正确的做法是（　　　）

A. 水温 60~70℃

B. 热水灌至 1/2~2/3 容量

C. 热水袋不可以直接接触患者皮肤

D. 每 1 小时巡视一次患者

35. 烫伤发生的两个直接因素是（　　　）

A. 热力和时间

B. 年龄和性别

C. 时间和取暖器具的个数

D. 取暖器具的种类和热力

36. 禁忌用冷敷的部位（　　　）

A. 前额

B. 腋下

C. 腹股沟

D. 心前区

37. 为患者使用体位垫的应用范围不包括哪些（　　　）

A. 颈部

B. 背、胸

C. 脚、臀

D. 手臂、肩

38. 为患者使用约束带约束时，需每____小时松解一次（　　　）

A. 0.5

B. 1

C. 2

D. 3

39. 为早期偏瘫患者进行平卧位摆放时，要求肩胛骨尽量前伸，在肩胛骨下垫一软垫，肩关节外展外旋与躯干成＿＿，肘关节、腕关节＿＿，掌心向＿＿，手指伸展略分开，拇指外展（　　）

A. 45°，背伸，下

B. 45°，背伸，上

C. 60°，背伸，上

D. 45°，掌曲，下

40. 肢体偏瘫患者坐位时要求髋、膝、踝三关节保持＿＿，小腿垂直下垂，双足底着地（　　）

A. 30°

B. 45°

C. 60°

D. 90°

41. 为心血管疾病患者或体重较重的患者进行体位移动时，应由＿＿人进行操作（　　）

A. 1

B. 2

C. 3

D. 4

42. 帮助患者进行叩背应选择在＿＿完成（　　）

A. 餐后立即

B. 睡前

C. 餐前 30 分钟或餐后 2 小时

D. 餐前

43. 挪动法把患者从病床移动到车床的顺序是（　　）

A. 臀部→上身→下肢

B. 臀部→下肢→上身

C. 上身→臀部→下肢

D. 上身→下肢→臀部

44. 使用轮椅转运患者时，不正确的做法是（　　　）

A. 下坡时倒转轮椅，使轮椅缓慢下行，患者头及背部应向后紧靠轮椅

B. 推送过程中，嘱患者抓紧扶手，过门槛时翘起前轮，避免过大的震动，保证患者安全

C. 使用前应检查轮椅，保证完好无损方可应用

D. 轮椅放置位置合理，直接移动患者即可

45. 轮椅转运法中轮椅放置的位置是（　　　）

A. 与床头平齐

B. 与床尾平齐

C. 与床中间位置平齐

D. 可随意放置

46. 平车挪动患者身体的顺序是（　　　）

A. 下肢、臀部、上肢

B. 臀部、上身、下肢

C. 上身、臀部、下肢

D. 随意移动

47. 手卫生的七个步骤为（　　　）

A. 内、外、夹、弓、大、立、腕

B. 里、外、夹、弓、大、立、腕

C. 内、外、夹、弓、大、竖、腕

D. 内、外、揉、弓、大、立、腕

48. 下列哪种垃圾应放入黄色垃圾袋中（　　　）

A. 输液瓶

B. 无菌手套外包装袋

C. 带有血迹的纱布

D. 报纸

49. 医疗废物包装袋颜色及生活垃圾包装袋颜色分别是（　　　）

A. 红色、黄色

B. 黄色、黑色

C. 黑色、黄色

D. 黄色、白色

50. 下列哪种情况口罩需马上更换（　　　）

A. 2 小时

B. 潮湿或污染时

C. 24 小时

D. 一周 2 次

51. 如何进行口罩密闭性检查，下列说法正确的是（　　　）

A. 查看口罩包装袋生产日期

B. 双手捂住口罩呼、吸气，感觉口罩有略微鼓起或塌陷

C. 打开口罩看大小尺寸，越宽松越好

D. 查看口罩包装袋是否破损

52. 外科口罩佩戴后还需进行以下哪种操作，以达到最佳效果（　　　）

A. 单手压紧鼻梁一侧的金属条

B. 双手压紧鼻梁一侧的金属条

C. 双手压紧面部两侧的金属条

D. 双手压紧鼻梁两侧的金属条

53.下列哪项不属于职业暴露发生后伤口紧急处理措施（　　　）

A.无需处理

B.挤血

C.冲洗

D.消毒

54.关于手卫生，下列说法错误的是（　　　）

A.手上有脏东西的时候再洗手即可

B.照护多重耐药菌患者时要严格落实手卫生，避免交叉感染

C.给患者喂食前后需落实手卫生

D.脱手套后洗手

55.关于七步洗手法，正确的描述是（　　　）

A.流动水洗手

B.每一步骤认真揉搓至少 15 秒

C.应注意清洗指尖、指背和指缝

D.以上都是

56.关于戴、脱手套时的手卫生，以下哪种说法是正确的（　　　）

A.戴手套前不需要进行手卫生

B.脱手套后不需要进行手卫生

C.使用双层手套不需要进行手卫生

D.戴手套为患者清理呕吐物后，需去除手套进行手卫生后再为患者进行下一步操作

57.手部没有肉眼可见的污染时，可采用下列哪种方法洗手（　　　）

A.使用速干手消毒剂消毒双手

B.流动水洗手

C.外科手消毒

D.湿纸巾擦拭

58. 以下哪些部分在穿脱隔离衣时要避免污染（　　　　）

A. 腰带以下部分

B. 腰带及衣边

C. 袖子的后面

D. 衣领及里面

59. 多重耐药菌患者出院后，患者使用的床上用品丢入双层＿＿＿垃圾袋
（　　　　）

A. 黑色

B. 红色

C. 黄色

D. 蓝色

60. 多重耐药菌感染患者洗头后洗头盆需要＿＿＿浸泡消毒（　　　　）

A. 70% 乙醇

B. 500mg/L 含氯消毒液

C. 1000mg/L 含氯消毒液

D. 30% 乙醇

61. 工作时，不慎被脱落在病床上的针灸针刺伤皮肤，如何挤血（　　　　）

A. 从近心端到远心端

B. 从远心端到近心端

C. 按住伤口挤压

D. 不用挤血

62. 为了避免患者发生误吸，下列哪种方法是错误的（　　　　）

A. 进食前摆好体位，如厕，清洁口腔，留意松脱或不合适的假牙，必要
时做好咳嗽排痰

B. 进食时如出现呛咳，立即停止进食

C. 进食前评估患者的食物种类及质地是否符合患者的需求

D. 进食后应马上将患者平躺

63. 吞咽障碍是下列哪一项临床现象发生的常见原因（　　　）

A. 吸入性肺炎

B. 咽炎

C. 噎食

D. 消化不良

64. 患者跌倒预防的护理要点中其中哪项不正确（　　　）

A. 评估易跌倒因素

B. 定时巡视患者

C. 细心发现患者的需求

D. 与患者家属沟通，跌倒家属有责任

65. 看护使用拐杖行走的偏瘫老年人时应（　　　）

A. 站在老年人患侧

B. 站在老年人健侧

C. 站在老年人前面

D. 站在老年人身后

66. 防止长期卧床患者发生压疮要做到（　　　）

A. 每隔 4 小时翻身

B. 每隔 3 小时翻身

C. 每隔 2 小时翻身

D. 一昼夜翻身 2 次

67. 预防压疮的关键是（　　　）

A. 保护

B. 翻身

C. 按摩

D. 清洗

68. 下列哪个因素与压疮无关（　　　）

A. 局部组织长期受压

B. 缺少运动

C. 局部组织缺血缺氧

D. 血液循环障碍

69. 患者长时间仰卧，最易发生压疮的部位是（　　　）

A. 肩峰

B. 髋部

C. 足跟

D. 骶尾部

70. 喂食过程中，如果患者出现呛咳，应（　　　）

A. 暂停片刻，轻拍其背部

B. 继续喂食

C. 停止喂食，立即平卧

D. 慌慌张张，不知所措

71. 发现陪护的患者跳楼自杀，应立即呼叫医务人员、上报公司主管和
（　　　）

A. 通知家属

B. 阻止自杀

C. 保护现场

D. 拍摄证据

72. 当遇到火灾时，要迅速向____逃生（　　　）

A. 着火的相反方向

B. 安全出口的方向

C. 人员多的方向

D. 电梯口的方向

73. 火灾发生时,人员可通过____渠道逃生( )

A. 疏散楼梯

B. 普通电梯

C. 跳楼

D. 货梯

74. 用灭火器灭火时,灭火器的喷射口应对准火焰的(   )

A. 上部

B. 下部

C. 中部

D. 根部

75. 下列哪项是医疗护理员可进行的操作(   )

A. 调解输液速度

B. 调节氧流量

C. 鼻饲食物

D. 床上洗头

76. 协助患者下床活动,以下哪项不正确(   )

A. 术后患者一清醒就指导患者下床活动

B. 时间宜选择上午输液前及下午输液后

C. 宜穿防滑拖鞋及合身舒适衣裤

D. 运动前做好热身准备工作,饭后不宜立即运动

77. 照护气管切开患者时,以下不正确的是(   )

A. 患者气切口周围皮肤应保持清洁,避免感染

B. 患者气切口有痰时,予及时清除,必要时可自行为患者吸痰

C. 患者气切口有痰时，予及时清除，并按传呼叫护士吸痰

D. 护理气管切开患者时应落实翻身拍背，促进拍痰

78. 叩背排痰最好安排在哪个时间段（　　　）

A. 餐后 2 小时至餐前 30 分钟期间为宜

B. 餐后 20 分钟至餐前 30 分钟期间为宜

C. 餐后 1 小时至餐前 30 分钟期间为宜

D. 任何时间段都可以

79. 下列叙述错误的是（　　　）

A. 留置引流管的患者，应从有引流管的一侧开始更换床单

B. 留置引流管的患者，应从没有引流管的一侧开始更换床单

C. 为留置引流管患者更换床单，必要时夹闭引流管

D. 夹闭引流管的目的是为了防止引流液返流

80. 照护烦躁且气管切开患者要格外注意（　　　）

A. 观察输液通道是否正确

B. 观察患者的大便情况

C. 烦躁患者适当给予约束，防止拔管

D. 加强肢体功能锻炼

二、多选题

1. 工作人员做到"四轻"包含哪些方面（　　　）

A. 走路轻

B. 说话轻

C. 开关门窗轻

D. 操作轻

2. 协助患者的生活护理，工作人员应具备（　　　）

A. 责任心

B. 爱心

C. 耐心

D. 奉献精神

3. 医疗护理员必须遵守法律法规、医疗机构及病区的规章制度，配合医护人员帮助患者早日康复，以下哪项是对的（　　　）

A. 不谈论有碍患者健康和治疗的事宜

B. 不得擅自翻阅病历和其他医疗记录

C. 不得私自将患者带出院外

D. 不得在公共场所谈论患者病情

4. 为患者进行口腔清洁的目的是什么（　　　）

A. 去除口腔异味

B. 清除口腔内一切细菌

C. 保持口腔清洁

D. 观察口腔变化

5. 协助患者进行沐浴时应注意（　　　）

A. 防压疮

B. 防滑

C. 防跌倒

D. 防烫伤

6. 下列关于床上擦浴的叙述正确的是（　　　）

A. 天冷时可在被子内操作

B. 为患者脱上衣时，先脱近侧后脱远侧

C. 擦洗时注意防止浸湿床单

D.15~30 分钟内完成

7. 预防失禁性皮炎的方法包括以下哪些（　　　　）

A. 及时清洗皮肤

B. 滋润皮肤

C. 保护性隔离

D. 减少局部皮肤摩擦

8. 洗头的注意事项（　　　　）

A. 用指腹搓头皮

B. 避免耳朵进水

C. 洗头时间不宜过长

D. 洗头过程中随时观察病情

9. 沐浴时需要告知指导患者的是（　　　　）

A. 告诉患者洗浴前先上厕所

B. 告诉患者如有不适立即停止洗浴

C. 告诉患者浴室呼叫铃的使用方法

D. 指导患者使用调节冷热水的方法

10. 可以洗头的患者是（　　　　）

A. 骨折

B. 消瘦

C. 长期卧床

D. 头部有伤口者

11. 适合淋浴的患者有（　　　　）

A. 糖尿病

B. 甲状腺肿瘤

C. 严重心脏病

D 慢性支气管炎

12. 照护糖尿病患者时应注意（　　　）

A. 可用低于40℃的温水洗脚，浸泡时间不宜过长

B. 每次穿鞋前检查鞋子里是否有异物，是否有磨脚的破损处

C. 合并脚肿时，可以继续穿原来鞋子，等待脚肿消退

D. 长期坚持运动锻炼，可以选择快跑、打羽毛球、举重等较大强度的运动

13. 为卧床患者更换床单时，患者出现面色发绀、呼吸困难，应该（　　　）

A. 立即停止操作

B. 立即通知医生、护士

C. 继续把床单铺好，再叫护士

D. 协助患者取舒适体位

14. 测量体温前30分钟应避免（　　　）

A. 剧烈运动

B. 进食

C. 喝冷热水

D. 冷热敷

15. 为患者测量体温时应注意哪些事项（　　　）

A. 测温前30分钟内无进食、活动、冷热敷、吸烟

B. 将体温计水银甩至35℃以下

C. 屈臂过胸夹紧腋窝并计时10分钟

D. 擦干腋下汗液

16. 使用热水袋的目的包括哪些（　　　）

A. 保暖

B. 解除痉挛

C. 缓解疼痛

D. 促进浅表炎症消散

17.下列哪项是热疗的禁忌证（   ）

A.面部三角区感染时

B.未确诊的急性腹痛

C.软组织损伤 24 小时

D.慢性关节炎

18.使用冰袋冰敷时禁止使用的部位包括哪些（   ）

A.耳后

B.心前区

C.腹部

D.足底处

19.下列哪些人群是容易发生烫伤的人群（   ）

A.婴幼儿、高龄老人

B.成年人

C.视力障碍患者

D.皮肤感觉障碍患者

20.医疗护理员为需要协助进食患者喂食时，应做到（   ）

A.喂食前用手腕内侧测试食物温度，避免过热、过冷

B.食物放置在餐桌方便易取的位置，帮助手部功能障碍患者独立进餐

C.喂食可以让患者边食边讲，促进护患交流

D.喂食速度适中，汤勺须放入患者口中，一口量合适

21.下列哪项不适宜用于送服药物（   ）

A.果汁

B.茶水

C.温开水

D.牛奶

22.凡挂有禁食标志的患者不得喂（　　　）

A. 粥

B. 水

C. 米饭

D. 面包

23.协助患者进食，可以把食物放在____以利吞咽（　　　）

A. 患侧颊部

B. 健侧颊部

C. 舌根

D. 舌下

24.协助患者进食，可以选用____餐具（　　　）

A. 宽而大的勺子

B. 浅而小的勺子

C. 短柄勺子

D. 长柄勺子

25.患者吞咽固体食物有困难，可以调整食物形态，包括（　　　）

A. 水

B. 糊状食物

C. 高黏度食物

D. 稠厚流质

26.下列哪些是噎食发生的常见原因（　　　）

A. 嘈杂的环境

B. 松软、易消化的食物

C. 情绪波动

D. 暴饮暴食

27. 吞咽障碍影响患者正常摄食，容易造成营养不良，可引起 ___，甚至造成死亡（　　）

A. 肺部感染

B. 呛咳

C. 腹泻

D. 误吸

28. 协助患者使用尿壶排便时用物准备有哪些（　　　）

A. 卫生纸

B. 一次性护理垫

C. 一次性手套

D. 男性尿壶或者女性尿壶

29. 以下哪些尿量情况有异常（　　　）

A. 24 小时尿量 500ml

B. 24 小时尿量 3500ml

C. 24 小时尿量 100ml

D. 24 小时尿量 1500ml

30. 留取粪便标本时应注意（　　　）

A. 应取有脓血、黏液或颜色异常的部位

B. 粪便标本不可混有尿液

C. 粪便标本可混有尿液

D. 潜血标本应取异常部分，特别是有血液的部分

31. 照护疼痛的患者时，说法正确的是（　　　）

A. 及时观察患者疼痛的情况

B. 协助患者采取舒适体位

C. 不告诉医生或护士，给患者口服止痛药

D. 保持病室的安静，光线柔和

32. 关于过床易（过床板）的使用，下面哪些说法是正确的（　　　）

A. 通常由两人分别站于病床及车床侧共同完成

B. 病床一侧的医疗护理员双手分别扶在患者的肩部和腰部，将患者侧搬超过 90°

C. 车床一侧的医疗护理员将过床板滑入患者身体下方，使患者平卧于过床板上

D. 当患者完全过床于车床上时，车床一侧的医疗护理员要侧搬患者同时病床侧的医疗护理员将患者身下的过床板取出

33. 使用平车转运时应注意（　　　）

A. 使用前应检查平车，保证完好无损方可应用

B. 转运过程中动作轻柔，推车速度适宜，保证患者安全舒适

C. 上下坡时，患者头部应处于高处一侧，给患者以安全感

D. 进入电梯时，应倒退进入

34. 协助偏瘫患者体位转移过程中，医疗护理员哪些操作是不正确的（　　　）

A. 充分评估患者身体状况 . 疾病情况 . 皮肤情况以及配合度

B. 固定床四角脚轮，放平床头床尾，各种管道固定稳妥

C. 将头部枕头移向远侧

D. 拉下两侧床挡，将患者双手交叉放于其腹部

35. 有关头晕患者的照护正确的说法（　　　）

A. 鼓励患者下床活动

B. 协助患者取舒适体位

C. 发现不适及时通知医护人员

D. 观察患者神态、面色

36. 医疗护理员一人帮助患者移向床头时，下列做法正确的是（   ）

A. 摇起床头支架

B. 将枕头横立于床头

C. 患者仰卧屈膝

D. 嘱患者双手握住床头栏杆

37. 压疮的好发部位包括（   ）

A. 仰卧位：好发于枕骨粗隆、肩胛部、肘部、脊椎体隆突处、骶尾部、足跟部

B. 侧卧位：好发于耳郭、肩峰、肋骨、肘部、髋部、膝关节内外侧、内外踝处

C. 俯卧位：好发于面颊部、耳郭、肩部、女性乳房、男性生殖器、髂嵴、膝部、足尖处

D. 坐位：好发于坐骨结节处

38. 压疮的预防措施有哪些（   ）

A. 皮肤保护

B. 翻身与体位

C. 减压

D. 健康教育

39. 发生压疮高危人群有（   ）

A. 老年人

B. 肥胖者

C. 水肿患者

D. 发热患者

40. 促成压疮发生的因素包括（   ）

A. 患者长期卧床，经久不改变体位，使局部组织受压，导致血液循环障碍

B. 皮肤长期受潮

C. 使用石膏带、夹板衬垫不当

D. 全身缺乏营养，如老年、体弱、营养不良、长期发热及恶病质等

41. 为患者使用体位垫时应注意哪些事项（　　　）

A. 协助患者更换体位时，应注意安全节力原则，动作轻柔协调配合，避免拖拉推等动作

B. 避免进食后半小时内更换体位

C. 更换体位垫时应注意保暖，防坠床，保护患者隐私

D. 注意患者身体各部位摆放舒适。操作过程中，如发现患者情况异常，立即告知护士

42. 约束带的使用正确的是（　　　）

A. 使用约束带时，用保护垫包裹约束部位

B. 约束带的松紧度以能伸出 1~2 根手指为宜

C. 使用约束带时需观察患者局部皮肤末梢循环

D. 使用约束带时需每两小时松解一次

43. 为偏瘫患者进行健侧卧位良肢位肢体摆放，不符合规范的是（　　　）

A. 肩向前伸，肘及腕关节均保持自然伸展位

B. 上肢腋下的胸侧壁置一软枕，使肩及上肢保持外展

C. 患侧膝关节和小腿垫一软枕

D. 可在手心让患者轻握软球，帮助抓握反射的恢复

44. 协助患者翻身必须注意以下几点（　　　）

A. 动作轻柔

B. 轴线翻身

C. 两人操作时稍抬起后再移动

D. 夹闭引流管后再翻身

45. 为多管道患者实施生活护理时，应做到（　　　）

A. 操作过程中应密切观察管道情况

B. 注意防止管道脱落，观察引流口的皮肤状况，有无渗血、渗液，有无异味等

C. 保持气管插管套管外口周围清洁，覆盖纱布湿润，切忌掉进异物

D. 注意观察管道是否通畅，若患者出现不适症状，应立刻报告护士

46. 预防患者跌倒的观察要点包括（　　　）

A. 患者的神志、自理能力、步态

B. 患者的用药、既往病史、目前疾病的情况

C. 评估环境因素的影响如地面、各种标志、灯光照明、病房设施

D. 掌握患者的目前饮食情况

47. 对有跌倒和坠床危险的患者应评估（　　　）

A. 患者年龄意识

B. 生活自理能力及肌力

C. 病区环境

D. 家庭、社会支持情况

48. 有跌倒和坠床危险的患者包括（　　　）

A. 肢体无力、行动不便者、步态不稳者

B. 身体虚弱、头晕、眩晕、贫血、血压不稳者

C. 精神状态差、注意力无法集中、失眠、意识障碍者

D. 使用毒性、麻醉、精神类药物者

49. 为了避免发生跌倒、坠床安全事故，需注意以下几点（　　　）

A. 对特殊患者，如儿童、老年人、孕妇、行动不便或残疾等患者，医疗护理员注意主动告知跌倒 / 坠床危险，并采取适当措施防止跌倒 / 坠床意外

B. 加强巡视，定时巡视安全防范措施的落实情况，及时根据情况予以排

除安全隐患或者安排专人陪同

C. 患者入院后，医疗护理员评估患者是否存在跌倒／坠床危险因素

D. 医疗护理员应及时向高危患者或家属进行相关知识宣教，使其了解跌倒／坠床的风险及防范措施，并做好记录及交接

50. 患者下床活动时，需注意以下哪些问题（　　　）

A. 应床旁协助患者垂腿活动半分钟之后，床边站立半分钟

B. 下床活动前应将引流瓶妥善固定，可高于术口位置，防止牵拉

C. 从患侧下床，协助患者床旁活动，注意观察面色、脉搏、呼吸，如感觉不适，应立即卧床休息，通知责任护士或主管医生

D. 根据患者的耐受能力适当进行，以不感劳累为度，时间不宜过长

51. 所在病房发生火灾时，医疗护理员的做法正确的有（　　　）

A. 呼叫护士，所在病房发生火灾

B. 立即协助患者离开病房，湿毛巾捂住口鼻

C. 保护患者立即坐电梯下楼

D. 观察患者病情有无变化

52. 下列哪种情况医疗护理员应洗手或使用手消毒剂进行卫生手消毒（　　　）

A. 接触患者前

B. 清洁、无菌操作前，包括进行侵入性操作前

C. 暴露患者体液风险后，包括接触患者黏膜、破损皮肤或伤口、血液、体液、分泌物、排泄物、伤口敷料等之后

D. 接触患者后

53. 关于七步洗手法，下列说法正确的是（　　　）

A. 洗手之前可以不用摘除手部饰物，指甲长度不超过指尖

B. 遵照七步洗手法洗手或卫生手消毒

C. 认真揉搓双手至少 15 秒

D. 应注意清洗双手所有皮肤，包括指手背、指尖、指缝、指关节

54. 对于接触隔离患者，医疗护理员需要注意的是（　　）

A. 接触患者血液、体液、分泌物、排泄物时必须戴手套

B. 隔离的感染患者应限制其活动范围

C. 隔离的感染患者应尽量减少其转运

D. 隔离的感染患者必须固定一名医疗护理员进行陪护

55. 多重耐药的患者用过的被单和衣服应（　　）

A. 用双层蓝色袋封装

B. 贴上"感染性织物"字样

C. 送洗衣组消毒和清洗

D. 直接扔布类车

56. 医疗废物主要分为哪几类（　　）

A. 感染性废物

B. 损伤性废物

C. 病理性废物

D. 化学性废物

57. 发生血源性职业暴露后，应立即采取应急措施，下列哪项是正确的
（　　）

A. 发生锐器伤后，应遵守"一挤二冲三消毒四报告"的处理原则

B. 发生锐器伤后，应立即由远心端向近心端挤压，尽可能挤出损伤处的
血液

C. 在锐器伤的应急处理中，应禁止局部挤压和吸吮

D. 黏膜暴露后，应使用盐水反复冲洗被污染的黏膜

58. 关于口罩的使用事项，以下说法正确的是（　　　）

A. 建议每 2~4 小时更换一次

B. 一旦污染，应第一时间更换

C. 佩戴时，避免接触口罩内面

D. 口罩越厚防病毒效果越好

59. 有关隔离衣的使用，正确的是（　　　）

A. 隔离衣需全部遮盖清洁面

B. 衣领的内面为清洁面

C. 隔离衣挂在病房里应内面向外

D. 隔离衣应每天更换

60. 下列哪种情况下需要穿隔离衣（　　　）

A. 接触传染病患者

B. 接触多重耐药菌患者

C. 进行可能受到患者血液、体液、分泌物、排泄物喷溅的操作时

D. 给患者喂饭时

三、是非题

1. 医疗护理员可以随时为患者解释病情，向他人透露患者隐私。（　　　）

2. 医疗护理员应时刻在患者的身边，对患者的语言、非语言信息应及时做出反应。（　　　）

3. 当住院患者未准备尿片、毛巾、尿盆等生活用品时，医疗护理员可以私下向患者或家属出售。（　　　）

4. 当住院患者需要手套、棉签等医疗物品时，医疗护理员可直接去护理站或医护办公室取用。（　　　）

5. 医疗护理员发现心电监护仪数据报警异常时，应及时按铃报告医护人员。（　　　）

6. 患者发生胸闷时，应及时告知医护人员。（　　　）

7. 患者使用过的尿壶可以消毒后再给另一个患者使用。（　　　）

8. 正常成人的 24 小时尿量为 1000~2000ml。（　　　）

9. 为腹泻患者留取大便标本时，应剔除含脓血、黏液或颜色异常部分。（　　　）

10. 便后清洁时要注意水温，注意从上向下，由前到后擦洗，以免粪便污染尿道造成泌尿系统感染。（　　　）

11. 会阴清洁时清洁干净就好，不必注意顺序。（　　　）

12. 医疗护理员戴手套为患者清理大小便后摘除手套即可，无需再洗手。（　　　）

13. 协助患者使用便盆时，如患者臀部抬得不够高，可用力塞进去，摆好位置，预防大小便外露污染衣裤。（　　　）

14. 放便盆时臀部一定要放平，不要强硬塞在臀下，以免损伤患者皮肤。（　　　）

15. 为老年人使用开塞露前，检查开塞露前端是否圆润光滑，以免损伤肛门周围组织。（　　　）

16. 帮助患者口腔清洁时需密切观察患者呼吸频率和节律。（　　　）

17. 协助行动不便老年人漱口，取侧卧位，将毛巾铺在老年人胸前。（　　　）

18. 协助患者饭后或睡前取下假牙，用牙刷刷洗，冷水冲净后放入凉开水中浸泡；暂时不用的假牙可浸泡在清水中，每天换水一次。（　　　）

19. 饭后半小时内不宜为患者立即进行床上洗头。（　　　）

20. 患者进入浴室沐浴时，医疗护理员可随时进入浴室查看患者情况。（　　　）

21. 床上洗头要随时观察患者病情变化，询问有无不适，如有不适马上继续洗，后报告护士。（　　　）

22. 医疗护理员为患者擦浴时，如患者出现发抖、面色苍白、呼吸变快或者变慢，应加快擦浴速度。（　　　）

23. 洗头时注意室温和水温，及时擦干头发，防止患者受凉。（　　　）

24. 洗头时防止水流入眼及耳内，避免沾湿衣服和床铺，一旦沾湿，稍后

再更换。（　　　）

25.床上浴要注意水温度要适宜，避免暴露患者过久，皮肤皱褶处需抹干净。（　　　）

26.发现患者背、臀部皮肤有损破，要及时报告护士。（　　　）

27.医疗护理员为患者剪指甲时，如果指甲内有污垢，可用锉刀尖清除。（　　　）

28.指导偏瘫老人穿裤子，应先穿健侧，后穿患侧。（　　　）

29.医疗护理员为左上肢骨折的患者穿脱衣服的顺序是先穿左上肢，先脱右上肢。（　　　）

30.更衣法的步骤：脱衣时先脱近侧，再脱对侧。穿衣时，先穿对侧，后穿近侧。（　　　）

31.平车上下坡时，患者头部应在高处，以免引起不适。（　　　）

32.转运患者时在病情允许的情况下，一人搬运法适用于患者体重较轻，医疗护理员力气较大时使用。（　　　）

33.使用轮椅转运患者时,推轮椅至床旁，使轮椅面向床头倾斜90°，拉起车闸固定轮椅，翻起脚踏板。（　　　）

34.协助患者过床时需将平车四轮锁定，以免过床时发生移位。（　　　）

35.推车时速度不可太快，上下坡时患者头部在高处一端。（　　　）

36.轮椅转运患者过程中，不需要用腰带固定躯干。（　　　）

37.中风康复期患者自行由床向轮椅转移时，轮椅置于患者患侧，90°面向床尾。（　　　）

38.体位垫可适用于长期卧床及康复期患者的体位支持和骨突处皮肤组织的保护。（　　　）

39.测量腋温时，不必抹擦干腋窝汗液，将体温计放在腋窝，夹紧体温计即可。（　　　）

40.帮助扣背时顺序为自上而下、自外而内。（　　　）

41.脊柱损伤患者的搬运，以保持脊柱的平直为原则，禁止扭转、弯曲脊柱，以免造成不可逆伤害。（　　　）

42.予早期偏瘫患者采取仰卧位时，患侧上肢要肩胛骨尽量前伸，在肩胛

骨下垫一软垫，肩关节外展外旋与躯干成60°，肘关节、腕关节背伸，掌心向上，手指伸展略分开，拇指外展。（　　　）

43. 晚间护理应将水杯、卫生纸等放于方便患者取用处，便器置于卫生间上架，物品摆放整齐。（　　　）

44. 卧床患者饭后可立即平卧。病情允许的情况下可嘱患者保持坐位或半卧位30分钟；能下床活动者，协助饭后散步。（　　　）

45. 在给患者喂食时，保持环境安静，不要与患者谈笑，关闭病房电视，嘱咐患者慢慢进食，给予充足的时间咀嚼及吞咽。（　　　）

46. 协助患者进食时，让患者头后仰并将食物送入口中。（　　　）

47. 喂食过程中如果患者出现呛咳，应暂停片刻，然后扶起患者轻拍背部。（　　　）

48. 对经口进食的患者应耐心喂食，速度要适中，温度要适宜。（　　　）

49. 如患者有认知障碍，喂食时医疗护理员可以给予口令提示。（　　　）

50. 餐后应保持舒适的半卧位或坐位30~40分钟。（　　　）

51. 观察出入液量记录应及时、准确、患者饮水容器要固定。（　　　）

52. 患者对口服药物有疑问时，不需要报告护士，告诉患者按时服药即可。（　　　）

53. 为了预防患者跌倒，病房的洗手间、浴室要有提示易滑的醒目标志。（　　　）

54. 为防止患者跌倒，应将病床调至最高位置，并固定好床脚刹车，必要时加床档。（　　　）

55. 当老年人跌倒后出现局部疼痛和牙痛并伴有肢体功能障碍时、畸形时，可能已发生骨折。（　　　）

56. 为降低患者跌倒的风险，每月对平车、轮椅、床栏、病床的安全性能进行检查，保持其功能状态完好。（　　　）

57. 有跌倒和坠床危险的患者，应告知患者或家属评估结果，拟采取的措施及配合方法。（　　　）

58. 噎食发生的主要原因为吞咽障碍。（　　　）

59. 进食时食物卡在喉部或食管内造成气管的压迫称为噎食。（　　　）

60. 为能吞咽但易呛咳者喂食，可将头稍垫高，偏向一侧，谨慎喂食，避免误入气管引起窒息。（　　　）

61. 为了防止噎食发生，只给患者喝汤就好了。（　　　）

62. 冷、热疗法是临床常用的物理治疗方法。（　　　）

63. 使用冰袋时冰袋无须包裹，可以直接与皮肤接触。（　　　）

64. 冷、热水袋应用于身体任何部位都可以。（　　　）

65. 软组织损伤或扭伤后，24小时以内禁用热水袋热敷。（　　　）

66. 热水袋无须包裹，可以直接与皮肤接触。（　　　）

67. 低温烫伤是皮肤长时间接触高于体温的低热物体造成烫伤。（　　　）

68. 协助患者更换卧位的间隔时间可以根据家属意见或护士工作时间安排来决定。（　　　）

69. 当发现患者有压疮时，要及时告知科室医护人员，让医护人员做相应措施进行治疗。（　　　）

70. 长期卧床患者仰卧与侧卧交替，可预防压疮。（　　　）

71. 医疗护理员为患者叩背时，应避开乳房、心脏、骨突部位（如脊柱、肩胛骨、胸骨），应在餐前30分钟或餐后2小时完成，注意患者反应，以免发生呕吐引起窒息。（　　　）

72. 烦躁患者需连续约束时，应每4小时松解一次，每次15~30分钟。（　　　）

73. 为有管道的患者翻身，注意管道不能拉脱、扭曲、受压。（　　　）

74. 医疗护理员为有颈椎和颅骨牵引的患者翻身时，可放松牵引。（　　　）

75. 口罩使用后扔黄色垃圾桶内。（　　　）

76. 在处理隔离的传染病患者或者疑是传染病患者产生的医疗废物应当使用单层黄色医疗废物塑料袋密闭包装。（　　　）

77. 戴手套进行操作时若发现手套破损时，应及时更换。（　　　）

78. 脱挂在病房的隔离衣应内面朝内。（　　　）

79. 协助患者坐起前应检查患者腹带及伤口绷带包扎情况，妥善固定引流管。如发现伤口、部位引流袋内有大量引流液，要及时倾倒。（　　　）

80. 工作过程中，意外被血源性传染病患者或携带者的血液、体液溅入口腔或眼睛，局部用流动的清水或生理盐水长时间彻底冲洗5分钟。（　　　）

81. 直接压迫止血是最常用的止血方法。（　　　）

82. 培训考核上岗后，医疗护理员可以不用参加医疗机构或公司组织的培训学习。（　　　）

83. 患者雇请陪护后，对患者的投诉应处理及时，对投诉情况均有记录。（　　　）

84. 送至检验中心的标本无须检验科工作人扫描，医疗护理员自己确认送达即可。（　　　）

85. 患者病室环境主要是指温度、湿度、光线、通风、声音、装饰等。（　　　）

四、思考题

1. 患者黄某，女性，因咳嗽、咳痰，偶有痰中带血3个月住院行治疗，经检查后确诊为中心型肺癌，遵医嘱予紫杉醇＋卡铂静脉输液化学治疗，用药过程中患者发生恶心，呕吐胃内容物。请问医疗护理员应如何照护呕吐的患者？

【思考要点】

（1）当患者发生呕吐时应协助患者侧卧或坐起，头偏向一侧，避免误吸。同时观察呕吐物的量、颜色。

（2）患者呕吐时应陪伴在患者身边，及时观察患者反应。

（3）呕吐后，帮助患者用清水漱口，更换污衣和床单。

（4）及时向医护人员汇报，呕吐物在医护人员查看后方可处理。

（5）做好患者心理抚慰。

【参考文献】
［1］李小寒，尚少梅.基础护理学［M］.北京：人民卫生出版社，2017
［2］张利岩，应岚.医疗机构护理员培训指导手册［M］.北京：人民卫生出版社，2018

2. 患者李某，男性，胸骨后压榨性疼痛，伴恶心、呕吐2小时入院治疗，临床诊断为：急性前壁心肌梗死，入院后医嘱绝对卧床休息。患者午后有便意，呼叫医疗护理员协助其床上排便，医疗护理员在协助该患者排便的时需注意的事项包括哪些？

【思考要点】

（1）该患者需绝对卧床休息，应使用便盆帮助患者床上排便。

（2）注意室内通风要适当，防止受凉。气温较低时，可先将便盆用温水冲洗，减轻患者不舒适感。

（3）协助衰弱的患者排便时，应予身体适当的支托。

（4）清洁肛门时要注意水温，按照由上到下，由前到后的方向擦洗，以免粪便污染尿道造成泌尿系统感染。

（5）便盆专人专用，使用后及时清理，保持清洁，放回原处。

（6）嘱患者放松，勿用力排便，排便过程中患者如有胸闷、胸痛等不适，应及时报告医护人员。

【参考文献】

［1］张利岩，应岚.医疗机构护理员培训指导手册［M］.北京：人民卫生出版社，2018

［2］曹慧平.临床护理路径预防急性心肌梗塞患者便秘的护理体会［J］.海南医学，2011，22（17）：142-143

3.患者王某，男性，因右膝疼痛加重，伴下蹲困难，行 X 线检查诊断为右膝骨关节炎入院治疗，入院后行手术治疗，医生开出医嘱行 X 光检查并使用轮椅运送，请问医疗护理员在使用轮椅运送患者检查时需注意哪些事项？

【思考要点】

（1）协助患者坐轮椅时提醒患者身体不可前倾，不可自行站起或下轮椅以免摔倒。对身体不能保持平衡的患者系安全带，避免发生意外。

（2）使用轮椅下坡时倒转轮椅，使轮椅缓慢下行，患者头及背部应向后靠近轮椅。

（3）推送过程中，告知患者抓紧扶手，过门槛时翘起前轮，避免过大的震动，保证患者安全。

（4）使用前应检查轮椅，保证完好无损方可使用。

（5）轮椅摆放位置合理，移动患者前先固定轮椅。

【参考文献】

[1]张利岩，应岚.医疗机构护理员培训指导手册[M].北京.人民卫生出版社，2018

4.患者王某，男性，间断性发热2周，伴渐进性头痛、乏力5天，临床诊断为新型隐球菌性脑膜炎入院治疗，现发热无恶寒，腋下体温39.3℃，医嘱予冰敷治疗，请问医疗护理员使用冰袋为患者冰敷有哪些注意事项？

【思考要点】

（1）使用过程中了解患者的感觉，观察用冷部位皮肤状况，若患者感到不适或疼痛，皮肤出现紫斑或水疱时，须立即停止使用。

（2）冰袋外必须加套，注意随时观察冰袋有无漏水，布套湿后应立即更换。

（3）禁用部位为耳后、心前区、腹部、阴囊及足底处。

（4）冰袋使用后30分钟需测体温，不宜在放置冰袋的腋下测量体温。

【参考文献】

[1]张利岩，应岚.医疗机构护理员培训指导手册[M].北京.人民卫生出版社，2018

5.患者刘某，男性，因双眼视力急骤下降至光感2小时，诊断视网膜中央动脉阻塞急诊入院治疗。入院后遵医嘱予患者低流量吸氧，聘请一名一对一服务医疗护理员照护，夜间患者正在吸氧时，病区突然停电，请问该医疗护理员应该怎么做？

【思考要点】

（1）应立即开启病房应急灯照明或使用手机电筒照明。

（2）必要时协助医护人员查找停电原因，联系电工。

（3）陪护患者身旁，安抚患者及家属的情绪，及时满足患者所需。

（4）观察患者病情变化，氧气通道是否通畅，如有不适应立即报告医护人员。

（5）加强巡视，协助维持病房秩序，注意防火、防盗。

【参考文献】

计进.实用护理应急预案与处理流程［M］.武汉：华中科技大学出版社.2016.

6.患者王某，女性，89岁，患者因角膜溃疡入院治疗。该患者有脑积水手术治疗病史，二便失禁，天气炎热，请问医疗护理员如何预防此患者因二便失禁产生的异味？

【思考要点】

（1）予患者多吃蔬果，合理饮食。

（2）协助患者每日洗澡或擦身、泡脚等保持身体清洁。

（3）每日晨间和睡前以及进食前后协助患者进行口腔清洁。

（4）及时更换护理垫，清洁肛周、会阴污染物，保持肛周、会阴干洁。保护患者皮肤完整。

（5）保持患者床单位整洁，定时开门窗通风，保持室内空气清新。

【参考文献】

［1］陈晓红.护理员［M］.北京：人民卫生出版社.2013.

［2］冯晓丽.老年居家照护员实务培训下专业护理［M］.北京：中国社会出版社.2014.

7.患者刘某，老年女性，因在家厕所摔倒致右上肢疼痛，临床诊断为右桡骨骨折。入院后给予止痛、夹板外固定等治疗。医疗护理员在协助患者更换衣服时，先解开上衣纽扣，然后脱右上肢衣服，患者因疼痛无法配合。

（1）请问该医疗护理员的操作有何不妥？

（2）在协助患者更换衣服时，应遵循哪些原则？

【思考要点】

（1）医疗护理员在协助患者脱衣时，先脱患肢衣服，会引起患者的不适感，加重患肢疼痛。

（2）协助患者更换衣服应遵循以下原则：

脱衣原则：无肢体活动障碍时，先近侧，后远侧。一侧肢体活动障碍时，先健侧，后患侧。

穿衣原则：无肢体活动障碍时，先远侧，后近侧。一侧肢体活动障碍时，先患侧，后健侧。

【参考文献】

[1]焦卫红.优质护理服务规范操作与考评指导[M].北京：人民军医出版社，2011.

[2]李小寒，尚少梅.基础护理学[M].北京：人民卫生出版社，2017.

8.患者赵某，中年男性，因发热，反复咳嗽、咳痰来诊收住院，临床诊断为肺炎。入院后给予抗生素控制感染、吸氧、镇咳祛痰等治疗。医疗护理员在协助患者翻身时，患者突然出现咳嗽，医疗护理员马上给予患者扣背。

（1）请问该医疗护理员该操作的目的是什么？

（2）该操作的重点步骤是什么？

【思考要点】

（1）扣背可以促进排痰，让痰液多的患者及时将痰液排出。

（2）协助患者翻身至侧位，双膝自然弯曲，叩击者手指并拢，手掌握成空杯状。

（3）叩击原则从自下而上，由外向内。

（4）叩击应迅速而有节奏的叩击胸壁，震动气道，注意避开乳房及心前区。

【参考文献】

[1]焦卫红.优质护理服务规范操作与考评指导[M].北京：人民军医出版社，2011.

[2]李小寒，尚少梅.基础护理学[M].北京：人民卫生出版社，2017.

9.患者李某，中年男性，因左足外伤入院，既往有高血压病史，术后给予心电监护，护士查房时发现心电监护显示患者血压为180/90mmHg，重新复测血压为178/90mmHg，询问患者有何不适，患者诉有头晕症状，在旁的医疗护理员连忙告诉护士，刚才已给患者擦了风油精。

（1）请问该医疗护理员的行为有何不妥？

（2）四大生命体征分别指什么，正常范围是多少？

【思考要点】

（1）医疗护理员的行为违反了相关管理制度，患者有任何不适，应马上报告医生或护士，而不是私自给予用药，同时也没意识到当时患者的血压高。

（2）四大生命体征分别指体温、呼吸、脉搏、血压。正常范围是：腋下体温 36~37 ℃；呼吸 16~20 次 / 分；脉搏 60~100 次 / 分；血压 90~139/60~89mmHg。

【参考文献】

李小寒，尚少梅. 基础护理学［M］. 北京：人民卫生出版社，2017.

10.患者黄某，中年男性，因腰痛来诊收住院，既往有肺结核病史，入院诊断为腰椎结核。入院后完善相关检查，明确该患者有活动性肺结核，患者聘请了一名医疗护理员对其一对一照护服务。

（1）请问该医疗护理员照护患者时应该如何做好安全防护？

（2）佩戴口罩的注意事项有哪些？

【思考要点】

（1）医疗护理员在照顾患者时应佩戴好医用外科口罩，落实手卫生。在处理患者排泄物时需佩戴口罩，按七步洗手法洗手。患者需有自己的专属餐具，使用后，需独立清洁和消毒。

（2）注意事项：

①照顾感染患者或免疫力低下的患者时，要戴口罩。

②口罩要遮住口鼻，检查口罩的密闭性，不可单手捏鼻夹。

③戴、脱口罩前应洗手。

④医用外科口罩只能一次性使用，使用时间不超过4小时，如被溅上血迹、分泌物等应立即更换。

⑤口罩破损、潮湿，有异味，或受到患者血液，体液污染后应立即更换。

⑥摘口罩时，不要接触口罩外侧面。

【参考文献】

［1］张利岩,应岚.医疗机构护理员培训指导手册［M］.北京:人民卫生出版社,2019.

［2］李小萍.基础护理学［M］.北京:人民卫生出版社,2006.

11.患者林某，青年女性，因月经不调5年余来院就诊，临床诊断为鞍区占位，拟于今日行手术治疗，在病房待送手术，已留置硅胶尿管，患者要求下床走走，医疗护理员将尿袋挂在患者衣服胸前的纽扣上，带患者下床活动。

（1）请问医疗护理员的行为有何不妥？

（2）留置尿管的患者下床活动时，要注意什么？

【思考要点】

（1）医疗护理员不应将尿袋挂于患者衣服胸前的纽扣上。易导致尿液反流，引起尿路感染。

（2）留置尿管的患者下床活动时，要注意：

①将导尿管远端固定在大腿上，以防导尿管脱出。

②集尿袋不得超过膀胱高度并避免挤压，可以暂时夹闭导尿管防止尿液反流，避免导致感染。

【参考文献】

李小寒，尚少梅.基础护理学［M］.人民卫生出版社，2015.

12.患者赵某，老年男性，因脑卒中入院治疗，右侧肢体偏瘫，情绪波动大，拒绝进食口服药物，还将水泼在医疗护理员身上，医疗护理员委屈地跑出病房。

（1）医疗护理员的处理有何不妥？

（2）医疗护理员如何进行自我心理调节？

【思考要点】

（1）医疗护理员不应随意离开患者。应按床头铃呼唤护士协助帮助，或请工友帮忙照看患者，待护士或工友到病房后再去更换衣物。

（2）医疗护理员常见的心理调节方法有：

①要提前做好心理准备。

②自我调整，乐观看待遇到的挫折。

③合理安排作息和工作。

④营造融洽的工作环境和人际关系。

⑤合理宣泄负面情绪。

【参考文献】

翟惠敏.护理心理学［M］.北京：中国协和医科大学出版社.2011.

13.患者女性，67岁，主诉右侧肢体无力2天来诊，诊断"左侧大脑半球脑梗死"收住院，查体：神志清，构音不清，双侧瞳孔等圆等大，对光反应灵敏，右上肢肌力1级，右下肢肌力3级，吞咽评估后护士指导经口进食中稠饮食。傍晚医疗护理员给患者喂食过程中，患者突然呛咳不止，两眼瞪直，面色紫红，左手乱抓，医疗护理员立即停止喂食，抬高患者头部，捏住患者下巴并伸手到口腔内挖取口腔内食团。请问医疗护理员如何判断患者出现噎食？

【思考要点】

（1）甄别噎食发生因素，包括：年龄、口咽、食管疾病和躯体所致吞咽障碍或精神性疾病等。

（2）观察进食过程中突然症状，如患者出现：强迫性张口，面容呆板，动作迟缓，流涎，口水外溢，呛咳，呼吸困难、面色口唇发绀，双眼瞪直、双手乱抓或抽搐，症状持续可出现意识丧失、四肢发凉、大小便失禁、心律异常甚至窒息。即可判断为患者出现噎食。

【参考文献】

［1］窦祖林，兰月，万桂芳.吞咽障碍评估与治疗［M］.北京：人民卫生出版社，2009.

［2］张利岩，应岚.医疗机构护理员培训指导手册［M］.北京：人民卫生出版社，2019.

14.患者男性，68岁，半年来无明显诱因出现记忆力下降，注意力不集中，步行走路缓慢不稳，日常生活能力逐渐下降，既往4年前有脑出血病史，但已治愈。今日门诊以"血管性痴呆"收入院。请问医疗护理员如何护理步态不稳的患者？

【思考要点】

（1）患者记忆力下降，走路不稳，有跌倒和走失风险，住院期间需要加强陪护。

（2）医疗护理员护理步态不稳的患者时应注意：

①了解患者既往有无跌倒史、目前服药、睡眠及意识等引起跌倒的危险因素。

②给予相应的健康宣教并采取相应的预防措施。如给患者穿长短合适的衣服和合脚防滑的鞋子，日常用品放于触手可及的地方，设置无障碍空间，保持活动区域光线明亮、地面干燥，锁紧床轮。

③指导患者安全活动，例如变换体位缓慢，下床后站稳才能开始行走，指导并协助正确使用助行器，避免单独外出。

【参考文献】

张利岩，应岚.医疗机构护理员培训指导手册［M］.北京：人民卫生出版社，2019.

15.患者男性，72岁，因"老年性痴呆，慢性阻塞性支气管炎"收入院，住院期间由医疗护理员小李负责全程照护，小李照护李大爷进食午餐时，李大爷突然发生食物噎堵，呼吸困难，请问在没有医护人员在场情况下，医疗护理员如何为噎食的患者提供急救？

【思考要点】

（1）噎食一般由照顾进食者急救最为方便快捷。

（2）使用海姆立克急救法是噎食最有效的方法，方法如下：

①患者清醒：帮助患者站立并站在其背后，嘱患者略低头，张开嘴巴，医疗护理员用双手臂由腋下环绕患者的腰部；一只手握拳，拳心向内放在患者胸廓下段与脐上的腹部部分；用另一只手抓住拳头，肘部张开，用力向里向上挤压患者腹部；反复实施，直至阻塞物吐出。

②患者无法站立或意识不清：取仰卧位，医疗护理员两腿分开跪在患者大腿外侧地面上，双手叠放，用手掌根顶住肚脐上方腹部，快速向前上方压迫，然后打开患者口腔，如异物已被冲出，迅速掏出清理，判断患者是否恢复呼吸，意识有无恢复。

③注意事项：海姆立克急救法虽卓有成效，但也有可能产生并发症，如

肋骨骨折、腹部或胸腔内脏的破裂或撕裂。抢救成功后应询问患者有无不适，检查有无并发症的发生。

【参考文献】

窦祖林，兰月，万桂芳.吞咽障碍评估与治疗［M］.北京：人民卫生出版社，2009.

16.患者吴某，老年女性，因不慎跌倒，导致腰部疼痛、活动受限来诊收住院，临床诊断 L1 压缩性骨折。完善相关检查后，准备做椎体成形术。医疗护理员发现患者指（趾）甲过长，准备为她剪指甲。

（1）剪指（趾）甲前，医疗护理员需要做什么准备？

（2）医疗护理员在帮患者剪指甲时有哪些注意事项？

【思考要点】

（1）评估患者指（趾）甲长度，做好解释工作，备好指（趾）甲刀、护理垫，在安静的环境下进行操作。

（2）注意事项：

①修剪指（趾）甲时离指甲根部留有一点距离再修剪，避免损伤皮肤，修剪后，必要时进行打磨，避免锋利甲端划伤皮肤。

②若患者的指（趾）甲过硬，可先在温水中浸泡 10~15 分钟，软化后再进行修剪。

③修剪指（趾）甲的过程中，若发现手（足）指（趾）有异常需立即报告护士。

【参考文献】

［1］焦卫红.优质护理服务规范操作与考评指导［M］.北京：人民军医出版社，2011.

［2］张利岩.医疗机构护理员培训指导手册［M］.北京：人民卫生出版社，2019.

17.患者梁某，女，68岁，因脑梗死入院，左侧肢体偏瘫，右侧肢体肌力Ⅳ级，生活不能自理，能够使用助行器步行，现患者病情稳定，准备出院，出院前要进行MR复查，MR室离病房距离较远，需医疗护理员运送患者进行检查。

（1）请问医疗护理员该为患者选择什么合适的转运工具？

（2）使用该转运工具运送患者时要如何进行检查并转移患者？

【思考要点】

（1）患者为左侧肢体偏瘫，应使用轮椅进行转运。

（2）使用轮椅转运该患者时要注意：

①检查轮椅：车闸、轮胎、脚踏板、安全带是否完好。可正常使用后推至患者右侧，使轮椅与床成30°~45°，拉好手刹，脚踏板竖起。

②扶助患者坐在床沿上，叮嘱患者手臂扶在医疗护理员肩上或两手在医疗护理员颈后交叉相握。

③医疗护理员的右腿伸到患者两腿间 → 抵住患者左侧膝部 → 两手臂环抱患者腰部或提起腰带 → 夹紧 → 两人身体靠近 → 患者身体前倾靠于医疗护理员肩部 → 医疗护理员以自己的身体为轴转动 → 顺势将患者稳妥地移到轮椅，带好安全带。

【参考文献】

[1]李小寒，尚少梅.基础护理学［M］.北京：人民卫生出版社，2017.

[2]张容.临床医疗输送运行管理规范［M］.福州：福建科学技术出版社，2019.

18.患者陈某，男，70岁，因脑梗死后遗症失语，患者无家属陪护，患者需要留取尿常规标本，医疗护理员协助患者使用尿壶排尿后，核对床号后拿着床头柜上尿标本采集器留取尿液，请问这名医疗护理员的操作有何不妥？

【思考要点】

（1）医疗护理员在操作中无进行核对。

（2）在操作前，必须认真核对患者身份，对不能言语的患者，要凭执行单信息与患者手腕带进行核对，包括姓名、病案号/ID号。

（3）如遇到患者身份手腕带丢失或严重损坏等情况，须反馈科室护士，核实患者信息后更换手腕带。

【参考文献】
彭刚艺，陈伟菊.护理管理工作规范［M］.4版.广州：广东科技出版社，
2011.

19.患者冯某，女，65岁，因车祸导致高位截瘫，长期卧床，体质瘦弱，大小便失禁，有失禁性皮炎，骶尾部皮肤有压红，压之不褪色，护士指导使用造口粉处理失禁性皮炎，医疗护理员应应如何做好该患者的皮肤护理？

【思考要点】

（1）应避免患者局部皮肤组织长期受压，根据病情每2小时翻身一次，必要时每30分钟一次，翻身后应采用软枕、"支被架"或其他设施架空骨突处，支持身体空隙处。

（2）使用造口粉前先用柔软的温水毛巾擦拭皮肤，动作要轻柔，待皮肤干了以后再喷上造口粉。

（3）照护中要勤换纸尿片，减少大小便浸润皮肤时间。

【参考文献】
［1］刘雪琴，彭刚艺.临床护理技术规范（基础篇）［M］.广州：广东科技出版社，2007.
［2］张美芬.广东省护士规范化培训教材（操作篇）［M］.广州：广东科技出版社，2013.

20.患者梁某，男，78岁，因慢性阻塞性肺疾病急性加重入院，有咳嗽、咳痰、呼吸困难，饮水、进食间有呛咳，入院后给予化痰、止咳、平喘治疗，患者诉需要进食，医疗护理员直接让患者平卧进行喂食。

（1）请问该医疗护理员的行为有何不妥？

（2）对有误吸风险的患者喂食时要注意什么？

【思考要点】

（1）该医疗护理员不应直接让患者平卧进行喂食。

（2）有误吸风险的患者喂食时要注意：

①喂食前要注意摇高床头。进食前协助患者摆好体位，进食的体位最好

为 45°~90°。

②协助患者清洁口腔，注意是否佩戴松脱或不合适的假牙，必要时做好叩背排痰。

③进食时：嘱咐患者慢慢进食，给予充足的时间咀嚼及吞咽，每口一茶匙或者 5ml 量。

④进食后：保持舒适的坐立姿势不少于 1 小时。

【参考文献】

李小寒，尚少梅. 基础护理学［M］. 北京：人民卫生出版社，2017.

21. 患者陈某，男，65 岁，因发热查因入院，经治疗后症状未见好转，患者一直吵闹要出院回家，但因病因还未明确，主管医生及家属都要求患者继续住院查找病因，医疗护理员值班巡房时发现该患者不在病房，整个病区都寻找无果，该医疗护理员应如何处理？

【思考要点】

（1）一旦发现患者走失，应立即报告值班护士，并通知公司主管。

（2）通过患者所留下的通讯方式，协助护士与家属取得联系，共同寻找患者。

（3）通知片区主管，详细汇报患者姓名、性别、年龄、外貌特征，以方便协助科室查找，发动群众力量寻找。

（4）如确认患者属外出不归，需与护士共同整理患者物品，贵重物品交护士并做好签收记录。

【参考文献】

张容. 临床医疗输送运行管理规范［M］. 福州：福建科学技术出版社，2019.

22. 患者邓某，老年女性，以咳嗽、咳痰 10 余年，加重 4 天入院，临床诊断为慢性支气管炎、阻塞性肺气肿。入院后给予抗生素控制感染、吸氧、镇咳祛痰及营养支持治疗。医疗护理员在协助患者坐起时，患者突然咳嗽咳痰，医疗护理员协助患者排痰后，随手将包裹痰液的纸巾扔进黑色垃圾袋中。

（1）请问该医疗护理员的行为有何不妥？

（2）在处理医疗废物时，有哪些注意事项？

【思考要点】

（1）患者使用过的纸巾属于感染性医疗废物，应置于医疗废物垃圾桶的黄色垃圾袋中。

（2）在处理医疗废物时应注意：

①置于黑色垃圾袋的废物：生活垃圾、各种一次性医疗器械的包装袋纸盒、未与患者接触的物品，如输液器的外包装袋。

②置于黄色垃圾袋的废物：使用后的棉签、棉球、纱布使用后的一次性输液器、注射器、针管、塑料盘，各种引流管等。

③置于锐器盒的废物：空安瓿、针头、刀片等锐器。

④医疗废物要使用带有警示标志的专用包装袋、利器盒。

⑤当医疗废物达到包装袋或者利器盒的3/4时，应当封扎。

【参考文献】

［1］张利岩，应岚.医疗机构护理员培训指导手册［M］.北京：人民卫生出版社，2018.

［2］李小寒，尚少梅.基础护理学［M］.北京：人民卫生出版社，2017.

23.患者陈某，老年男性，因脑卒中入院治疗。四肢肌力弱，大小便不能自理。医疗护理员在照顾患者时，发现患者出现大便失禁，肛周皮肤潮红。医疗护理员即使用润肤剂为患者进行肛周护理。

（1）医疗护理员进行该操作可预防什么情况发生？

（2）在进行该操作时应注意什么？

【思考要点】

（1）失禁性皮炎的预防是为了避免皮肤长期接触排泄物而引起的局部皮肤过敏和表皮炎症反应的一系列措施。医疗护理员使用润肤剂可预防失禁性皮炎的发生。

（2）在进行失禁性皮炎的预防操作时，应注意以下事项：

①为患者选择合适的护理用具，避免皮肤长期接触、浸润刺激物。

②清洁皮肤时应动作温和轻柔，使用接近皮肤酸碱值的清洗液。

③在为患者进行各项护理时保持动作轻柔，不可强拉拖拽，尽量减少相关性的摩擦。

④不建议使用肥皂清洁会阴部皮肤。如使用湿纸巾则需选择无含酒精成分湿纸巾。

⑤配合护士解决引起大小便失禁的原因，使皮肤远离大小便浸润。

【参考文献】

[1]张利岩，应岚.医疗机构护理员培训指导手册[M].北京：人民卫生出版社，2018.

[2]李小寒，尚少梅.基础护理学[M].北京：人民卫生出版社，2017.

24.患者张某，因慢性支气管疾病入院，入院后需按医嘱进行雾化吸入治疗。因患者体弱无力，护士让医疗护理员帮助患者拿好雾化器，留意雾化时间并到时按铃通知护士。但该医疗护理员嫌弃麻烦，不想一直拿着雾化器，自行关闭雾化机器，缩短患者雾化吸入时间。请问该医疗护理员的行为有何不妥？

【思考要点】

（1）该医疗护理员无按照护士的指导执行，不应擅自关闭雾化机器，缩短患者雾化吸入时间。

（2）该医疗护理员缺乏职业素养和慎独精神，配合医务人员照顾患者进行治疗是医疗护理员的工作职责范围，不能因为嫌弃麻烦就不做。并且该行为严重损害到患者的利益，违反了劳动纪律。

【参考文献】

[1]李高叶，应燕萍.浅谈护理员管理现状[J].现代医疗机构，2021，21(05)：739-741+745.

[2]卫玉齐，杨霞，王瑞瑞，等.养老院护理员健康素养现状及影响因素分析[J].中国医药导报，2021，18(06)：71-74.

[3]张巧，陈祎慧，盖元丽，等.医疗机构护工管理存在的问题及对策[J].管理观察，2019(33)：191-192.

25. 刘爷爷，75 岁，因心血管疾病入院治疗。患者夜间需起床上洗手间解大便，呼喊医疗护理员几遍都无人回应，便自行离床前往卫生间，患者便后站起头晕不适摔倒在地，护士巡房时发现并将其扶起。经查监控发现，医疗护理员夜间擅自离开岗位。请问该医疗护理员的行为有何不妥？

【思考要点】

（1）该医疗护理员不应擅自离开岗位，严重违反劳动纪律。

（2）医疗护理员如需要离开工作岗位时，应提前告知患者，及让工友帮忙照顾患者。

（3）该医疗护理员应加强对患者的相关健康教育，告诉患者需要帮忙无人回应的情况下应按床头铃找护士帮忙，不能自行离床。

【参考文献】

[1]李高叶，应燕萍.浅谈护理员管理现状[J].现代医疗机构，2021，21（05）：739-741+745.

[2]王翊澄，王杏珍.老年医疗机构护工实施双重管理的体会[J].护理与康复，2020，19（09）：68-71.

26. 一位老年患者因病情需要行鼻饲喂养。护士为患者进行鼻饲时发现患者的鼻导管已经与鼻饲泵连接，且鼻饲泵的参数也被调整过。经调查发现是患者的医疗护理员私自操作，医疗护理员每天看护士为患者鼻饲，认为自己已经掌握了鼻饲的方法。医疗护理员说自己先打开鼻饲泵，并连接好鼻导管能帮护士减轻负担和节约时间，并说自己经常通过鼻饲管给患者喂水。

（1）请问该医疗护理员的行为有何不妥？

（2）请问医疗护理员的主要职责是什么？

【思考要点】

（1）医疗护理员不得从事护理专业技术性操作工作。

（2）医疗护理员的主要职责包括：

①在医护人员的指导下进行患者的生活照护。

②遵守国家法律法规及医疗机构各项规章制度，仪表端庄大方，着工作服持证上岗。

③尊重患者，爱护患者，保护患者隐私，坚守岗位。

④给予患者生活照护，负责患者房间的清洁整齐，定时开窗通风。保持患者及床单位清洁卫生。

⑤协助护士为患者翻身及协助更换床单位。协助护士完成大、小便、痰等化验标本的留取、计量。

⑥协助护士做好患者入院前的准备工作和出院后终末整理与消毒工作。

【参考文献】

[1] 关于加强医疗护理员培训和规范管理工作的通知 [J]. 中华人民共和国国家卫生健康委员会公报，2019（07）：30-35.

[2] 李高叶，应燕萍. 浅谈护理员管理现状 [J]. 现代医疗机构，2021，21（05）：739-741+745.

[3] 张巧，陈祎慧，盖元丽，等. 医疗机构护工管理存在的问题及对策 [J]. 管理观察，2019（33）：191-192.

27. 患者李某，女，65岁，因心肌梗死入院，术后收入心内科病房。根据医嘱，患者需绝对卧床，但患者不习惯床上大小便，与医务人员同意其床旁大小便。某天，该患者的医疗护理员何某因私事离开病区，委托隔壁床的医疗护理员黄某帮忙照看患者，何某离开后，患者想解大便，隔壁床的医疗护理员黄某将便盆放在患者臀下就捂住口鼻快步离开，患者要求黄某将其扶到床旁解大便，两人发生争吵，随即患者血压升高，出现头晕、胸闷等症状。

（1）请问两位医疗护理员的行为分别有何不妥？

（2）医疗护理员应如何避免与患者发生争吵？

【思考要点】

（1）何某：未经护士长及其他医务人员同意，擅自离开工作岗位，转交工作给同事，且未交代好特殊情况及注意事项。

黄某：答应帮同事照看患者，却未尽职尽责，服务不周到；与患者争吵，导致患者身体出现不适。

（2）医疗护理员应做好以下工作，避免与患者发生争吵。

①医疗护理员不应私自离开患者，如需同事协助照顾患者，需做好交接

工作，将患者的需求及照护注意事项告知同事。

②对患者的日常照护需体现人文关怀，及时满足患者的需求。

③医疗护理员需具备良好的沟通技能和倾听能力，与患者进行良好的沟通。

【参考文献】

[1] 张秀英.护理员在护理管理中应具备的素质探讨 [J].中国误诊学杂志，2007（23）：5528-5529.

[2] 董丽婷，倪钦敏，邱伟芬，等.国外护工行业的研究进展 [J].全科护理，2020，18（29）：3928-3933.

28.患者陈某，中年女性。因"停经42天，要求终止妊娠"入院，临床诊断为确认妊娠。拟完善相关检查后行人工流产术。术后，医疗护理员协助患者床上排便后，患者想喝水，医疗护理员未洗手便递上水杯，引起患者不满。

（1）请问该医疗护理员的行为有何不妥之处？

（2）在照顾行动不便或卧床患者时，医疗护理员如何体现卫生观念及清洁管理？

【思考要点】

（1）饭前便后要洗手，这是卫生常识。医疗护理员在协助患者排便后不洗手就接触干净的生活用品，缺乏正确的卫生观念。

（2）医疗护理员应正确进行卫生管理：

①树立正确的卫生管理观念，既可以保证患者免受感染的威胁，又可以保护医疗护理员自身的健康，更好地为患者提供服务。

②医疗护理员应在护士指导下做好患者的日常清洁、照料工作。

③患者的生活用品如毛巾、面盆、便器、餐饮具等保持清洁，专人专用。床单、被套、枕套有污迹时及时更换；为患者整理或更换床单时，避免抖动，不得放置在地上。

④照顾患者生活起居、清洁工作、接触患者前后，如洗脸、漱口、洗头、洗脚、洗澡、抹身、进食、饮水、大小便等前后要洗手；清洁患者的面盆、茶具、便盆等生活用具前后要洗手；接触患者血液、体液、分泌物后要洗手；

脱除个人防护用品后要洗手。

⑤擦拭毛巾应分区域使用，如洗脸毛巾、擦拭手、脚的毛巾、会阴部清洗建议用湿纸巾等。

【参考文献】

张利岩，应岚.医疗机构护理员培训指导手册［M］.北京：人民卫生出版社，2018.

29.患者何某，老年女性，因"反复气促3年，加重2天"入院，临床诊断为：心力衰竭。入院后患者经过诊疗处理后病情稳定，某日下午患者大便后出现不能平卧，呼吸急促，医疗护理员见患者汗出较多，头发脏乱，拟为患者进行床上洗头，及时被医护人员制止。

（1）请问该医疗护理员的行为有何不妥之处？

（2）为患者进行洗头有哪些注意事项？

【思考要点】

（1）该医疗护理员在患者生命体征不稳定的情况下执行洗头操作，未考虑患者身体状况是否合适。应在操作前应请示医护人员，由医护人员评估确定可以操作后再进行。

（2）为患者进行洗头的注意事项包括：

①操作前评估患者病情并协助二便，操作中随时观察患者病情变化，如有异常及时停止操作并报告医护人员。

②注意室温、水温适宜，及时为患者擦干并吹干头发，防止受凉。

③洗发时间不宜过长。

④防止水流入患者的眼及耳内，避免沾湿衣服和床单位。

⑤不宜为生命体征不平稳的患者进行洗头。

【参考文献】

［1］王慧萍.卧床患者洗头盆的设计与应用［J］.护理研究，2014，（35）：4457-4457.

［2］李小寒，尚少梅.基础护理学［M］.北京：人民卫生出版社，2017.

［3］周碧云，陈殷琴，彭碧文，陈巧雅，唐彩明.改良床上洗头法在肝癌

TACE治疗卧床患者中的应用观察［J］. 中国当代医药, 2017, 24（10）: 159-161.

［4］张利岩, 应岚. 医疗机构护理员培训指导手册［M］. 北京: 人民卫生出版社, 2018.

30.患者王某, 女性, 70岁, 因"反复胸闷心悸3天"入院, 临床诊断为: 冠状动脉粥样硬化性心脏病（PCI术后）, 既往糖尿病病史10年。某日晨起后, 在患者未检测血糖的情况下, 医疗护理员带患者穿着不合脚的拖鞋予外出散步, 护士见患者精神疲倦, 触摸肢体肤温稍偏凉且有汗, 当场制止, 立即测血糖2.4mmol/L并处理。

（1）请问该医疗护理员的行为有何不妥之处？

（2）在陪同患者外出散步时应注意什么？

【思考要点】

（1）医疗护理员陪同患者活动前未进行病情及运动能力等评估, 且鞋的穿着不合规范。

（2）陪同患者外出散步的注意事项包括:

①在医护人员指导下进行, 活动前进行病情及运动能力评估。

②糖尿病患者活动前后必要时需监测血糖, 活动时携带糖果及饼干, 避免激烈运动, 以免发生低血糖。

③预防足部损伤, 穿有弹性、底稍厚、鞋帮不软不硬的鞋, 如运动鞋, 要经常检查鞋中是否有异物, 及时清理以防受到伤害。

【参考文献】

［1］中华医学会糖尿病学分会. 中国2型糖尿病防治指南（2020年版）［J］. 中华糖尿病杂志, 2021, 13（4）: 315-409.

［2］潘晓烨. 综合防治知识指导对糖尿病患者运动治疗行为的影响［J］. 内蒙古中医药, 2014, 33（3）: 133-134.

［3］两年抗阻运动对糖尿病前期患者心血管疾病风险的影响［J］. 中华内科杂志, 2021, 60（1）: 22-28.

31. 患者苏某，老年男性，因吞咽功能障碍收入院，临床诊断为脑梗死后遗症。医疗护理员给患者喂时一边看电视一边喂餐，餐后患者表示累了，医疗护理员马上协助患者平卧休息。

（1）请问该医疗护理员喂餐操作存在哪些安全隐患？

（2）协助患者用餐有哪些注意事项？

【思考要点】

（1）医疗护理员一边看电视一边喂餐，注意力分散易引发误吸；患者餐后马上平卧休息易引起食物返流。

（2）协助患者用餐的注意事项：

①进食前30分钟停止其他活动，做好就餐准备。

②选择软而易消化且适应患者吞咽状态的食物，避免进食黏稠、干硬的食物和较大的胶囊状药物。

③进食不宜过快、过急，要咽下一口，再吃一口；不要催促患者。

④进食整个过程保持安静，避免患者紧张与激动，保持注意力集中；不要在进餐时和患者讲话，不要一边进餐一边看电视，以免患者注意力分散引起误吸。

⑤协助患者用餐，进食七八分饱即可；不易过饱，以免引起腹胀、呕吐等不适。

⑥餐后取半卧位30分钟以上再取平卧位，不能马上平躺；以免食物反流引起误吸。

【参考文献】

[1] 张金凤. 脑卒中吞咽困难患者发生误吸的影响因素及护理措施 [J]. 护理实践与研究 .2021.18（6）：815-819.

[2] 周春美，张连辉. 基础护理学 [M]. 北京：人民卫生出版社，2018.

32. 患者詹某，老年女性，脑中风后遗症。患者神清，精神可，左侧肢体偏瘫，留置管饲饮食，由医疗护理员进行生活照护。护士查房时，发现这样的场景：医疗护理员正在给患者鼻饲营养餐。

（1）请问该医疗护理员的行为有什么不妥之处？

（2）照护患者时，医疗护理员应配合医护人员进行的工作有哪些？

【思考要点】

（1）医疗护理员禁止执行鼻饲、调节氧流量、调节输液滴速等医疗行为。

（2）医疗护理员应配合医护人员进行的工作包括：

①按照医护人员的要求，协助患者按时服药。

②关注静脉输液药品滴注情况，滴注不顺畅或快结束时，及时联系医护人员。

③掌握收集二便标本的方法，根据医护人员的要求协助患者正确收集二便标本。

④陪同患者外出进行医疗检查。

【参考文献】

DB 36/T 945-2017，医疗陪护服务质量规范［S］.南昌：江西省质量技术监督局，2017.

五、案例分析题

1.患者张某，男性，年龄：76岁，诊断：急性脑卒中。入院后3天未解大便，医疗护理员为患者使用开塞露排便，在开塞露管部插入肛门时患者说疼痛，医疗护理员仍继续插入开塞露。使用开塞露后患者仍未能排除大便。

（1）请问医疗护理员在使用开塞露的过程中应注意什么？

（2）在开塞露管部插入肛门时患者诉疼痛，医疗护理员正确的做法是？

（3）使用开塞露后患者仍未能排除大便，医疗护理员应采取什么措施？

2.患者李某，男性，年龄：18岁，诊断：左踝部急性扭伤。踝关节肿胀疼痛，需要医疗护理员为患者使用冰袋冷敷。

（1）医疗护理员为患者使用冰袋要准备什么用物品？

（2）医疗护理员为患者使用冰袋要注意哪些事项？

（3）如患者皮肤出现发紫、麻木时应如何处理？

3.患者王某，女性，年龄：80岁，诊断：左下肢胫腓骨骨折。因冬天天气寒冷，患者家属从家里带来了电热水袋让医疗护理员为患者使用。

（1）医疗护理员在使用电子热水袋前要注意什么？

（2）医疗护理员在使用电子热水袋为患者保暖时要注意观察什么？

（3）如患者发生局部皮肤烫伤应如何处理？

4.患者何某，女性，年龄：23岁，诊断：足月分娩。患者剖宫产术后返回病房，患者感恶心，呕吐黄绿色胃液，污染了床单位。

（1）医疗护理员在患者手术时应采用哪种铺床法准备床单位？

（2）患者呕吐后，医疗护理员如何协助护士整理床单位？

（3）铺床过程中医疗护理员应注意哪些事项？

5.患者王某，女性，年龄：78岁，诊断：颈椎骨折合并压缩性腰椎骨折。患者不能翻身，需要使用体位垫定时帮助患者更换体位。

（1）请问患者容易发生压疮的部位有哪些？

（2）医疗护理员协助患者更换体位使用体位垫时要注意哪些事项？

（3）如果患者局部皮肤受压，发现皮肤变红要如何处理？

6.患者何某，男性，年龄：75岁，诊断：脑膜瘤术后。患者一侧肢体偏瘫。需要医疗护理员每天给予床上擦浴。

（1）医疗护理员为患者进行床上擦浴应准备哪些用物？

（2）医疗护理员应如何为患者穿脱衣服？

7.患者李某，男性，年龄：43岁，诊断：帕金森病。患者半夜起来自行下床如厕，不慎滑倒在地。

（1）医疗护理员发现患者跌倒应如何处理？

（2）引发患者跌倒的危险因素包括哪些？

（3）为避免患者再次跌倒医疗护理员可以做哪些防范措施？

8.患者何某，女性，年龄：23岁，诊断：急性胆囊炎。中午1点患者输液滴注完毕，患者看责任护士工作忙碌，就让医疗护理员协助拔除输液的针头，且将输液瓶和输液器丢进病房的垃圾桶内。

（1）医疗护理员在照护过程中应如何遵循岗位职责？

（2）输液瓶和输液器属于什么垃圾，应放置在哪里？

（3）医疗护理员被使用过的头皮针扎到手时应如何处理？

9.患者李某，男性，年龄：69岁，诊断：支气管哮喘。最近一周出血发热、咳嗽、咳黄痰等症状，诊断为肺部感染，收入呼吸科住院治疗。长者因身体虚弱，肢体无力，自行进食存在困难。

（1）医疗护理员应为患者选择哪种类型的食物？

（2）医疗护理员如何在护士指导下协助其进餐？

（3）如患者发生噎食的时候，医疗护理员应如何处理？

10.患者何某，男性，年龄：57岁，诊断：弥漫性轴索损伤康复期。患者神志清楚，生命体征平稳，失语，偶有精神症状及烦躁不安，留置一条胃管，医嘱："头颅CT"（备注：平车送检）。由医疗护理员协助送检，但是送检路上有上下坡，且有一小段路程比较陡。患者送检途中突然出现烦躁不安，试图拔管。

（1）请问医疗护理员应如何进行送检前的解释和准备工作？

（2）请问医疗护理员应注意哪些运送细节？

（3）请问医疗护理员面对患者送检途中出现烦躁不安试图拔管的情况应如何处置？

11.患者李某，男性，年龄：48岁，诊断：甲亢。入住内分泌科治疗。次日晨起患者发现枕头下手机丢失，怀疑是医疗护理员所为。

（1）此种情况，医疗护理员应该如何处理？

（2）医疗护理员应如何对患者进行物品放置宣教？

12.患者何某，女性，年龄：20岁，诊断：抑郁症。医疗护理员在陪伴患者时听到患者"我不想活了""活着没什么意思"的言论时。

（1）医疗护理员应该如何防止患者自伤或自杀？

（2）发生患者自伤或自杀时，应如何应急处理？

13.患者王某，女性，年龄：22岁，诊断：子宫异常出血。医疗护理员巡视时发现该患者未在病床，在病区查找未果，医疗护理员电话联系患者，患者回复有事外出，两小时后回来。

（1）该医疗护理员应如何处理呢？

（2）医疗护理员应如何对患者进行入院宣教？

14.患者何某，女性，年龄：70岁，诊断：右股骨骨折。患者住院卧床2月余。

（1）请分析患者活动受限对其机体各方面的影响？

（2）应采取哪些措施协助患者活动？

15.患者王某，男性，年龄：65 岁，诊断：高位截瘫。患者因长期卧床，骶尾部皮肤呈紫红色，触之局部有硬结，并在表面有数个大小不等的水疱。

（1）该患者出现了什么并发症？

（2）属于哪一期？如何进行护理？

16.患者李某，女性，年龄：65 岁，诊断：左侧肢体偏瘫。患者心功能Ⅲ级，近日天气炎热，患者主诉出汗较多。

（1）医疗护理员应协助护士采取哪种方式为患者清洁皮肤？

（2）清洁皮肤时的顺序是怎样的？

（3）操作过程中应注意什么？

17.患者何某，男性，年龄：50 岁，诊断：脑出血。患者昏迷，护士检查患者的口腔时发现患者口腔黏膜上有白斑。

（1）医疗护理员应协助护士选用何种溶液为患者行口腔护理？

（2）医疗护理员协助护士进行口腔护理时应注意哪些事项？

18.患者王某，男性，年龄：65 岁，诊断：肺癌。患者入院以来主诉胸痛，睡眠质量差，入睡困难，平均每晚睡眠 5 小时，且常被病区声响吵醒。这种状况持续了 1 月余，患者出现头晕、体倦乏力、急躁易怒。

（1）请问患者可能出现了什么状况？

（2）试分析影响该患者失眠的主要因素？

（3）医疗护理员应采取哪些措施促进患者睡眠？

19.患者陆某，男性，年龄：25 岁，诊断：肺结核。患者住院期间每日需测量体温，病室定期进行空气消毒。

（1）医疗护理员对其病室空气消毒时，正确的方法是什么？

（2）患者使用的体温计应每日消毒，正确的方法是什么？

（3）入院指导时告知患者，病区的清洁区是哪里？

20.患者何某，男性，年龄：75 岁。诊断：脑血管意外待查。患者配偶告知患者发病前，一直自服降压药控制高血压。

（1）能够确定患者意识状态的常用方法是？

（2）患者逐渐恢复，为鼓励患者自己进食，医疗护理员应采取的措施是？

21.患者王某，女性，年龄：70岁，诊断：肺炎。住院中检测出多重耐药菌感染，且患者生活完全不能自理。

（1）医疗护理员在处理患者大便应注意些什么？

（2）七步洗手法的操作要点是什么？

22.患者何某，男性，年龄：22岁，诊断：呕吐查因。医疗护理员在整理患者用物时，发现床头柜上遗留一注射器，医疗护理员回套注射器针帽不慎被注射器针头刺破手指，稍有出血，简单用碘伏棉球消毒伤口后继续工作。后经护士告知，该患者是乙型肝炎患者。

（1）请分析医疗护理员被针刺伤后应该如何处理？

（2）结合案例，请阐述医疗护理员在工作过程中该如何避免锐器伤的发生？

23.患者李某，女性，年龄：60岁，诊断：糖尿病。医疗护理员带其外出行空腹B超检查。嘱患者B超完毕后原地等待其接回。30分钟后医疗护理员回B超室发现患者已做完检查自行离开。1小时后医疗护理员回病房发现黄某B超后并未回科室且电话无法接通。请问：

（1）这位医疗护理员的行为有何不妥？

（2）当前的紧急做法是什么？

（3）如果找到患者后，医疗护理员应该怎么做？

（4）医疗护理员在带检查的过程中，要注意什么？

24.患者王某，男性，年龄：44岁，诊断：急性胆囊炎。经急诊处理后病情稳定，需转运该患者入病房住院。护士准备好物品后，临时有事情急处理，嘱咐医疗护理员先自行带患者去病房。

该医疗护理员是否按照护士安排处理，为什么？

25.患者张某，女性，年龄：73岁，诊断：脑卒中。医疗护理员协助患者进食午餐，予抬高床头40°，半坐位予喂食半流质食物，患者进餐量约500ml，餐后患者困乏开始打瞌睡，医疗护理员见患者睡着，予放低床头，保持平卧位进行午睡。

（1）医疗护理员的行为存在哪些方面的问题？

（2）有什么危险后果？

（3）应如何预防？

26.患者李某，男性，年龄：66岁，诊断：心肌梗死。患者精神可，病情不稳定，予持续心电血压监测，某日患者自觉有便意，不习惯在床上排大便，医疗护理员看患者不能配合床上解大便，便自行将心电监护仪的线取下，并协助患者到厕所排便，排便后自行为患者重新接回监护仪，全程没有告知其他人。

（1）该医疗护理员的行为有何不妥？

（2）医疗护理员应该怎样与患者沟通？

（3）正确的做法是什么？

27.患者何某，男性，年龄：78岁，诊断：肾衰竭。患者有跌倒史，平素下肢无力，生活基本上能自理。某日患者欲解大便，医疗护理员予床边备好便器，协助患者坐在便器上排便；这时另一病房患者呼叫医疗护理员协助就餐，医疗护理员直接离开病房，该患者久不见医疗护理员，就自行从便器挪到床上。

（1）医疗护理员的行为存在哪些安全隐患？

（2）遇到这种不同患者同时呼叫时，应该怎么处理？

28.患者王某，男性，年龄：80岁，诊断：腰椎间盘突出。入院行腰椎手术术后绝对卧床休息。医疗护理员协助患者进餐时患者出现呛咳之后呼吸困难加重面色发绀，意识逐渐丧失，呼吸减弱。

（1）医疗护理员应考虑患者出现什么危险，需要做哪些紧急施救？

（2）医疗护理员协助该患者进餐时应该要注意什么？

29.患者李某，女性，年龄：60岁，诊断：高血压。患者最高血压180/120 mmHg，口服降压药，在 140~180/90~120 mmHg，波动大，晚间口服降压药后自行去小便，在卫生间门口跌倒。

（1）医疗护理员应该需要做哪些应急处理？

（2）作为医疗护理员如何做好患者夜间看护？

（3）此类患者什么时间段容易发生跌倒？

（4）预防患者跌倒有什么措施？

30.患者何某，男性，年龄：76岁，诊断：鼻咽癌术后。患者平时进食自觉咽喉疼痛，口腔糜烂，喝水有呛咳现象。

（1）医疗护理员护理这个患者，需要做好哪些方面的护理？

（2）这类患者进餐时要注意些什么？

（3）为患者选择什么种类饮食比较合适？

31.患者王某，女性，年龄：67岁，诊断：头晕查因。入院当日雇请了一对多的医疗护理员照护。入院当日晚19：20患者诉有少许胸闷不适，护士测血压 148/86 mmHg，心率 68 次 / 分，19：50 医生开医嘱速效救心丸一盒，每次 6 丸，立即口服，护士拿着一盒药到床边发药，患者诉胸闷不适已经缓解，护士未给患者服药。当时医疗护理员 A 不在床边，护士将"6 丸，一日三次"的用法在药盒上标注，并交代了患者和医疗护理员 A 服药方法。次日早上 07：00，另一医疗护理员 B 走进病房，患者叫医疗护理员 B 把药打开给她吃，医疗护理员 B 拿了一瓶救心丸（50 粒）全部倒患者手里，患者就吃了。

（1）医疗护理员协助患者喂药前，应注意核对哪些信息？

（2）医疗护理员交接班时，应交接哪些内容？

32.患者张某，男性，年龄：79岁，诊断：急性缺血性脑梗死。现患者神清，语言稍含糊，左侧上下肢体瘫痪，不能自行下地站立，需要他人协助翻身。医生告知翻身时多给患者叩背排痰，以预防肺炎发生。每次翻身时，医疗护理员会协助叩背。某日，患者家属前来探视，患者很生气地跟家属说，医疗护理员经常打他。

（1）医疗护理员应如何跟家属解释？

（2）从人文关怀角度，医疗护理员应如何取得患者及家属的理解和满意？

33.患者李某，男性，年龄：70岁，诊断：感染性休克。患者住院期间查出有多重耐药菌，现患者昏迷，呼吸机辅助呼吸，留置深静脉管、胃管、尿管，还有心电监测仪、亚低体温治疗仪、输液泵等多个仪器。体重目测有90kg。医疗护理员翻开被子，发现患者已排稀烂便。

（1）医疗护理员应如何协助患者排便？

（2）患者属于多重耐药菌的患者，医疗护理员配合护理人员进行哪些消毒隔离工作？

34.患者何某，男性，年龄：64岁，诊断：左侧颞骨去骨瓣减压+气管切开术。现术后35天，患者痰培养"多重耐药鲍曼不动杆菌"，医疗护理员协助患者翻身时，发现患者排大便，赶紧协助患者进行擦洗，然后把擦拭患者大便的污纸巾、垫巾丢进旁边的黑色垃圾袋里，把换洗下来的衣服丢到污物间的污布类车。此时，隔壁房间的患者需外出检查，医疗护理员立即推上轮椅送该患者外出检查。

（1）医疗护理员在照护患者过程中哪里做得不妥？为什么？

（2）医疗护理员为患者进行擦洗大便时，需要做哪些职业防护?

35. 患者王某，男性，年龄：47岁，诊断：颅内动脉瘤栓塞术。术后第2天10点予留置鼻肠管鼻饲肠内营养剂250ml/Tid，下午至晚上18：00患者排水样便5次，未报告护士，医疗护理员在为患者擦浴时发现患者会阴部及肛周皮肤出现潮红，遂用碘伏消毒伤口及皮炎平涂抹患者会阴部及肛周破溃处。并叫患者家属到外面药店买止泻药物。

（1）医疗护理员在照护患者过程中哪里做得不妥？

（2）医疗护理员发现患者皮肤潮红应该怎么做？

36. 患者李某，女性，年龄：35岁，诊断：药物中毒。医疗护理员与家属交谈后了解患者因口服药物自杀未遂入院治疗。近日患者意识逐渐转清，但情绪低落，对外在事物表现冷淡。医疗护理员在照护过程不经意对其他患者闲聊说道该患者是由于家庭矛盾导致心情抑郁，口服药物自杀未遂。导致该患者不满，投诉该医疗护理员。

（1）该医疗护理员在此件事件中哪些方面做得不对？为什么？

（2）该医疗护理员违反了什么职业守则？

（3）该医疗护理员在面对其他患者进行交流病情时要怎么做?

37.患者何某，男性，年龄：54岁，诊断：脑梗死。入院时患者诉头晕，伴天旋地转感，言语含糊，四肢肌力5-级，四肢肌张力正常，急查头颅MR提示患者左侧基底节区新鲜脑梗死，护士嘱患者近期保持情绪稳定，以卧床为主，床上大小便。早上，患者诉有便意，呼叫医疗护理员协助床上小便，医疗护理员拒绝，说："你自己都有能力下床，干嘛要在床上小便，自己下床去厕所就可以了。"患者回答说："护士告知不能去厕所，要在床上小便的。"医疗护理员说："那些护士都是乱说的，你都可以自己走，怎么不可以去厕所呢？"于是患者便自行下床去厕所。

（1）该医疗护理员这样做对吗？为什么？

（2）该医疗护理员的做法可能导致事情如何发展？

（3）该医疗护理员应该如何正确进行护理工作？

38.患者李某，男性，年龄：70岁，诊断：脑梗死、肺部感染。患者因吞咽困难予留置胃管。医疗护理员给患者鼻饲流质饮食后出现呛咳，立即给予患者从上往下叩背。

（1）该医疗护理员的做法对吗？为什么？

（2）请说出拍背的最佳时间和正确方法？

39.患者王某，男性，年龄：65岁，诊断：脑血管意外。患者神志清，头晕，无天旋地转感，生命体征尚可，四肢肌力5级，医疗护理员在陪同患者行B超检查途中患者突发晕厥。

（1）该医疗护理员在陪同患者外出检查过程中有哪些注意事项？

（2）医疗护理员面对突发紧急情况应如何处理？

40.患者何某，女性，年龄：65岁，诊断：脑出血。入院后画着有便意但解不出来，医疗护理员立即给患者垫上便盆，扶患者坐起并嘱其用力排便。

（1）该医疗护理员这么做对吗？为什么？

（2）该患者便秘的原因是什么？医疗护理员该如何照护她？

41.患者李某，男性，年龄：84岁，诊断：左股骨颈骨折。入院后予持续骨牵引治疗，住院以来，患者每日三餐需喂饭，经常日夜颠倒，白天睡觉晚上吵闹，医疗护理员见患者难护理，私自要求家属加护理费用及负责三餐。患者住院一周来未解大便，医生开医嘱予乳果糖口服，医疗护理员不愿意为患者清理大便，将乳果糖藏起来。

（1）该医疗护理员在照护患者过程中有哪些做得不妥？为什么？

（2）医疗护理员应如何协助患者清理大便？

42.患者王某，男性，年龄：70岁，诊断：胆囊结石。晚饭后患者突然腹痛剧烈，满头大汗，医疗护理员帮患者擦汗并安慰，还协助患者把从家里带来的止痛药服下。

（1）该医疗护理员在照护患者过程中有哪些做得不妥？为什么？

（2）该医疗护理员应该怎样做才合适？

43. 患者何某，男性，年龄：63岁，诊断：肺癌晚期，多重耐药菌感染。患者右上肢重度水肿，活动障碍，长期卧床，小便失禁，此时患者尿湿了床单位。医疗护理员更换尿片后放在床下。

（1）该医疗护理员有哪些做得不妥？为什么？

（2）如何为患者提供正确照护服务？

44. 患者王某，男性，年龄：80岁，诊断：腰椎间盘突出。患者按铃呼叫医疗护理员协助小便，医疗护理员未及时赶到，患者憋不住自行到卫生间小便，并尿湿马桶。医疗护理员看到就大声呵斥患者，患者听到非常不满。

（1）该医疗护理员哪里做的不妥？为什么？

（2）该医疗护理员应如何提供正确照护服务？

45. 患者李某，女性，年龄：65岁，诊断：右侧股骨骨折。患者右下肢持续皮牵引，头发散乱有异味，医疗护理员予患者床上洗头过程中，患者诉有尿意，医疗护理员说："稍等，马上就洗好了。"

（1）该医疗护理员床上洗头操作时哪里做的不妥？

（2）此时医疗护理员应如何照护患者？

46. 患者何某，男性，年龄：73岁，诊断：脑梗死后遗症。患者生活不能自理，有活动性义齿，饮水间有呛咳。患者向医疗护理员提出想要进食。

（1）该医疗护理员协助该患者进食需要做哪些准备工作？

（2）喂食时，患者发生呛咳、脸色发绀，医疗护理员该如何处理？

47. 患者李某，男性，年龄：67岁，诊断：截瘫。患者双足皮肤皲裂，趾甲长；近十多天无大便，腹胀。

（1）此时，医疗护理员需要为患者提供哪些照护服务？

（2）作为医疗护理员该如何协助患者排便？

（3）医疗护理员应如何根据患者的饮食喜好调节患者饮食，减轻患者便秘情况？

48. 患者王某，男性，年龄：58岁，诊断：脑出血。患者需要到CT室行胸部CT检查，使用平车转运。医疗护理员护送患者转运上坡时头部朝下。

等候检查时发现患者突然出现抽搐，医疗护理员立即呼叫现场医务人员。

（1）请问在转运中医疗护理员哪里做得不妥？为什么？

（2）平车转运的注意事项有哪些？

（3）医疗护理员应如何配合医护人员进行抢救？

49. 患者李某，女性，年龄：45岁，诊断：胃穿孔。术毕返回病房，留置胃管、尿管、腹腔引流管，肢端冰冷，烦躁，医疗护理员予约束双上肢，热水袋保暖。

（1）约束中的患者照护注意事项有哪些？

（2）请问如何为多管道的患者进行照护？

50. 患者何某，男性，年龄：75岁，诊断：脑梗塞。患者右上肢肌力3级，右下肢肌力2级。在护士指导下，医疗护理员协助患者进行肢体功能锻炼及助行器步行训练。

（1）协助使用助行器步行锻炼的注意事项有哪些？

（2）照护此患者时防跌倒措施有哪些？

51. 患者王某，男性，年龄：44岁，诊断：脑出血。患者言语不清，大便失禁，医疗护理员给予患者床上擦浴，护士发现患者大片皮肤剥脱。了解事情经过，医疗护理员说可能昨天擦浴的水温有点高，穿衣时发现皮肤破损，但没告知护士。

（1）该名医疗护理员操作中存在哪些不妥之处？

（2）请问床上擦浴的注意事项是什么？

52. 患者何某，男性，年龄：76岁，诊断：慢性阻塞性肺气肿。患者痰液黏稠难咳出，而且咳嗽无力，医嘱给予雾化吸入，稀释痰液及化痰处理。雾化后患者唇周有水珠。

（1）医疗护理员需要为患者提供什么照护服务？

（2）在照护过程中，患者突然面色发绀、呼吸困难，该如何处理？

53. 患者李某，女性，年龄：55岁，诊断：乳腺癌。患者入院后行左乳腺癌根治术，左侧肢体活动受限，术后第七天上午，医疗护理员为患者更换衣服。

（1）在为该患者脱、穿衣时，应遵循的顺序原则是什么？

（2）如发现伤口红肿，应如何处理？

54. 患者王某，男性，年龄：67 岁，诊断：风湿性心脏病。患者入院行"二尖瓣置换 + 三尖瓣成形术"，术后第三天，医疗护理员为患者进行翻身时，患者突然心慌、面色苍白，心电监护仪显示心率 123 次 / 分，血压 80/50mmHg，血氧饱和度 93%。

（1）该医疗护理员应怎么做？

（2）一人协助患者翻身的注意事项有哪些？

55. 患者李某，男性，年龄：80 岁，诊断：慢性脑梗死。右侧肢体感知觉障碍。入院观察神志清楚，生命体征平稳。患者诉寒冷，医疗护理员将装满热水的暖水袋直接贴于患者脚跟，半小时后，患者皮肤烫伤。

（1）请问医疗护理员给患者保暖应注意哪些运送细节？

（2）请问医疗护理员面对患者皮肤烫伤的情况应如何处置？

56. 患者何某，男性，年龄：91 岁，诊断：脑震荡。入院观察神志清楚，大小便失禁，需卧床休息。医疗护理员为患者清理完大便后未洗手便去接触患者周围环境。

（1）请问医疗护理员洗手的适应证是什么？

（2）请问医疗护理员洗手方法要注意什么细节？

57. 患者何某，男性，年龄：85 岁，诊断：慢性心力衰竭。患者生命体征平稳，医嘱：绝对卧床。因病情需要，由医疗护理员进行陪护。患者想下床小便，请医疗护理员协助。

（1）该医疗护理员应该如何协助患者排便？

（2）如发现患者排便后胸闷不适应如何处理？

二、单选题、多选题与是非题参考答案

（一）单选题答案

1–5. D D B A D	6–10. C A B B D	11–15. C D D D C
16–20. A C A B C	21–25. A C C C B	26–30. D B C B C
31–35. B A B D A	36–40. D A C B D	41–45. B C C D B
46–50. C A C B B	51–55. B D A A D	56–60. D A D C C
61–65. A D C D A	66–70. C B B D A	71–75. C B A D D
76–80. A B A A C		

（二）多选题答案

1.ABCD	2.ABCD	3.ABCD	4.ACD	5.BCD	6.ABCD
7.ABCD	8.ABCD	9.BCD	10.ABC	11.ABD	12.AB
13.ABD	14.ABCD	15.ABCD	16. ABCD	17.ABCD	18.ABCD
19.ACD	20.ABD	21.ABD	22.ABCD	23.BC	24.BD
25.BCD	26.ACD	27.BD	28.ABCD	29.ABC	30.ABD
31.ABD	32.ACD	33.ABD	34.CD	35.BCD	36.BCD
37.ABCD	38.ABCD	39.ABCD	40.ABCD	41.ABCD	42.ABCD
43.ABC	44.ABC	45.ABCD	46.ABC	47.ABCD	48.ABCD
49.ABCD	50.ACD	51.ABD	52.ABCD	53.BCD	54.ABCD
55.ABC	56.ABCD	57.ACD	58.ABC	59.ABD	60.ABC

（三）是非题答案

1–5. × √ × × √	6–10. √ × √ × √	11–15. × × × √ √
16–20. √ × √ √ ×	21–25. × × √ × √	26–30. √ × × √ √
31–35. √ √ × √ √	36–40. × × √ × √	41–45. √ × × × √
46–50. × √ √ √ √	51–55. √ × √ × √	56–60. × √ √ √ √
61–65. × √ × × √	66–70. × √ × √ √	71–75. √ × √ × √
76–80. × √ √ × ×	81–85. √ × √ × √	

附录

相关法律法规知识

为有效维护患者及自身的合法权益，避免法律纠纷，医疗护理员在职业活动中需了解相关国家法律条文，正确认识在照护工作中应享有的权利及应承担的义务，知晓自己在实际工作中与法律相关的潜在性问题，从而规范照护行为，提高照护质量，确保照护工作安全。

第一节　《隐私权》相关知识

《中华人民共和国民法典》第一千零三十二条　自然人享有隐私权。任何组织或者个人不得以刺探、侵扰、泄露、公开等方式侵害他人的隐私权。隐私是自然人的私人生活安宁和不愿为他人知晓的私密空间、私密活动、私密信息。

第一千零三十三条　除权利人明确同意外，任何组织或者个人不得实施下列行为：

（1）以短信、电话、即时通讯工具、电子邮件、传单等方式侵扰他人的私人生活安宁；

（2）进入、偷窥、拍摄他人的住宅、宾馆房间等私密空间；

（3）拍摄、录制、公开、窥视、窃听他人私密活动；

（4）拍摄、窥视他人身体的私密部位；

（5）收集、处理他人的私密信息；

（6）以其他方式侵害他人的隐私权。

医疗机构及其医务人员应当对患者的隐私保密，即医疗机构及其医务人员将其在诊疗活动中所了解到的患者的隐私负有保密义务。当医疗机构及其医务人员泄露患者隐私或者未经患者同意公开其病例资料，造成患者损害的，应当承担侵权责任。

第二节 《中华人民共和国劳动合同法》相关知识

《中华人民共和国劳动合同法》于 2007 年 6 月 29 日第十届全国人民代表大会常务委员会第二十八次会议通过。根据 2012 年 12 月 28 日第十一届全国人民代表大会常务委员会第三十次会议《关于修改〈中华人民共和国劳动合同法〉的决定》的修正。

医疗护理员应掌握劳动合同法的相关知识，在签订和解除劳动合同时，能够知法守法，维护自身合法权益。

（一）劳动合同的订立、变更、解除与终止

劳动合同是劳动者与用人单位确立劳动关系、明确双方权利和义务的协议。建立劳动关系应当订立劳动合同。劳动合同是劳动者实现劳动权的重要保障，是用人单位合理使用劳动力、巩固劳动纪律、提高劳动生产率的重要手段，也是防止发生劳动争议的重要措施。

1. 订立

根据《劳动合同法》第十七条，劳动合同应具备以下条款：

（1）用人单位的名称、住所和法定代表人或者主要负责人；

（2）劳动者的姓名、住址和居民身份证或者其他有效身份证件号码；

（3）劳动合同期限；

（4）工作内容和工作地点；

（5）工作时间和休息休假；

（6）劳动报酬；

（7）社会保险；

（8）劳动保护、劳动条件和职业危害防护；

（9）法律、法规规定应当纳入劳动合同的其他事项。

劳动合同除前款规定的必备条款外，用人单位与劳动者可以约定试用期、培训、保守秘密、补充保险和福利待遇等其他事项。

2. 变更

用人单位变更名称、法定代表人、主要负责人或者投资人等事项，不影响劳动合同的履行。用人单位发生合并或者分立等情况，原劳动合同继续有

效，劳动合同由承继其权利和义务的用人单位继续履行。用人单位与劳动者协商一致，可以变更劳动合同约定的内容。变更劳动合同，应当采用书面形式。

3. 解除

用人单位与劳动者协商一致，可以解除劳动合同。劳动者提前三十日以书面形式通知用人单位，可以解除劳动合同。劳动者在试用期内提前三日通知用人单位，可以解除劳动合同。

用人单位有下列情形之一的，劳动者可以解除劳动合同：

（1）未按照劳动合同约定提供劳动保护或者劳动条件的；

（2）未及时足额支付劳动报酬的；

（3）未依法为劳动者缴纳社会保险费的；

（4）用人单位的规章制度违反法律、法规的规定，损害劳动者权益的；

（5）因本法第二十六条第一款规定的情形（以欺诈、胁迫的手段或者乘人之危，使对方在违背真实意愿的情况下订立或者变更劳动合同的）致使劳动合同无效的；

（6）法律、行政法规规定劳动者可以解除劳动合同的其他情形。

劳动者有下列情形之一的，用人单位可以解除劳动合同：

（1）在试用期间被证明不符合录用条件的；

（2）严重违反用人单位规章制度的；

（3）严重失职、营私舞弊，给用人单位造成重大损害的；

（4）劳动者同时与其他用人单位建立劳动关系，对完成本单位的工作任务造成严重影响，或者经用人单位提出，拒不改正的；

（5）以欺诈、胁迫的手段或者乘人之危，使对方在违背真实意愿的情况下订立或者变更劳动合同致使劳动合同无效的；

（6）被依法追究刑事责任的。

有下列情形之一的，用人单位提前三十日以书面形式通知劳动者本人或者额外支付劳动者一个月工资后，可以解除劳动合同：

（1）劳动者患病或者非因工负伤，在规定的医疗期满后不能从事原工作，也不能从事由用人单位另行安排的工作的；

（2）劳动者不能胜任工作，经过培训或者调整工作岗位，仍不能胜任工作的；

（3）劳动合同订立时所依据的客观情况发生重大变化，致使劳动合同无法履行，经用人单位与劳动者协商，未能就变更劳动合同内容达成协议的。

有下列情形之一，需要裁减人员二十人以上或者裁减不足二十人但占企业职工总数百分之十以上的，用人单位提前三十日向工会或者全体职工说明情况，听取工会或者职工的意见后，裁减人员方案经向劳动行政部门报告，可以裁减人员：

（1）依照企业破产法规定进行重整的；

（2）生产经营发生严重困难的；

（3）企业转产、重大技术革新或者经营方式调整，经变更劳动合同后，仍需裁减人员的；

（4）其他因劳动合同订立时所依据的客观经济情况发生重大变化，致使劳动合同无法履行的。

裁减人员时，应当优先留用下列人员：

（1）与本单位订立较长期限的固定期限劳动合同的；

（2）与本单位订立无固定期限劳动合同的；

（3）家庭无其他就业人员，有需要扶养的老人或者未成年人的。用人单位依照本条第一款规定裁减人员，在六个月内重新招用人员的，应当通知被裁减的人员，并在同等条件下优先招用被裁减的人员。

劳动者有下列情形之一的，用人单位不得依照以上规定解除劳动合同：

（1）从事接触职业病危害作业的劳动者未进行离岗前职业健康检查，或者疑似职业病患者在诊断或者医学观察期间的；

（2）在本单位患职业病或者因工负伤并被确认丧失或者部分丧失劳动能力的；

（3）患病或者非因工负伤，在规定的医疗期内的；

（4）女职工在孕期、产期、哺乳期的；

（5）在本单位连续工作满十五年，且距法定退休年龄不足五年的；

（6）法律、行政法规规定的其他情形。

4.终止

有下列情形之一的，劳动合同终止：

（1）劳动合同期满的；

（2）劳动者开始依法享受基本养老保险待遇的；

（3）劳动者死亡，或者被人民法院宣告死亡或者宣告失踪的；

（4）用人单位被依法宣告破产的；

（5）用人单位被吊销营业执照、责令关闭、撤销或者用人单位决定提前解散的；

（6）法律、行政法规规定的其他情形。

（二）劳务派遣及劳动报酬

1.用工单位应当履行下列义务：

（1）执行国家劳动标准，提供相应的劳动条件和劳动保护；

（2）告知被派遣劳动者的工作要求和劳动报酬；

（3）支付加班费、绩效奖金，提供与工作岗位相关的福利待遇；

（4）对在岗被派遣劳动者进行工作岗位所必需的培训；

（5）连续用工的，实行正常的工资调整机制。

2.被派遣劳动者享有与用工单位的劳动者同工同酬的权利，用工单位应当按照同工同酬原则，对被派遣劳动者与本单位同类岗位的劳动者实行相同的劳动报酬分配办法。

3.用人单位有下列情形之一的，由劳动行政部门责令限期支付劳动报酬、加班费或者经济补偿；劳动报酬低于当地最低工资标准的，应当支付其差额部分；逾期不支付的，责令用人单位按应付金额百分之五十以上、百分之一百以下的标准向劳动者加付赔偿金：

（1）未按照劳动合同的约定或者国家规定及时足额支付劳动者劳动报酬的；

（2）低于当地最低工资标准支付劳动者工资的；

（3）安排加班不支付加班费的；

（4）解除或者终止劳动合同，未依照本法规定向劳动者支付经济补偿的。

（三）法律责任

用人单位有下列情形之一的，依法给予行政处罚；构成犯罪的，依法追究刑事责任；给劳动者造成损害的，应当承担赔偿责任：

（1）以暴力、威胁或者非法限制人身自由的手段强迫劳动者劳动；

（2）违章指挥或者强令冒险作业危及劳动者人身安全的；

（3）侮辱、体罚、殴打、非法搜查或者拘禁劳动者的；

（4）劳动条件患劣、环境污染严重，给劳动者身心健康造成严重损害的。

第三节　《侵权责任》相关知识

2021 年 1 月 1 日起施行《中华人民共和国民法典》，规定了侵权责任，明确权利受到削弱、减损、侵害时的请求权和救济权等，体现了对人民权利的充分保障，被誉为"新时代人民权利的宣言书"。

（一）一般规定

1.行为人因过错侵害他人民事权益造成损害的，应当承担侵权责任。

依照法律规定推定行为人有过错，其不能证明自己没有过错的，应当承担侵权责任。

2.行为人造成他人民事权益损害，不论行为人有无过错，法律规定应当承担侵权责任的，依照其规定。

3.侵权行为危及他人人身、财产安全的，被侵权人有权请求侵权人承担停止侵害、排除妨碍、消除危险等侵权责任。

4.二人以上共同实施侵权行为，造成他人损害的，应当承担连带责任。

5.教唆、帮助他人实施侵权行为的，应当与行为人承担连带责任。

教唆、帮助无民事行为能力人、限制民事行为能力人实施侵权行为的，应当承担侵权责任；该无民事行为能力人、限制民事行为能力人的监护人未尽到监护职责的，应当承担相应的责任。

6.二人以上实施危及他人人身、财产安全的行为，其中一人或者数人的行为造成他人损害，能够确定具体侵权人的，由侵权人承担责任；不能确定具体侵权人的，行为人承担连带责任。

7.二人以上分别实施侵权行为造成同一损害，每个人的侵权行为都足以造成全部损害的，行为人承担连带责任。

8.二人以上分别实施侵权行为造成同一损害，能够确定责任大小的，各自承担相应的责任；难以确定责任大小的，平均承担责任。

（二）损害赔偿

1.侵害他人造成人身损害的，应当赔偿医疗费、护理费、交通费、营养费、住院伙食补助费等为治疗和康复支出的合理费用，以及因误工减少的收入。造成残疾的，还应当赔偿辅助器具费和残疾赔偿金；造成死亡的，还应当赔偿丧葬费和死亡赔偿金。

2.侵害他人人身权益造成财产损失的，按照被侵权人因此受到的损失或者侵权人因此获得的利益赔偿；被侵权人因此受到的损失以及侵权人因此获得的利益难以确定，被侵权人和侵权人就赔偿数额协商不一致，向人民法院提起诉讼的，由人民法院根据实际情况确定赔偿数额。

（三）责任主体的特殊规定

1.用人单位的工作人员因执行工作任务造成他人损害的，由用人单位承担侵权责任。用人单位承担侵权责任后，可以向有故意或者重大过失的工作人员追偿。

劳务派遣期间，被派遣的工作人员因执行工作任务造成他人损害的，由接受劳务派遣的用工单位承担侵权责任；劳务派遣单位有过错的，承担相应的责任。

2.个人之间形成劳务关系，提供劳务一方因劳务造成他人损害的，由接受劳务一方承担侵权责任。接受劳务一方承担侵权责任后，可以向有故意或者重大过失的提供劳务一方追偿。提供劳务一方因劳务受到损害的，根据双方各自的过错承担相应的责任。

提供劳务期间，因第三人的行为造成提供劳务一方损害的，提供劳务一方有权请求第三人承担侵权责任，也有权请求接受劳务一方给予补偿。接受劳务一方补偿后，可以向第三人追偿。

第四节 《中华人民共和国消防法》相关知识

《中华人民共和国消防法》是为了预防火灾和减少火灾危害、加强应急救援工作、保护人身和财产安全、维护公共安全而制定的法律。由 1998 年 4 月 29 日第九届全国人民代表大会常务委员会第二次会议通过。根据 2021 年 4 月 29 日第十三届全国人民代表大会常务委员会第二十八次会议《关于修改 < 中华人民共和国道路交通安全法 > 等八部法律的决定》第二次修正。

消防工作贯彻预防为主、防消结合的方针，按照政府统一领导、部门依法监管、单位全面负责、公民积极参与的原则，实行消防安全责任制，建立健全社会化的消防工作网络。任何单位和个人都有维护消防安全、保护消防设施、预防火灾、报告火警的义务。任何单位和成年人都有参加有组织的灭火工作的义务。

（一）相关法律责任

1. 根据《中华人民共和国消防法》第六十条规定：单位违反本法规定，有下列行为之一的，责令改正，处五千元以上五万元以下罚款：

（1）消防设施、器材或者消防安全标志的配置、设置不符合国家标准、行业标准，或者未保持完好有效的；

（2）损坏、挪用或者擅自拆除、停用消防设施、器材的；

（3）占用、堵塞、封闭疏散通道、安全出口或者有其他妨碍安全疏散行为的；

（4）埋压、圈占、遮挡消火栓或者占用防火间距的；

（5）占用、堵塞、封闭消防车通道，妨碍消防车通行的；

（6）人员密集场所在门窗上设置影响逃生和灭火救援的障碍物的；

（7）对火灾隐患经消防救援机构通知后不及时采取措施消除的。

个人有前款第二项、第三项、第四项、第五项行为之一的，处警告或者五百元以下罚款。

有本条第一款第三项、第四项、第五项、第六项行为，经责令改正拒不改正的，强制执行，所需费用由违法行为人承担。

2. 第六十二条 有下列行为之一的，依照《中华人民共和国治安管理处罚法》的规定处罚：

（1）违反有关消防技术标准和管理规定生产、储存、运输、销售、使用、销毁易燃易爆危险品的；

（2）非法携带易燃易爆危险品进入公共场所或者乘坐公共交通工具的；

（3）谎报火警的；

（4）阻碍消防车、消防艇执行任务的；

（5）阻碍消防救援机构的工作人员依法执行职务的。

3. 第六十三条 违反本法规定，有下列行为之一的，处警告或者五百元以下罚款；情节严重的，处五日以下拘留：

（1）违反消防安全规定进入生产、储存易燃易爆危险品场所的；

（2）违反规定使用明火作业或者在具有火灾、爆炸危险的场所吸烟、使用明火的。

4. 第六十四条 违反本法规定，有下列行为之一，尚不构成犯罪的，处十日以上十五日以下拘留，可以并处五百元以下罚款；情节较轻的，处警告或者五百元以下罚款：

（1）指使或者强令他人违反消防安全规定，冒险作业的；

（2）过失引起火灾的；

（3）在火灾发生后阻拦报警，或者负有报告职责的人员不及时报警的；

（4）扰乱火灾现场秩序，或者拒不执行火灾现场指挥员指挥，影响灭火救援的；

（5）故意破坏或者伪造火灾现场的；

（6）擅自拆封或者使用被消防救援机构查封的场所、部位的。

5. 第六十八条 人员密集场所发生火灾，该场所的现场工作人员不履行组织、引导在场人员疏散的义务，情节严重，尚不构成犯罪的，处五日以上十日以下拘留。（人员密集场所，是指公众聚集场所，医院的门诊楼、病房楼，学校的教学楼、图书馆、食堂和集体宿舍，养老院，福利院，托儿所，幼儿园，公共图书馆的阅览室，公共展览馆、博物馆的展示厅，劳动密集型企业的生产加工车间和员工集体宿舍，旅游、宗教活动场所等。）

第五节 《中华人民共和国传染病防治法》相关知识

（一）《传染病防治法》将法定传染病按照病种分为甲、乙、丙三类：

甲类传染病（2 种）：鼠疫、霍乱。

乙类传染病（27 种）：传染性非典型肺炎（严重急性呼吸综合征）、艾滋病、病毒性肝炎、脊髓灰质炎、人感染高致病性禽流感、甲型 H1N1 流感、麻疹、流行性出血热、狂犬病、流行性乙型脑炎、登革热、炭疽、细菌性和阿米巴性痢疾、肺结核、伤寒和副伤寒、流行性脑脊髓膜炎、百日咳、白喉、新生儿破伤风、猩红热、布鲁氏菌病、淋病、梅毒、钩端螺旋体病、血吸虫病、疟疾、新型冠状病毒肺炎（2020 年 1 月 21 日国家卫生健康委员会发布 1 号公告，将 2019-nCoV 感染的肺炎纳入《中华人民共和国传染病防治法》规定的乙类传染病，但按甲类管理）。

丙类传染病（11 种）：流行性感冒、流行性腮腺炎、风疹、急性出血性结膜炎、麻风病、流行性和地方性斑疹伤寒、黑热病、包虫病、丝虫病，除霍乱、细菌性和阿米巴性痢疾、伤寒和副伤寒以外的感染性腹泻病、手足口病。

（二）疫情报告及法律责任

1. 任何单位和个人发现传染病患者或者疑似传染病患者时，应当及时向附近的疾病预防控制机构或者医疗机构报告。

2. 负有传染病疫情报告职责的人民政府有关部门、疾病预防控制机构、医疗机构、采供血机构及其工作人员，不得隐瞒、谎报、缓报传染病疫情。

3. 单位和个人违反《中华人民共和国传染病防治法》规定，导致传染病传播、流行，给他人人身、财产造成损害的，应当依法承担民事责任。

（三）传染病疫情控制与预防

1. 国家对传染病防治实行预防为主的方针，防治结合、分类管理、依靠科学、依靠群众。

2. 在中华人民共和国领域内的一切单位和个人，必须接受疾病预防控制机构、医疗机构有关传染病的调查、检验、采集样本、隔离治疗等预防、控制措施，如实提供有关情况，疾病预防控制机构、医疗机构不得泄露涉及个人隐私的有关信息、资料。

3.国家和社会应当关心、帮助传染病患者，病原携带者和疑似传染病患者，使其得到及时救治，任何单位和个人不得歧视传染病患者、病原携带者和疑似传染病患者。传染病患者、病原携带者和疑似传染病患者，在治愈前或者排除传染病嫌疑前，不得从事法律、行政法规和国务院卫生行政部门规定禁止从事的易使该传染病扩散的工作。

第六节 《医疗卫生机构医疗废物管理办法》相关知识

医疗废物是指医疗卫生机构在医疗、预防、保健以及其他相关活动中产生的具有直接或间接感染性、毒性以及其他危害性的废物。《医疗卫生机构医疗废物管理办法》于 2003 年 8 月 14 日经卫生部部务会议讨论通过，自 2003 年 10 月 15 日起发布施行。

（一）医疗卫生机构医疗废物分类收集要求

1.医疗卫生机构应当按照以下要求，及时分类收集医疗废物：

（1）根据医疗废物的类别，将医疗废物分置于符合《医疗废物专用包装物、容器的标准和警示标识的规定》的包装物或者容器内。

（2）在盛装医疗废物前，应当对医疗废物包装物或者容器进行认真检查，确保无破损、渗漏和其他缺陷。

（3）感染性废物、病理性废物、损伤性废物、药物性废物及化学性废物不能混合收集。少量的药物性废物可以混入感染性废物，但应当在标签上注明。

（4）废弃的麻醉、精神、放射性、毒性等药品及其相关的废物的管理，依照有关法律、行政法规和国家有关规定、标准执行。

（5）化学性废物中批量的废化学试剂、废消毒剂应当交由专门机构处置。

（6）批量的含有汞的体温计、血压计等医疗器具报废时，应当交由专门机构处置。

（7）医疗废物中病原体的培养基、标本和菌种、毒种保存液等高危险废物，应当首先在产生地点进行压力蒸汽灭菌或者化学消毒处理，然后按感染性废物收集处理。

（8）隔离的传染病患者或者疑似传染病患者产生的具有传染性的排泄物，应当按照国家规定严格消毒，达到国家规定的排放标准后方可排入污水处理系统。

（9）隔离的传染病患者或者疑似传染病患者产生的医疗废物应当使用双层包装物，并及时密封。

（10）放入包装物或者容器内的感染性废物、病理性废物、损伤性废物不得取出。

2.盛装的医疗废物达到包装物或者容器的3/4时，应当使用有效的封口方式，使包装物或者容器的封口紧实、严密。

3.包装物或者容器的外表面被感染性废物污染时，应当对被污染处进行消毒处理或者增加一层包装。

4.盛装的医疗废物的每个包装、容器外表面应当有警示标识，在每个包装物、容器上应当系中文标签，中文标签的内容应当包括：医疗废物产生单位、产生日期、类别及需要的特别说明等。

（二）医疗卫生机构医疗废物处置的要求

1.医疗卫生机构应当对医疗废物进行登记，登记内容应当包括医疗废物的来源、种类、重量或者数量、交接时间、最终去向以及经办人签名等项目。登记资料至少保存3年。

2.医疗废物转交出去后，应当对暂时贮存地点、设施及时进行清洁和消毒处理。

3.禁止医疗卫生机构及其工作人员转让、买卖医疗废物。

4.禁止在非收集、非暂时贮存地点倾倒、堆放医疗废物，禁止将医疗废物混入其他废物和生活垃圾。

参考文献

［1］中华人民共和国职业分类大典（2015 年版）［M］. 北京：中国劳动社会保障出版社，2015.

［2］张红梅. 护理员的管理措施［J］. 中华现代护理杂志，2011，07：838-839.

［3］Rakovski C C，Price-Glynn K . Caring labour，intersectionality and worker satisfaction：an analysis of the National Nursing Assistant Study（NNAS）［J］. Sociology of Health & Illness，2010，32（3）：400-414.

［4］卫生部. 关于进一步加强护理管理工作的通知［EB/OL］. http：//www.nhc.gov.cn/yzygj/s3593/200804/223ae1b438a241c18366e976b3c17ad5.shtml，1997-06-20 /2021-06-16.

［5］王道英. 护理员的综合素质培养［J］. 现代医药卫生，2002，01：69.

［6］宗英，刘国平. 实行整体护理应重视护理员的管理培训［J］. 实用心脑肺血管病杂志，2001，01：33.

［7］江苏省卫生厅.关于规范医院护理员管理的暂行规定的通知［EB/OL］. https：//www.lawxp.com/statute/s957864.html，2003-04-16/2021-06-14.

［8］封锡玲，陆霞，刘玉玲. 护理员培训及管理方法的探讨［J］. 现代护理，2006，22：2140-2141.

［9］王麒媛，姜殿翠，李公平. 加强护理员规范化管理提高病员满意度［J］. 江苏卫生事业管理，2014，03：110-112.

［10］陈丽娟，程雨虹，孟美芬，等.我国护理员管理模式的现状分析［J］. 当代护士：上旬刊，2020（7）：21-23.

［11］余立平，曾龙欢，郭英.医疗机构护理部与家政公司双重管理模式在护工管理中的应用效果［J］. 中国乡村医药，2019，026（008）：85-86.

［12］林玉霜. 现阶段护工管理模式的探索与实践体会［J］. 护理与康复，2010（06）：529-531.

［13］朱红燕. 医养结合模式下护理员管理体系的建立［J］. 实用临床护理学电子杂志，2017，22：194-196.

［14］崔霞. 发达国家护理员发展现状［J］. 中华现代护理杂志，2013，19

（1）：119-121.

［15］Stombaugh A， Judd A. Does nursing assistant certification increase nursing student's confidence level of basic nursing care when entering a nursing program? ［J］. Journal of Professional Nursing， 2014， 30（2）：162-167.

［16］Department of Health of the UK. Delivering high quality， effective， compassionate care：Developing the right people with the right skills and the right values ［EB/OL］. https://assets.publishing.service.gov.uk/government/uploads/system/uploads/attachment_data/file/310170/DH_HEE_Mandate.pdf， 2014/2021-7- 12.

［17］DeWhiffin CJ， Denise B， Lorraine H ， et al. 'Am I a student or a Health Care Assistant?' A qualitative evaluation of a programme of pre-nursing care experience. ［J］. Journal of Advanced Nursing， 2018.

［18］資格取得ルート図：公益財団法人社会福祉振興試験センター［EB/OL］. http：//www.sssc.or.jp/kaigo/shikaku/route.html ， 2016-8-11/ 2021-07-12.

［19］倪钦敏，董丽婷，付艳芬，等．国外护工培训体系发展研究［J］. 现代医药卫生，2021，07：1130-1134.

［20］崔恒梅，孙锐，朵舟，等．国外养老护理员体系研究进展［J］. 中国老年学杂志，2019，23：5870-5873.

［21］谭卫平．广州举办麻风护理员培训班［J］. 中国麻风杂志，1993，02：127.

［22］薛朝霞，苏德环．培养家庭护理员是开展老年社区卫生服务的新举措［J］. 解放军护理杂志，1997，03：29-30.

［23］冯妙坚，梁远兰．护理员替代护工服务管理的新尝试［J］. 南方护理学报，1998，05：36-37.

［24］赵佩瑚，陈文琪．浅谈精神科护理员等级考核的培训［J］. 江苏卫生事业管理，1998，02：36.

［25］刘民．养老护理员国家职业标准出台［J］. 当代护士，2002，08：32.

［26］关于加强医疗护理员培训和规范管理工作的通知［J］. 中华人民共和

国国家卫生健康委员会公报，2019（07）：30-35.

［27］Lerner N B， Resnick B， Galik E， et al. Advanced nursing assistant education program.［J］. Journal of Continuing Education in Nursing， 2010， 41（8）：356-362.

［28］黄建萍.现代护士实用礼仪［M］.北京：人民军医出版社，2006.

［29］袁慧玲.养老护理员［M］.北京：海洋出版社，2015.

［30］万梦萍.养老护理员［M］.北京：中国劳动社会保障出版社，2010.

［31］中华护理学会.医疗机构护理员培训指导手册［M］.北京：人民出版社.2018.

［32］李小寒.尚少梅.基础护理学［M］.北京：人民卫生出版社，2006：181.

［33］张荣，李委.护理员［M］.北京：科学出版社，2014：1-4

［34］张容.医疗机构临床医疗输送服务管理规范［M］.福州：福建科学技术出版社，2019.

［35］陈雪萍，胡斌春.护理员基础知识［M］.杭州：浙江大学出版社，2014.

［36］惠亚爱.沟通技巧［M］.北京：人民邮电出版社，2009.

［37］刘艳，黄俊波.实用护工手册［M］.成都：四川大学出版社，201801.35-40.

［38］应茉薇，叶国英.病患陪护员（基础知识）［M］.杭州：浙江大学出版社，201706：71-84.

［39］张长凤.外科护患沟通技巧［J］.中外医学研究，2011，9（28）：107-108.

［40］袁锦贵.沟通与礼仪［M］.北京：电子工业出版社，2013：115-129.

［41］宋巧芬.加强护患沟通与交流，提高护理质量［J］. 中外医疗，2009，28（024）：157-157.

［42］郭启勇，任国胜.全国县级医疗机构系列实用手册.医患沟通手册［M］.北京：人民卫生出版社，2016：222-238，627-628.

［43］李英，李晓明，化前珍，等.陕西省养老护理员流失情况、离职意愿

及影响因素分析［J］.护理研究，2021，35（08）：1403-1408.

［44］朱晨，张玉润.省属综合医疗机构护工离职意愿及相关影响因素分析［J］.现代医疗机构，2019，19（08）：1134-1139+1143.

［45］吴文辉，饶艳，陈联，等.杭州市养老护理员离职意愿与心理资本及职业倦怠的关系研究［J］.中国卫生事业管理，2018，35（09）：697-700.

［46］姚本先.大学生心理健康教育［M］.合肥：安徽大学出版社，2012：221-223.

［47］王娟娣.对护理人员心理卫生现状及心理调适技术的探讨［J］.解放军护理杂志，2007，24（1）：96-97.

［48］宁维卫.专业技术人员心理健康与心理调适［M］.成都：四川大学出版社，2015-06：43-69.

［49］韩爽.丰台区女性心理保健服务体系研究［D］.中国地质大学（北京），2017.

［50］成鹏，张克新.护理心理学［M］.南京：江苏科学技术出版社，2018：40-47.

［51］杨艳波，杨佳.积极心理学视角下大学生自我心理调适的策略与实践研究［J］.当代教育实践与教学研究，2019（18）.240-242.

［52］翟惠敏.护理心理学［M］.北京：中国协和医科大学出版社，2011：156-157.

［53］李亚杰，彭刚艺，等.护理工作管理规范［M］.广州：广东科技出版社，2006：36-43.

［54］张鹭鹭，王羽.医疗机构管理学［M］.北京：人民卫生出版社，2014：119-123.

［55］赵文静.以患者需求为导向的护工分层培训的效果研究［J］.中华现代护理杂志，2020.26（32）：4533-4536.

［56］中华人民共和国人力资源和社会保障部，中华人民共和国民政部.养老护理员国家职业技能标准［EB/OL］.（2019-10-16）［2021-7-13］.https：//www.yanglaocn.com/shtml/20191016/1571213643121178.html.

［57］薛平.医疗护理员标准培训体系的构建与实施［J］.护理研究，2018，

32（24）：3936-3938.

[58]彭刚艺，陈伟菊．护理管理工作规范［M］．广州：广东科技出版社，2011.

[59]王爱平，孙永新．医疗护理员培训教程［M］．北京：人民卫生出版社，2020.

[60]B 36/T 945—2017，医疗陪护服务质量规范［S］．

[61]王君．病患陪护［M］．北京：中国劳务社会保障出版社，2020.

[62]中华医学会糖尿病学分会．中国2型糖尿病防治指南（2020年版）［J］．中华糖尿病杂志，2021，13（4）：315-409.

[63]潘晓烨．综合防治知识指导对糖尿病患者运动治疗行为的影响［J］．内蒙古中医药，2014，33（3）：133-134.

[64]王潇，袁晓丹，戴霞，等．两年抗阻运动对糖尿病前期患者心血管疾病风险的影响［J］．中华内科杂志，2021，60（01）：22-28.

[65]周碧云，陈殷琴，彭碧文，等．改良床上洗头法在肝癌TACE治疗卧床患者中的应用观察［J］．中国当代医药，2017，24（10）：159-161.

[66]王慧萍．卧床患者洗头盆的设计与应用［J］．护理研究，2014，（35）：4457-4457.

[67]汪德群．福利院养老护理员标准预防知识认知的调查［J］．中华现代护理杂志，2012，18（22）：2675-2677.

[68]薛莉，石美霞，等．护理员工作模式探讨［J］．护理研究，2019，33（3）：518-519.

[69]彭刚艺，刘雪琴，等．临床护理技术规范：基础篇［M］．广州：广东科技出版社，2013：462-474.

[70]胡必杰，高晓东，韩玲样，等．医疗机构感染岗位培训/临床情景试题与解析［M］．上海：上海科学技术出版社，2018：27-31.

[71]张广清，周春兰．突发公共卫生事件护理工作指引［M］．广州：广东科技出版社，2020：90-93.

[72]感染管理，（2021-02-03）［2021-06-25］．个人防护用品异常的防范和应急处理［DB/OL］https：//www.sohu.com/a0/448519142_120053378.

[73]洪瑞芬.浅谈职业暴露的处理方法及预防［C］//玉溪市医学会第十届口腔学术年会.

[74]毛惠娜,王莉慧.护理员基础知识与技能［M］.北京:化学工业出版社,2014.

[75]张利岩,应岚.医疗机构护理员培训指导手册［M］.北京:人民卫生出版社,2018.

[76]李小寒,尚少梅.基础护理学［M］.北京:人民卫生出版社,2017.

[77]高云,黄守勤.医疗护理员照护教程［M］.北京:化学工业出版社,2020.

[78]霍春暖.养护护理员［M］.北京:中国劳动社会保障出版社,2013.

[79]全国现代家政服务岗位培训专用教材编写组.养老护理员培训教材[M].北京:中国工人出版社,2020.

[80]刘云.医疗护理员操作技能实践手册［M］.南京:东南大学出版社,2019.

[81]杨雪梅,魏志红.新护士实用手册［M］.兰州:兰州大学出版社,2013.

[82]顾云芬,赵惠英,孔凡贞,等.小组工作模式在抑郁症患者自杀预警管理中的临床应用［J］.四川精神卫生,2014,27（03）:248-250.

[83]史黎,张晶晶,姜丽,等.5E预防策略在综合医疗机构住院患者跌倒风险管理体系中的应用［J］.新疆医科大学学报,2020,43（12）:1636-1640.

[84]王泠,郑小伟,马蕊,等.国内外失禁相关性皮炎护理实践专家共识解读［J］.中国护理管理,2018,18（01）:3-6.

[85]张润节,郭彤,刘心菊,等.两部压力性损伤相关指南推荐意见的解读［J］.护理研究,2020,34（24）:4319-4323.

[86]刘春桃,李紫芬,欧玉兰.患者参与压力性损伤预防的研究进展［J］.护理研究,2021,35（07）:1189-1193.

[87]杨龙飞,宋冰,倪翠萍,等.2019版《压力性损伤的预防和治疗:临床实践指南》更新解读［J］.中国护理管理,2020,20（12）:1849-1854.

［88］陈丽娟，孙林利，刘丽红，等. 2019版《压疮/压力性损伤的预防和治疗：临床实践指南》解读［J］. 护理学杂志，2020，35（13）：41-43+51.

［89］国家卫生健康委员会. 关于印发促进护理服务业改革与发展指导意见的通知［EB/OL］. http://www.nhc.gov.cn/yzygj/s7659/201807/1a71c7bea4a04d5f82d1aea262ab465e.shtml ,2018-07-06 /2021-06-16.

［90］张容，黄惠根. 医院护工社会化管理模式的探讨［J］. 中国护理管理，2010, 010(006):58-59.